LECTURE 16

LECTURE 17 脳の構造と機能（2）
――小脳

LECTURE 18 脳の構造と機能（3）
――脳幹

LECTURE 19 パーキンソン病の病態

LECTURE 20 パーキンソン病に対する理学療法とその実際

LECTURE 21 運動失調の病態

LECTURE 22 運動失調に対する理学療法とその実際

LECTURE 23 脊髄損傷の病態

LECTURE 24 脊髄損傷の評価

LECTURE 25 脊髄損傷に対する理学療法

LECTURE 26 脊髄損傷に対する理学療法の実際

LECTURE 27 多発性硬化症の病態

LECTURE 28 多発性硬化症に対する理学療法とその実際

LECTURE 29 筋萎縮性側索硬化症（ALS）の病態

LECTURE 30 筋萎縮性側索硬化症（ALS）に対する理学療法とその実際

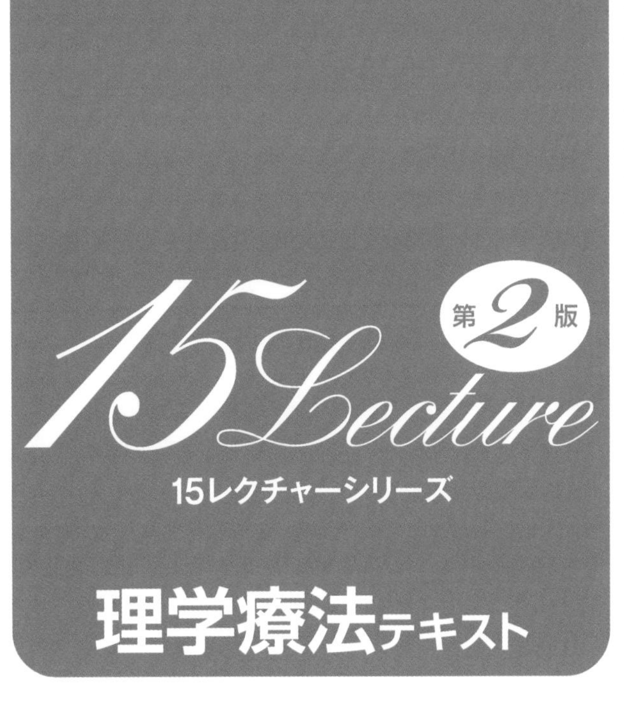

神経障害理学療法学 II

総編集
石川　朗

責任編集
大畑光司

中山書店

総編集 ——————— 石川　朗　神戸大学生命・医学系保健学域

編集委員（五十音順）——— 木村雅彦　杏林大学保健学部リハビリテーション学科理学療法学専攻
小林麻衣　晴陵リハビリテーション学院理学療法学科
玉木　彰　兵庫医科大学リハビリテーション学部理学療法学科

責任編集 ——————— 大畑光司　北陸大学医療保健学部理学療法学科／健康未来社会実装センター

執筆（五十音順）————— 大畑光司　北陸大学医療保健学部理学療法学科／健康未来社会実装センター
小林麻衣　晴陵リハビリテーション学院理学療法学科
島袋尚紀　国立障害者リハビリテーションセンター病院リハビリテーション部
中條雄太　関西医科大学リハビリテーション学部理学療法学科
羽田晋也　JCHO 玉造病院リハビリテーション室
森　公彦　関西医科大学リハビリテーション学部理学療法学科

15レクチャーシリーズ
理学療法テキスト

刊行のことば

本15レクチャーシリーズは，医療専門職を目指す学生と，その学生に教授する教員に向けて企画された教科書である．

理学療法士，作業療法士，言語聴覚士，看護師などの医療専門職となるための教育システムには，養成期間として4年制と3年制課程，養成形態として大学，短期大学，専門学校が存在しており，混合型となっている．どのような教育システムにおいても，卒業時に一定水準の知識と技術を修得していることは不可欠であるが，それを実現するための環境や条件は必ずしも十分に整備されているとはいえない．

これらの現状をふまえて15レクチャーシリーズでは，医療専門職を目指す学生が授業で使用する本を，医学書ではなく教科書として明確に位置づけた．

学生諸君に対しては，各教科の基礎的な知識が，後に教授される応用的な知識へどのように関わっているのか理解しやすいよう，また臨床実習や医療専門職に就いた暁には，それらの知識と技術を活用し，さらに発展させていくことができるよう内容・構成を吟味した．一方，教員に対しては，オムニバスによる講義でも重複と漏れがないよう，さらに専門外の講義を担当する場合においても，一定水準以上の内容を教授できるように工夫を重ねた．

具体的に本書の特徴として，以下の点をあげる．

- 各教科の冒頭に，「学習主題」「学習目標」「学習項目」を明記したシラバスを掲載する．
- 1科目を90分15コマと想定し，90分の授業で効率的に質の高い学習ができるよう1コマの情報量を吟味する．
- 各レクチャーの冒頭に，「到達目標」「講義を理解するためのチェック項目とポイント」「講義終了後の確認事項」を記載する．
- 各教科の最後には定期試験にも応用できる，模擬試験問題を掲載する．試験問題は国家試験に対応でき，さらに応用力も確認できる内容としている．

15レクチャーシリーズが，医療専門職を目指す学生とその学生たちに教授する教員に活用され，わが国における理学療法の一層の発展にわずかながらでも寄与することができたら，このうえない喜びである．

2010年9月

総編集　石川　朗

序　文（第２版）

2012年に初版を編纂したときから随分時間が経過し，その間にも神経理学療法は大きく進歩を遂げてきたように感じます．神経障害理学療法学Ⅰ巻の対象となる大脳皮質領域だけでなく，本書の対象となるパーキンソン病や運動失調などの疾患に対する病態の理解も隔世の感があります．本書は，神経理学療法の重要領域であるこれらの疾患の進歩について加筆し，さらに前版では取り上げられなかった脊髄損傷について追加することで，中枢神経障害を網羅する運びとなりました．

皮質下疾患にみられる種々の病態は，ヒトがどのようにして運動を計画し，遂行し，その結果をモニタリングしているかを教えてくれます．それは一見，我々が意識のなかで思い浮かべることができる運動のイメージとはかけ離れているように感じるかもしれません．しかし，神経理学療法の領域に限らず，運動を指導し，練習方法を立案し，機能を改善するために，そのような意識化での知識は欠くべからざるものであるように思います．昔から理学療法士は臨床のなかで「意識に上らないが精緻に制御された運動」の要素を意識しながらさまざまな練習を指導してきました．近年，その一部が実証的に検証され，これまで曖昧だった科学的知識と臨床的知識の垣根が明確になってきているように思います．

本書では，Lecture 16～18は大脳基底核，小脳，脳幹の解剖や機能を中心に，Lecture 19～20では大脳基底核の損傷であるパーキンソン病，Lecture 21～22では小脳の損傷による運動失調について学びます．特に第2版ではLecture 23～26まで脊髄損傷，Lecture 27～28まで多発性硬化症，Lecture 29～30までを筋萎縮性側索硬化症を取り上げています．専門講義のなかで知識を深めるために，また，臨床に出た後で復習するためにも本書を利用してもらえれば幸いです．

本書により勉強した未来の理学療法士が，神経障害で悩む多くの患者さんの複雑で困難な状況を打開するための一助となれることを祈念しております．

2021年2月

責任編集　大畑光司

序　文（初版）

神経障害理学療法学Ⅰでは大脳皮質運動野の損傷による片麻痺症状とそれに対する理学療法を中心に構成しましたが，その続巻である本書では大脳基底核や小脳，さらに脳幹といった脳の深部にある構造とその障害について記述しました．

普段，我々が何気なく行っている，立つ，歩く，物に手を伸ばすなどの運動は，非常に効率のよい洗練された運動です．たとえば，一歩前に足を踏み出すためには体重を片側に寄せてから足を動かす必要がありますし，目標物に正確に手を伸ばすためには肩関節と肘関節が連動して動くことが求められます．さらに，このような運動は意識して調整されているわけではありません．おそらく，日常生活において，ほとんどの人が注意を払うこともなく行っているのではないでしょうか．理学療法が対象にする運動は，決して特別でなく誰にでもできる普通の運動であることが多いのですが，実はそのような何気ない動きこそ，非常に精緻に制御されています．あまり注目されることのない，これらの運動の制御には，本書の対象となっている脳の深部構造である大脳基底核や小脳などが深くかかわっています．いろいろな生活の場面のなかでこのような「意識に上らないが精緻に制御された運動」を安定して行えることがどれだけ重要なことなのかということを，本書で紹介する疾患の病態は教えてくれます．

しかし，現時点では掲載した疾患の運動障害を完全に改善できるわけではありません．典型例では改善どころか徐々に症状が進行する場合も多いので，理学療法士として無力感を感じることがあるかもしれません．また，重症化していく過程のなかで，どのような目標を立てて介入するべきかについて悩むこともあるでしょう．進むべき方向性に迷ったときに，今できる最善の策を考えることができるように，本書ではより詳細な解剖生理学的知識，より理論的な障害像の見方，より現実的な理学療法介入の方法について説明し，多くの症例検討を提示しています．

Lecture 16 から 18 は大脳基底核，小脳，脳幹の解剖や機能を中心に，Lecture 19 から 21 では大脳基底核の損傷であるパーキンソン病，Lecture 22 から 24 では小脳の損傷による運動失調について学びます．さらに，Lecture 25 から 30 では多くの脳領域の損傷が生じる可能性のある，頭部外傷，脳腫瘍，多発性硬化症，筋萎縮性側索硬化症をテーマとしています．

本書が，未来の理学療法士を通して，神経障害で悩む多くの患者さんの複雑で困難な状況を打開するために少しでも役立つことができるなら幸いに思います．

2012 年 2 月

責任編集を代表して　大畑光司

15レクチャーシリーズ
理学療法テキスト／神経障害理学療法学Ⅱ　第2版

目次

LECTURE 18

脳の構造と機能（3）
脳幹

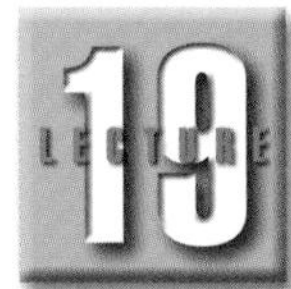

LECTURE 24 脊髄損傷の評価　羽田晋也　85

LECTURE 25 脊髄損傷に対する理学療法　羽田晋也　95

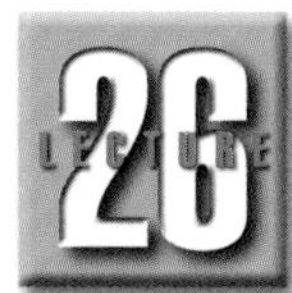

LECTURE 28 多発性硬化症に対する理学療法とその実際 小林麻衣 133

15 レクチャーシリーズ　理学療法テキスト

神経障害理学療法学 I・II　第 2 版

シラバス

本書では，16〜30 を収載

一般目標	脳の皮質レベルの損傷はその損傷部位によりさまざまな問題が生じるため，理学療法を展開するためには，基本的な脳の構造と機能の理解が求められる．I巻では，脳の機能と運動障害の関係について整理し，片麻痺の原因となる脳血管障害をはじめとした脳損傷について理解する．また，脳血管障害のリハビリテーションの生理学的な背景を知り，その医学的管理の目的を知る．片麻痺で生じる機能障害（impairment）と活動制限（activity limitation），参加制約（participation restriction）の評価を熟知し，課題特異的なトレーニングのあり方や実際のリハビリテーションの一連の流れについて学ぶことを目標とする．II巻では，大脳基底核，小脳，脳幹，脊髄の構造と機能を概観し，各疾患により生じる症状を理解し，障害に対する理学療法の要点と理論的背景を理解することを目標とする

回数	学習主題	学習目標	学習項目
1	神経障害理学療法総論	神経細胞の基本的な特性を知る 脳の機能と構造の基本的な特性を知る 運動学習に伴う神経系の変化，機能回復のメカニズムを理解する 神経障害理学療法の介入方法の概略を理解する	神経細胞の構造と機能，中枢神経の構造と機能，中枢神経損傷の病態と機能回復（受動的回復，機能代償），課題特異的トレーニング，使用依存性の回復
2	脳の機能と構造（1） —運動	運動に関連する脳の構造を理解する 運動皮質の構成を理解する 運動に関連する領域とその役割を理解する 皮質脊髄路の走行を理解する	大脳皮質の運動関連領域，大脳基底核と小脳の構造と機能，脳からの運動性下行路，運動神経細胞，運動単位，脊髄運動回路
3	脳の機能と構造（2） —感覚，脳血管の走行と灌流領域	さまざまな感覚の種類とその検査法を理解する 感覚情報の経路を理解する 視覚および前庭覚とバランス機能を理解する 脳における血管の走行と灌流領域を理解する	体性感覚と特殊感覚，後索路・脊髄視床路・脊髄小脳路・三叉神経視床路の走行，感覚野，姿勢定位，内頸動脈・椎骨動脈の灌流領域
4	脳血管障害	脳血管障害の分類・疫学を理解する 脳卒中の治療内容，医学的管理について理解する 脳卒中の病態の特性とリスクを理解する	脳卒中（脳出血，くも膜下出血，脳動静脈奇形，脳梗塞）の病態と治療，リスク管理，脳循環の自動調節能
5	その他の脳損傷疾患 —頭部外傷，脳腫瘍，低酸素脳症	脳腫瘍，頭部外傷，低酸素脳症に対する治療手段とその背景を理解する びまん性脳損傷の臨床的特徴を理解する	頭部外傷の発生メカニズム，脳腫瘍の分類と臨床症状，低酸素脳症の定義と臨床症状
6	中枢性運動障害の病態	片麻痺患者に生じる筋緊張異常（痙性麻痺），筋力低下について理解する 共同運動，連合反応，バランスや持久力の問題について理解する	痙性麻痺，同時収縮，筋力低下，共同運動と連合反応，バランス機能（姿勢の定位と制御），運動耐容能
7	中枢性運動障害に対する評価（1） —機能障害（impairment）	脳卒中の運動障害について，機能障害（impairment）を評価する目的と意義を理解する 各種の評価方法の特徴を理解し，実施できる	JCS，GCS，mRS，SIAS，FMA，mNIHSS，ブルンストロームステージ，ICARS，SARA，感覚障害・筋緊張異常・病的反射の評価
8	中枢性運動障害に対する評価（2） —活動・参加（activity/participation）	脳卒中の運動障害について，活動・参加を評価する目的と意義を理解する 脳卒中のバランス評価を理解する 片麻痺歩行の評価と歩行分析を理解する	ICF，FIM，バーセルインデックス，TUG test，BBS，FAC，歩行周期，片麻痺歩行，LSA，IADL・QOL の評価
9	脳卒中後片麻痺に対する理学療法（1） —一般的トレーニングと課題特異的トレーニング	脳卒中後片麻痺患者に対する基本的なトレーニングについて理解する 課題指向型トレーニングと運動学習の理論的背景を理解する 歩行のための神経機構と力学的特性を理解する	ストレッチ，筋力トレーニング，バランストレーニング，持久力トレーニング，課題指向型トレーニングと学習デザイン，片麻痺歩行の特性と歩行トレーニング
10	脳卒中後片麻痺に対する理学療法（2） —装具療法，機能的電気刺激，電気刺激療法など	脳卒中後片麻痺患者に対する各種のトレーニング方法の考え方を理解する	装具療法，機能的電気刺激（FES），電気刺激療法，ロボットなどとの併用療法，ボツリヌス療法
11	脳卒中後片麻痺に対する理学療法（3） —合併症	脳卒中後片麻痺の合併症の病態とその介入について理解する	肩関節の亜脱臼，視床痛，摂食嚥下障害，高次脳機能障害（半側空間無視，失行，失語）
12	脳卒中後片麻痺に対する急性期の介入	脳卒中理学療法の開始基準と中止基準を理解する 急性期の基本的なトレーニング方法を習得する pusher 現象に対する介入について理解する	急性期理学療法の基本概念，起居動作・座位・立ち上がり・移乗・立位などのトレーニング，pusher 現象
13	脳卒中後片麻痺に対する回復期の介入	脳卒中回復期の理学療法の目的を理解する 回復期におけるトレーニング方法を習得する 回復期の歩行障害に対するアプローチを理解する	回復期理学療法の考え方，痙縮への対応，トレーニングの難易度の調整，歩行・階段昇降トレーニング
14	脳卒中後片麻痺に対する理学療法の実際（1） —急性期	脳卒中急性期症例の実際について，評価からトレーニングまでの流れを理解する	急性期症例提示，病態と症状のマッチング，脳画像の活用，予後予測
15	脳卒中後片麻痺に対する理学療法の実際（2） —回復期	脳卒中回復期症例の実際について，評価からトレーニングまでの流れを理解する	回復期症例提示，予後予測，家庭・社会復帰，地域連携，訪問リハビリテーション

回数	学習主題	学習目標	学習項目
16	脳の構造と機能（1） —大脳基底核	大脳基底核の構造と機能を理解する 大脳基底核の障害で生じる疾患について理解する	大脳基底核の構造と機能，運動ループの役割，運動障害との関係
17	脳の構造と機能（2） —小脳	小脳の構造と機能を理解する 小脳の障害で生じる疾患について理解する	小脳の構造と機能，機能区分，制御と学習，運動失調
18	脳の構造と機能（3） —脳幹	脳幹の構造と機能を理解する 脳幹の損傷で生じる疾患について理解する	脳幹の構造と機能，脳神経核，網様体の機能
19	パーキンソン病の病態	パーキンソン病の病態を理解する パーキンソン病の臨床症状と時間的経過，治療を理解する	概説，進展ステージ，運動症状（四大症状）と非運動症状，H-Y 分類，薬物療法，手術療法
20	パーキンソン病に対する理学療法とその実際	パーキンソン病の障害像を理解する 理学療法の目的と評価項目を理解する 評価に基づいた理学療法の介入方法を理解する	MDS-UPDRS，外的手がかり，注意戦略，バランストレーニング，姿勢アライメントの調整，症例提示
21	運動失調の病態	運動失調の種類と症状について理解する 運動失調の原因となる疾患について理解する	概説，小脳性運動失調，感覚性運動失調，前庭性運動失調，原因疾患の治療
22	運動失調に対する 理学療法とその実際	運動失調に対する評価方法を理解し適切に実施できる 運動失調の各種症状に対する理学療法を理解する 理学療法の目的を理解しプログラムを立案できる	機能評価，SARA，基本動作の評価，ADL 評価，運動失調に対するトレーニング，感覚情報の付与，難易度の設定，症例提示
23	脊髄損傷の病態	脊髄損傷の原因，疫学を理解する 脊髄横断面の機能局在，傷害領域と麻痺型を理解する 脊髄損傷の随伴症状と合併症について理解する	脊髄と脊椎の構造，脊髄損傷の随伴症状と原因，完全麻痺と不全麻痺，フランケル分類，改良フランケル分類，AIS，疫学，機能局在
24	脊髄損傷の評価	脊髄損傷の神経学的評価を理解する 脊髄損傷の神経学的損傷レベルを理解する 脊髄損傷高位別の最終獲得機能を理解する 急性期における頸髄損傷の予後予測を理解する	神経学的評価（ASIA/ISNCSCI），ザンコリー分類，頸髄損傷者の ADL 自立度，WISCI Ⅱ，ISMG，MAS，SCIM，回復期における歩行能力の予後予測，ADL 評価
25	脊髄損傷に対する 理学療法	脊髄損傷に対する理学療法の進め方を理解する 理学療法の視点（急性期，回復期）を理解する ADL 獲得のためのトレーニングを理解する	急性期における理学療法の視点，褥瘡予防とポジショニング，回復期における理学療法の視点
26	脊髄損傷に対する 理学療法の実際	完全運動麻痺と不全運動麻痺の評価から理学療法までの流れを理解する 褥瘡を有する脊髄損傷者の理学療法を理解する	症例提示（完全四肢麻痺，不全対麻痺，不全四肢麻痺）
27	多発性硬化症の病態	多発性硬化症の病態，治療と進行，予後を理解する 多発性硬化症の症状を理解する	脱髄疾患，病態，病因，疫学，分類，症状，経過，予後と予後因子，薬物療法，血液浄化療法，再発予防
28	多発性硬化症に対する 理学療法とその実際	理学療法介入時の禁忌，リスク，中止基準を理解する 多発性硬化症にみられる疲労の評価法を理解する 障害像と理学療法評価の内容について理解する 病期および障害度，障害像に合わせた理学療法を理解する	理学療法の基本的な考え方，禁忌，リスク，中止基準，EDSS，MSFC，PDDS，視覚の重症度分類，症例提示
29	筋萎縮性側索硬化症（ALS）の病態	運動ニューロン疾患の概要を理解する ALS の病態，疫学，予後を理解する ALS の症状，障害像を理解する ALS の治療を理解する	病因，疫学，呼吸筋麻痺，上位運動ニューロン障害，下位運動ニューロン障害，病型，診断，重症度，予後，治療
30	筋萎縮性側索硬化症（ALS）に対する理学療法とその実際	ALS の理学療法介入時の禁忌，リスク，中止基準を理解する ALS の評価，進行に合わせた理学療法を理解する	禁忌，リスク，中止基準，症状の経過に応じた理学療法評価と介入，症例提示

LECTURE 16 脳の構造と機能（1）
大脳基底核

到達目標

- 大脳基底核の構造と機能を理解する．
- 大脳基底核が運動機能に与える影響を理解する．
- 大脳基底核の損傷により生じる疾患を理解する．

この講義を理解するために

このシリーズの『神経障害理学療法学Ⅰ（第２版）』では，主に運動関連皮質を中心とした損傷による皮質脊髄路由来の片麻痺症状とその理学療法について解説しました．『神経障害理学療法学Ⅱ（第２版）』が対象とする疾患は，その他の脳の部位である大脳基底核，小脳などの問題が中心となるため，これらの部位の機能解剖や神経生理について知っておく必要があります．この講義では，大脳基底核の構造と機能，および大脳基底核の障害による疾患について概説していきます．

脳（大脳基底核）の構造と機能を学ぶにあたり，以下の項目をあらかじめ学習しておきましょう．

□ 大脳基底核を構成する神経核について整理しておく．
□ 大脳基底核のそれぞれの神経核の位置関係を調べておく．
□ 大脳基底核の障害によって生じる疾患とその障害像を学習しておく．

講義を終えて確認すること

□ 大脳基底核における神経核の解剖学的特徴が理解できた．
□ 大脳基底核における神経核の線維連絡が理解できた．
□ 大脳基底核の４つのループが理解できた．
□ 運動ループにおける２つの経路（直接路，間接路）と大脳基底核の障害による運動異常の特徴が理解できた．

講義

1．大脳基底核の構造と機能

大脳基底核（basal ganglia）
小脳（cerebellum）

大脳皮質以外の部分で，運動機能に関与する構造の代表的なものには，大脳基底核と小脳がある．両者ともに，大脳皮質から多くの情報を受け取り，視床を経由して，大脳皮質に送り返す統御回路としての役割を担っている．しかし，運動に関連する両者の機能や線維連絡はそれぞれ異なり，その損傷は特徴的な運動障害を発生させる．大脳基底核や小脳の役割を考えることは，関連する運動障害と理学療法を学ぶうえでの重要な基礎知識となる．

MEMO
すべての運動を意識的に制御し，脊髄などの下位の中枢は必ず従属的にはたらくのであれば，統一した行動を行うことはできるが，すべての行動に対して上位中枢が関与しなければならなくなり，瞬間的な反応や無意識的な動作はできなくなる．しかし，実際にはすべての行動に対して，上位中枢が関与しているわけではなく，個々の経路は並列的に処理されている．そのため，不必要な運動行動に対する抑制が必要になる．

1）大脳基底核の役割

大脳基底核とは，大脳半球の内部構造である大脳髄質にある神経核群で，通常，尾状核，被殻，淡蒼球，黒質，視床下核があげられる（**図1**）．この部位の基本的な役割は，抑制と選択にある．

運動ニューロンをはたらかせることのできる脳のシステムには，脊髄の運動のパターン発生器や中脳，大脳皮質運動野などさまざまな経路が存在する．これらの運動に関連する経路は互いに関連しているが，必ずしも上位の中枢に従属的にはたらくわけではない．このことは，個々の経路が運動ニューロンに対して矛盾する活動を指示した場合に統一した行動がとれなくなることを示している．大脳基底核の役割は，統一した行動を行ううえで必要な活動を選択し，不必要な活動を抑制することにある．

MEMO
大脳基底核のイメージは，断面図だけでは想像することが難しい．脳の断面図を少しずつ移動させると，特に尾状核は大きくその形を変えていくことに気づく．尾状核，被殻，視床はその三次元的な形をもとに覚えておくとイメージしやすくなる．

2）大脳基底核の構成と機能

大脳基底核の基本構造は，入力核である線条体，出力核である淡蒼球内節と黒質網様部，中継核として，淡蒼球外節と視床下核から成る．

（1）線条体（図2，3）

線条体（striatum）
尾状核（nucleus caudatus）

線条体は尾状核，被殻，腹側線条体から成り，大脳基底核に対する入力を受けつける．尾状核は視床の前方から背外側にわたり，レンズ核や視床を取り囲むように位置している．前部は頭とよばれる球形の形状で，この後方が体，さらに後下方に向かって尾という細長い弓状の形状となる．尾状核は眼球運動と認知に関与する．

被殻（putamen）
淡蒼球（globus pallidus）
レンズ核（nucleus lentiformis）

被殻は，淡蒼球とともにレンズ核とよばれ，尾状核と視床の腹外側にある．レンズ核は円錐形状であり，前頭断や水平断でみると頂点を内側に，底辺を外側に向けた三角形にみえる．このレンズ核の外側部分が被殻である．被殻は四肢と体幹の運動に関与する．

側坐核（nucleus accumbens）

尾状核と被殻は発生学的に終脳に由来する同一の細胞群が内包によって隔てられている．被殻と尾状核は互いに灰白質の線条により結合されるので線条体とよばれることが多い．線条体は大脳皮質から入力を受け，主に淡蒼球と黒質に線維を送る．また，側坐核は尾状核と被殻の腹内側部に連なり，腹側線条体を形成する部分である．後述する辺縁系ループはこの部位を通る．側坐核は情動に関与し，快刺激と関連する．

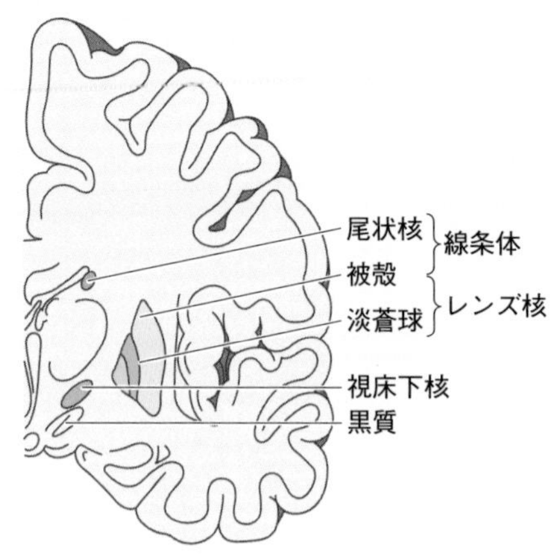

図1　大脳基底核

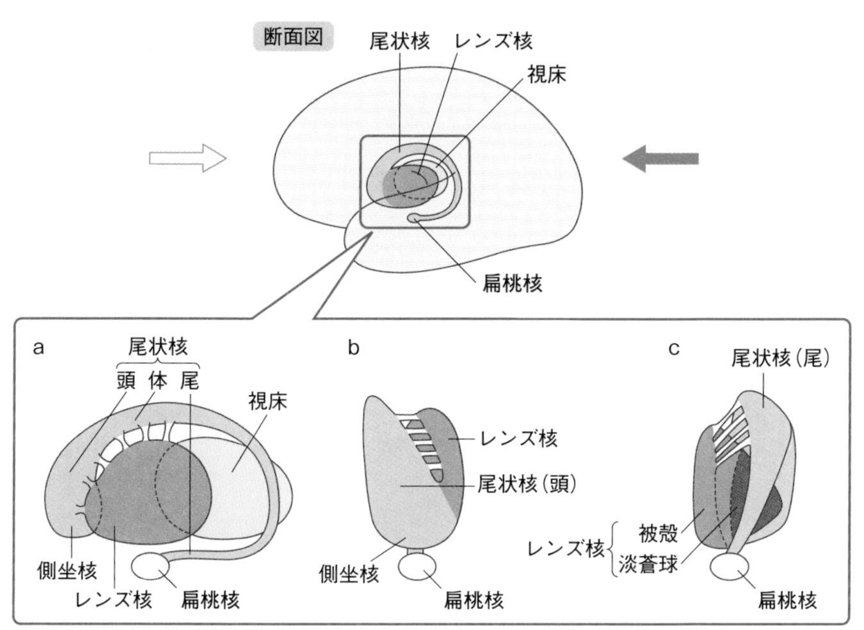

図２　線条体

a：線条体部分の拡大図，b：線条体部分を⇨から見た図，c：線条体部分を⬅から見た図．

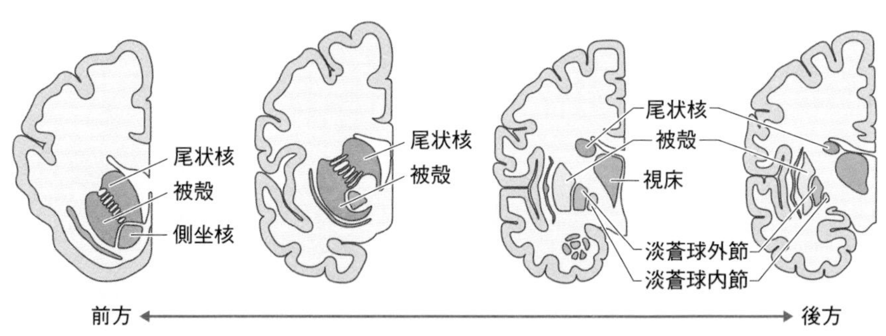

図３　線条体の構造

（2）淡蒼球

レンズ核の内側部分は，有髄線維に富み，淡白色調を呈することから，この部分を淡蒼球とよぶ．淡蒼球は有髄線維の隔壁により，内節と外節に分けられる（**図4**）．淡蒼球は入力線維を線条体から受け，淡蒼球内節は視床の外側腹側核や前腹側核などに投射する．そして，淡蒼球外節は視床下核に投射する．淡蒼球内節と黒質網様部は大脳基底核から視床への出力部となる．

（3）視床下核（**図5**）

視床下核は淡蒼球外節からの入力を受け，その後，淡蒼球内節に投射する．さらに，皮質の直接投射も受ける．

（4）黒質（**図5**）

黒質は，中脳被蓋と大脳脚の間にある核で，網様部と緻密部に分かれる．網様部は淡蒼球内節とニューロンの形態，含有伝達物質，線維連絡が同一であり，淡蒼球内節とともに大脳基底核の出力部となる．緻密部は色素に富み，ドパミンを含有する．

3）大脳基底核の線維連絡

大脳基底核の種々の細胞群は，運動ループ，眼球運動ループ，前頭前野ループ，辺縁系ループを形成する（**図6**）[1]．

MEMO

尾状核，被殻を合わせて線条体とよばれるのに対し，被殻と淡蒼球を合わせてレンズ核とよばれる．前者は機能的な枠組みとなり，後者は解剖学的な位置関係からそのようによばれる．基本的には尾状核，被殻を線条体として覚えておく．

MEMO

側坐核は情動である快刺激に対して反応する大脳辺縁系に分類されるが，腹側線条体を形成する部分でもある．

外側腹側核
(ventral lateral nucleus)
前腹側核
(ventral anterior nucleus)

視床下核
(subthalamic nucleus)

黒質（substantia nigra）

MEMO

ドパミン（dopamine）

中脳黒質の変成によって黒質緻密層で生成され，血液脳関門を通過しない．興奮性の神経伝達物質としての作用をもち，情緒的および精神的反応や随意運動を制御する．

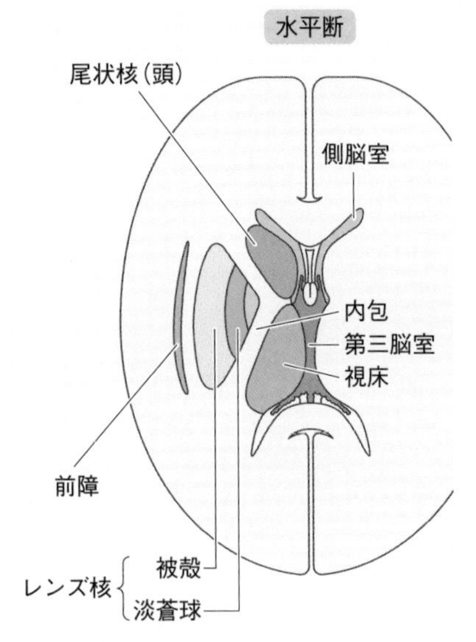

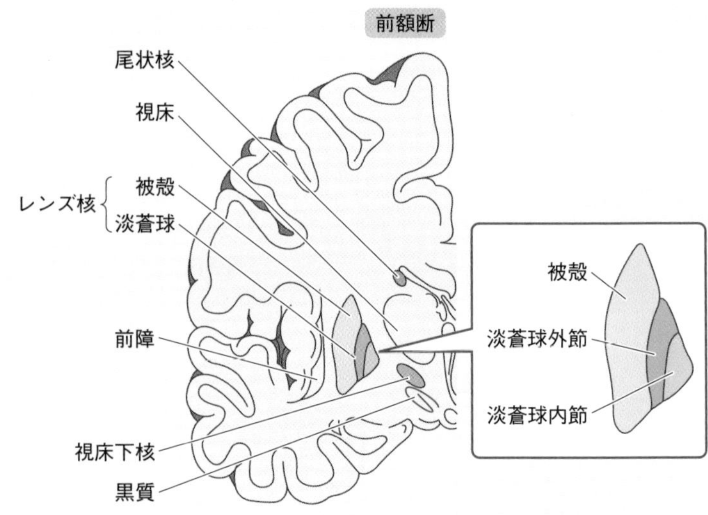

図４　淡蒼球

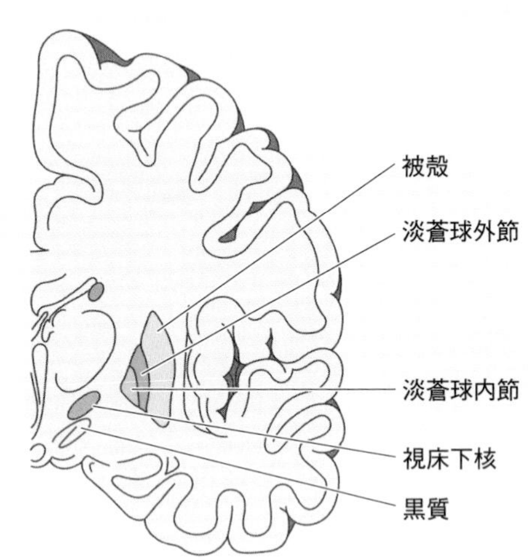

図５　視床下核と黒質

MEMO
大脳基底核における各ループは，行動の選択に深く関与する．特に，思考や推論に関与する前頭前野ループと情動に関与する辺縁系ループが並列に処理されていることは，理性と感情の動物である人間の行動選択を考えるうえで非常に興味深い．

（1）運動ループ

顔面，四肢，および体幹の筋群の制御ループであり，一次運動野や感覚野などに始まり，被殻から淡蒼球内節，黒質網様部というルートで大脳基底核を経て，前腹側核，外側腹側核と，視床核を介して補足運動野に戻る．運動ループには，直接路と間接路の２つのループが存在し，それぞれ，脱抑制と抑制強化にはたらく．

（2）眼球運動ループ

衝動性眼球運動の制御を行うループであり，前頭眼野などの眼球運動に関連する領野から起こり，運動ループと同様に，尾状核（体）から淡蒼球内節，黒質網様部というルートで大脳基底核を経て，前腹側核，背内側核と，視床核を介した後，前頭眼野と前頭前野に戻る．

（3）前頭前野ループ

認知と行動の戦略的計画のような行動の実行に重要な役割を果たすループである．思考，推論，目標指向性行動の計画などに関与する前頭前野背外側部から，尾状核（頭）から淡蒼球内節，黒質網様部というルートで大脳基底核に入力され，その後，前腹側核，背内側核と，視床核を介して前頭前野に戻る．

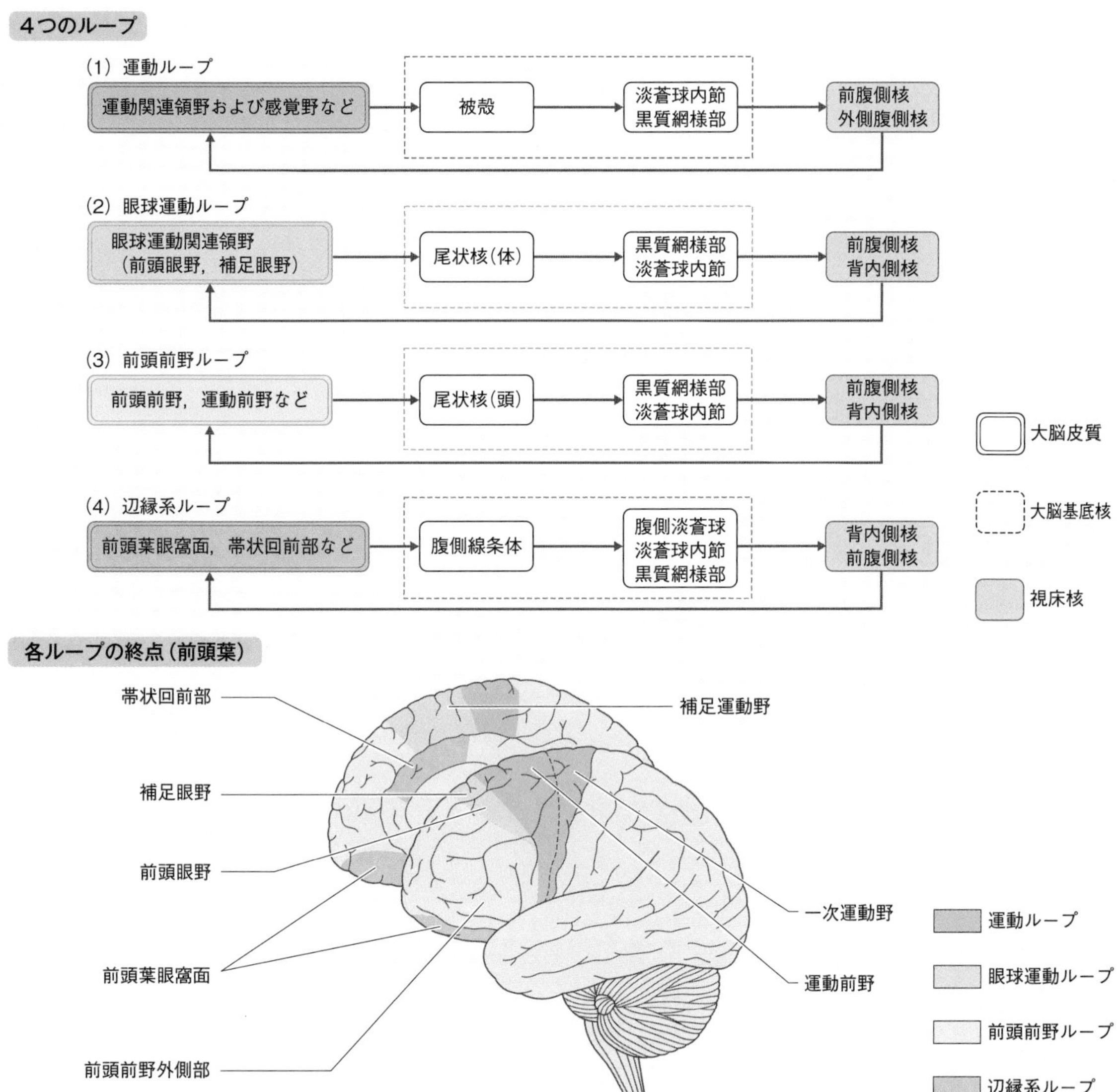

図６ 大脳基底核のループ
(Martin JH 著，野村　嶬ほか監訳：マーティン神経解剖学．西村書店；2007．p.275-6[1] をもとに作成)

(4) 辺縁系ループ

喜怒哀楽などの情動の運動表現や行動の動機づけなどに関与するループである．前頭葉眼窩面の内側から，腹側線条体，腹側淡蒼球を経て，背内側核を介して同じ皮質に戻る．

(5) 各ループの関連性

大脳基底核と運動の関係を考えるうえで重要になるのは，大脳基底核が有する，運動ループ，眼球運動ループ，前頭前野ループ，辺縁系ループという４つのループの関連性である．大脳基底核が運動を抑制し，必要な運動を選択するとき，それぞれのループが並列に処理されながらも，なんらかの関連をもっている可能性は高い．

出力部である淡蒼球内節の出力は，特定の運動の方向，量，速さに関与している．しかし，同時に，この部分の出力が，実行する行動の文脈，記憶，学習した状況などのさまざまな背景となる情報に影響を受ける場合がある．このことは，大脳基底核の運動ループが直接的に運動の実行のみに作用するのではなく，むしろ運動の方向や量，速さなどの運動学的な情報に関連するシグナルと同時に，認識や動機づけのシグナルを含んでいることを示している[2]．

MEMO
運動ループ，前頭前野ループ，辺縁系ループはそれぞれ行動，認識，情動にかかわり，人の意思決定に重要な影響を与える．

2. 大脳基底核における運動ループの役割（図 7）

大脳基底核における運動ループでは，線条体（被殻）が大脳基底核への入力部，淡蒼球内節と黒質網様部は大脳基底核における出力部の役割を担う．大脳基底核の出力は，高頻度の GABA 作動性の抑制性ニューロンから成り，持続的に強力な抑制を視床に対して行っている．したがって，運動を行うためには，この持続的な抑制に対する抑制，つまり脱抑制を加える必要がある．反対に，出力部の抑制に対して興奮性に入力を行えば，その運動は強く抑制され，これを抑制強化という．

こうして，大脳基底核の運動ループには，線条体から直接的に出力部に投射する直接路と，線条体から淡蒼球外節および視床下核を介する間接路の 2 つの経路が存在していて，これらの経路は，出力に対して，脱抑制と抑制強化という相反する作用を有している．

MEMO
GABA（γ-aminobutyric acid；γ-アミノ酪酸）
抑制性の神経伝達物質．

1）直接路 （図 8）

大脳皮質の錐体細胞から，線条体（被殻）への入力は興奮性（グルタミン酸作動性）に行われる．その後，直接路は線条体から出力部である淡蒼球内節，黒質網様部に対して抑制性（GABA 作動性）に直接的に連絡する．出力部から，視床への投射は抑制性（GABA 作動性）に行われる．直接路は，出力部から視床への抑制性投射をさらに抑制しているため，全体としては脱抑制にはたらく．

MEMO
直接路は脱抑制，間接路は抑制強化にはたらく．

MEMO
大脳皮質から直接，視床下核にはたらく経路が存在し，ハイパー直接路とよばれる．

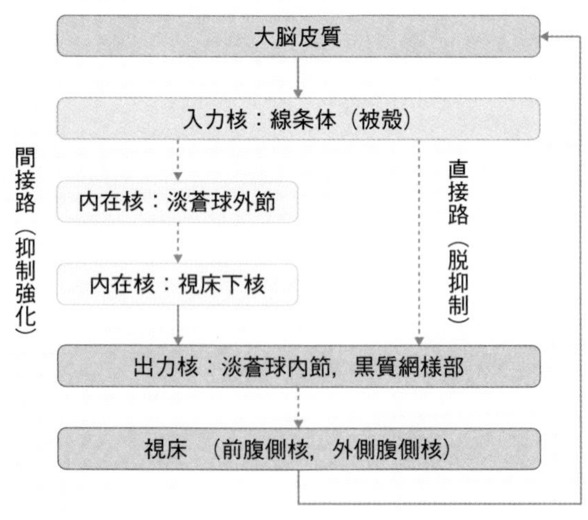

図 7 運動ループの概念図
→は興奮性入力，⇢は抑制性入力を示す．

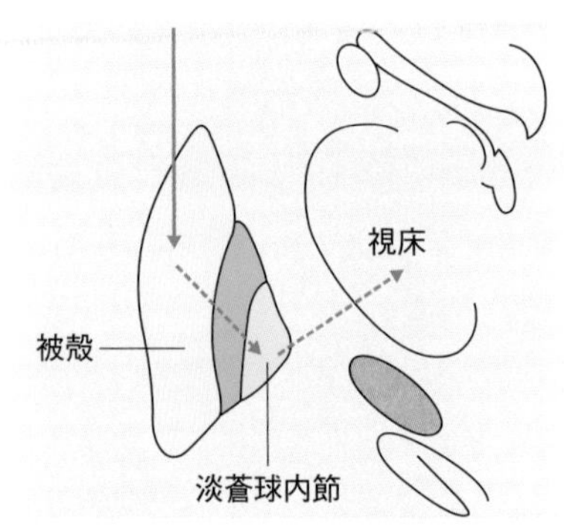

図 8 直接路
→は興奮性入力，⇢は抑制性入力を示す．

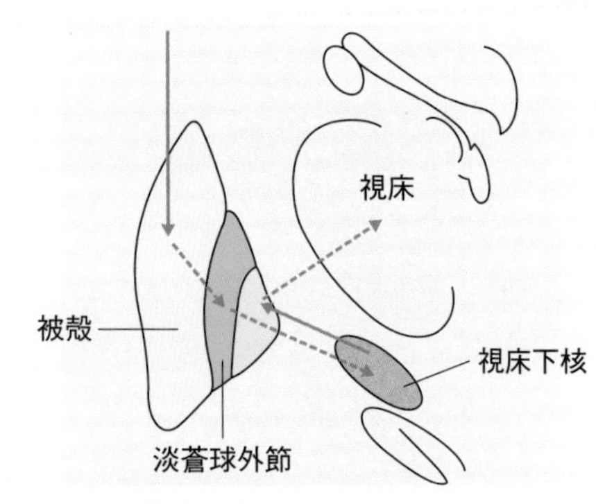

図 9 間接路
→は興奮性入力，⇢は抑制性入力を示す．

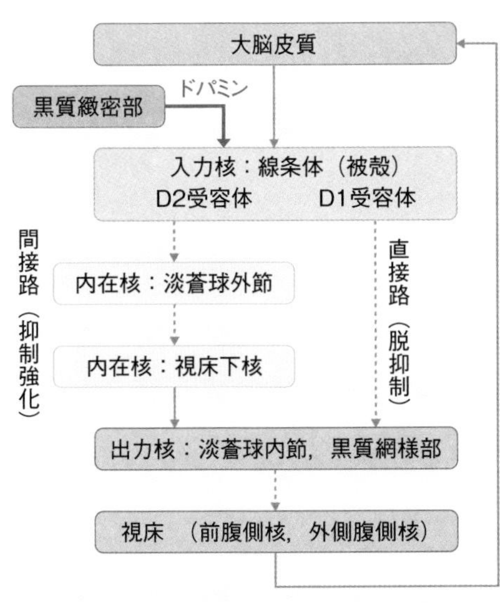

ドパミン（＋）の場合

- D1受容体をもつニューロンの興奮性（↑）
→直接路の興奮性増加
- D2受容体をもつニューロンの興奮性（↓）
→間接路の興奮性低下

ドパミン（－）の場合

- D1受容体をもつニューロンの興奮性（↓）
→直接路の興奮性低下
- D2受容体をもつニューロンの興奮性（↑）
→間接路の興奮性増加

図 10　運動ループに対するドパミンの影響
→は興奮性入力，⇢は抑制性入力を示す．

2) 間接路（図 9）

間接路は，線条体から淡蒼球外節に抑制性（GABA 作動性），淡蒼球外節から視床下核にも抑制性（GABA 作動性）に投射される．視床下核から出力部には興奮性（グルタミン酸作動性）に投射する．全体として，間接路は出力部から視床への抑制性投射を強め，抑制を強化するはたらきがある．

また，視床下核は大脳皮質から直接投射（興奮性）を受けており，この視床下核が出力部を興奮させ，直接路による出力部への抑制を弱める．このような経路をハイパー直接路という．

3) 黒質緻密部によるドパミンの影響

黒質緻密部は，線条体に対して，黒質線条体路を投射する．この経路のはたらきにより，1 型ドパミン（D1）受容体をもつ直接路の起始ニューロンに対しては興奮性，2 型ドパミン（D2）受容体をもつ間接路の起始ニューロンに対しては抑制性の入力を行う．ドパミンの作用により，脱抑制を行う直接路は興奮し，抑制強化を行う間接路は抑制されるため，両方の経路とも，出力核が視床に対して生じている抑制性出力を減少させるはたらきをもつ．その結果，視床の活動は活発になり，皮質への興奮性刺激により，運動が行いやすくなる．反対にドパミンが作用しない状態では，両方の経路ともに出力核からの抑制性の出力を強め，運動は減少する（**図 10**）．

MEMO
ドパミンの量により D1 受容体と D2 受容体が選択されることを示している．

3. 大脳基底核の機能と運動障害の関係

大脳基底核の運動にかかわる役割から，大脳基底核の病変による運動障害の臨床像を説明することができる．次に代表的な大脳基底核に関連する疾患を紹介する．大脳基底核の病変で生じる運動異常は，大きく分けて寡動と多動に分けられる．寡動は直接路（脱抑制）の問題により，多動は間接路（抑制強化）の破綻により生じる（**図 11**）．

寡動（bradykinesia；運動緩慢）
多動（hyperkinesia；不随意運動）

1) パーキンソン病

パーキンソン病は黒質緻密部の線条体投射ニューロンを侵す変性疾患であり，線条体のドパミン含有量が低下する．線条体におけるドパミン含有量の低下は，D1 受容体をもつ線条体ニューロンに対する刺激を減少させ，直接路の活動を低下させる．一方，D2 受容体をもつ線条体ニューロンでは，ドパミン細胞による抑制が低下するため，間接路の活動は上昇する．したがって，脱抑制が低下し，抑制強化が増強し，運

パーキンソン（Parkinson）病の病態
▶ Lecture 19 参照．

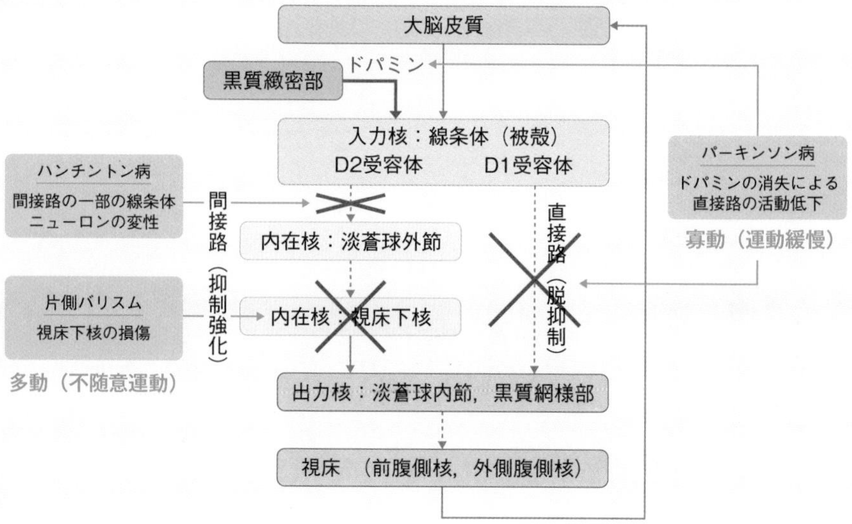

大脳皮質
黒質緻密部
ドパミン
入力核：線条体（被殻）
D2受容体　D1受容体
ハンチントン病
間接路の一部の線条体ニューロンの変性
間接路（抑制強化）
内在核：淡蒼球外節
直接路（脱抑制）
パーキンソン病
ドパミンの消失による直接路の活動低下
寡動（運動緩慢）
片側バリスム
視床下核の損傷
内在核：視床下核
多動（不随意運動）
出力核：淡蒼球内節，黒質網様部
視床　（前腹側核，外側腹側核）

図 11　運動ループとその障害
→は興奮性入力，⇢は抑制性入力を示す．

無動（akinesia）
運動低下徴候
（hypokinetic sign）

動は全体的に減少する．パーキンソン病の特徴である，運動の開始が困難になる無動や運動範囲や運動速度が低下する寡動（運動緩慢）などの運動低下徴候をきたす．

2）線条体黒質変性症

臨床的には，パーキンソン病にきわめて類似する，線条体，主として被殻の小型神経細胞の変性脱落を主病変とする疾患であるが，これに自律神経症状や小脳症状が加わる．パーキンソン病では初発症状が振戦であることが多いが，この疾患で振戦を認める症例はパーキンソン病と比べて少ない．発症早期より転倒傾向が強く，発語障害や嚥下障害，自律神経症状を呈し，姿勢異常を示す症例もある．

3）進行性核上性麻痺

中年期以降に発症し，淡蒼球，視床下核，小脳歯状核，赤核，黒質，脳幹被蓋の神経細胞が脱落変性する疾患である．神経学的には核上性注視麻痺，パーキンソニズム，頸筋のジストニア，認知症などを特徴とする．

ハンチントン（Huntington）病

4）ハンチントン病

運動亢進徴候
（hyperkinetic sign）

ハンチントン病は，第 4 染色体に異常を示す常染色体優性遺伝病である．40 歳を過ぎて症状が出現し，運動亢進徴候を示す．四肢や体幹に急速，かつ不規則な不随意運動が生じ，認知症の進行もみられる．ニューロン変性は後半にみられるが，初発部位は線条体から淡蒼球外節に向かう間接路の一部である．

片側バリスム（hemiballism）

5）片側バリスム

片側バリスムは，視床下核が脳血管障害で損傷されたときに起こり，血管損傷を起こした半球の反対側で急速な四肢の不随意運動が生じる．

MEMO
バリスム（ballism）という不随意運動は衝撃性（ballistic）のある振り回すような動きであり，特に肩や肘関節などの近位関節の動きによって起こる．一方，四肢の遠位部の不随意運動，例えば手を捻る運動などをきたす疾患はアテトーゼ（athetosis）とよばれる．

■引用文献

1）Martin JH 著，野村 嶬ほか監訳：マーティン神経解剖学—テキストとアトラス．西村書店；2007．p.272-90.
2）Turner RS, Desmurget M：Basal ganglia contributions to motor control：a vigorous tutor. Curr Opin Neurobiol 2010；20（6）：704-16.

■参考文献

1）FitzGerald MJT, Folan-Curran J 著，井出千束ほか訳：カラー臨床神経解剖学—機能的アプローチ．西村書店；2006.
2）甘利俊一，酒田英夫編：脳とニューラルネット—高次機能の解明に向けて．朝倉書店；1994.

LECTURE 16

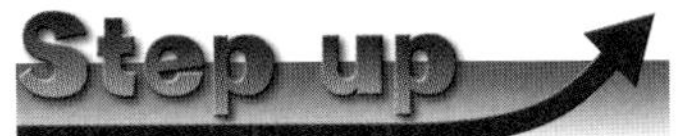

1．大脳基底核と視床

大脳基底核からの出力は，必ず視床を経由して，大脳皮質の各部位に連絡している．このため，より深く大脳基底核の機能を知るためには視床がどのような役割を担っているかを知ることが重要になる．しかし，視床の機能は非常に複雑であり，大脳皮質などの至るところとの間に線維連絡を有している．

2．視床の構造

視床は神経系の核の中で最も大きい神経核であり，脳の中心部に位置している．左右の視床の内側面は第三脳室を挟んで面しており，外側面には内包後脚に接している．視床は12の核から構成され，それぞれの核における入出力機構は多岐にわたり，網様核を除くすべての核が，大脳皮質と両方向性の興奮性線維連絡を有している．

1）視床の核群

視床は，白質性の視床髄板によって，いくつかの核に分けられる（図1）．最初に，Y字型の内髄板により，背内側核，前核，外側核群の3つに分けられる．外側核群はさらにいくつかの核に分類される．さらに後端に内側膝状体と外側膝状体がある．また外髄板の外側に網様核がある．機能的な面からは，特殊核，連合核，非特殊核の3つに分類される．

（1）特殊核

a．視床前核（anterior nucleus）

乳頭体から入力され，帯状回に出力する．記憶に重要な役割を果たすパペッツ（Papez）の回路を形成する．

b．前腹側核（ventral anterior nucleus：VA）

淡蒼球から入力され，前頭前野に出力する．大脳基底核のループの出力先である．

c．外側腹側核（ventral lateral nucleus：VL）

前方部分（外側腹側核前部）は淡蒼球から入力され，補足運動野に出力する．大脳基底核の運動ループの出力先である．後方（外側腹側核後部）は小脳から入力され，運動野に出力する．

d．後腹側核：後内側腹側核（ventral posterior medial nucleus：VPM）

内側毛帯，脊髄毛帯，三叉神経毛帯の前神経線維が入り，体性感覚野に出力する．体部位局在があり後内側腹側核は顔と頭を担当する．

e．後腹側核：後外側腹側核（ventral posterior lateral nucleus：VPL）

後外側腹側核は四肢と体幹を担当する．VPM，VPLともに固有感覚が前，触覚が中央，侵害性入力が後ろに入る．

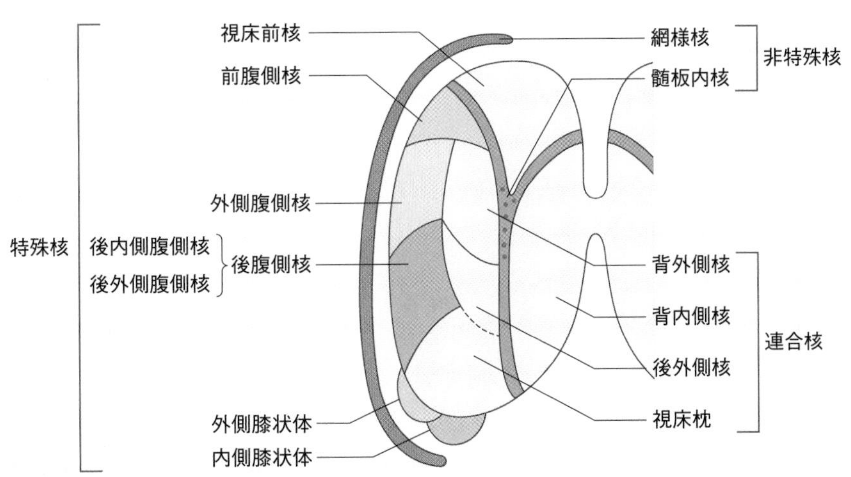

図1　視床の核群

f. 内側膝状体 (medial geniculate body：MG)

下丘から入力され，一次聴覚野に出力する．聴覚中継核である．

g. 外側膝状体 (lateral geniculate body：LG)

網膜から視索を通じて入力され，一次視覚野に出力する．視覚中継核である．

(2) 連合核

a. 背外側核 (lateral dorsal nucleus)

頭頂葉から入力し，帯状回後部と結合し，記憶と関連する．

b. 背内側核 (mediodorsal nucleus)

嗅覚系と大脳辺縁系から入力し，前頭前野と連絡している．認知，思考，判断，気分の調節に関連する．

c. 後外側核 (lateral posterior nucleus) と視床枕 (pulvinar)

上丘から入力を受け，視覚連合野や頭頂連合野に投射している．

(3) 非特殊核

a. 髄板内核 (intralaminar nucleus)

網様体から線条体，大脳皮質に広範に投射する．

b. 網様核 (reticular nucleus)

視床から大脳皮質に投射する線維はすべて網様核をとおり，その際に側枝を網様核に送っている．網様核は視床のそれぞれの核に抑制性の線維を送っている．

2) 大脳基底核と視床核の関係

大脳基底核からの投射を受ける核は，前腹側核，外側腹側核と背内側核である．運動ループは前腹側核，外側腹側核，その他は前腹側核と背内側核に抑制性に投射する．

■参考文献

1) FitzGerald MJT, Folan-Curran J 著，井出千束ほか訳：カラー臨床神経解剖学—機能的アプローチ．西村書店；2006.

脳の構造と機能(2)
小脳

到達目標

- 小脳の構造と機能を理解する.
- 小脳が運動機能に与える影響を理解する.
- 小脳の損傷により生じる疾患を理解する.

この講義を理解するために

臨床で遭遇する小脳障害を有する患者の運動の特徴は，とらえどころがないことが多く，理解が難しいことをよく経験します．この講義では，運動機能に深く関連する小脳の機能解剖やその役割について概観し，理学療法を進めるうえで重要な知識を学びます．小脳障害を有する患者の問題を理解するためには，基本的な小脳の機能の理解が重要になります.

小脳の構造と機能を学ぶにあたり，以下の項目をあらかじめ学習しておきましょう.

□ 小脳の解剖を学習しておく.
□ 小脳の基本的な機能について学習しておく.
□ 小脳失調の特徴について確認しておく.

講義を終えて確認すること

□ 前庭小脳，脊髄小脳，大脳小脳の機能と解剖が理解できた.
□ 小脳の局所構造とその機能が理解できた.
□ 制御と学習という小脳の役割が理解できた.
□ 小脳の障害に伴う症状が理解できた.

LECTURE 17

講義

1．小脳の構造と機能

小脳（cerebellum）

小脳は系統発生的に，前庭迷路から分化し，四足歩行が発達するにつれて脊髄と連絡を密にするようになる．さらに起立姿勢の獲得や身体運動機能を向上させるなかで，大脳皮質との連絡経路が発達していったとされる．したがって，小脳の機能を考えるうえで，前庭，脊髄，大脳皮質との連絡がどのようになされているのか，それぞれの役割にどのような違いがあるのかを知っておくことは重要である．また，小脳の基本構造を知っておくことで小脳に関連する部分の疾患の運動障害の性質をより深く理解することができる．

1）小脳の役割

小脳は，橋と延髄の背側にあり，大脳皮質とは小脳テントで隔てられている（**図1**）．大脳皮質とは異なり，同側半身の運動を協調するはたらきがある．小脳は四肢や眼球運動のほとんどすべての構成要素から，多くの感覚情報を脊髄，脳幹を経由して受け取る．加えて，運動野からはこれから行おうとする運動の計画に関する情報を受け取る．そのうえ，実際行われた運動の結果に関する情報を感覚系から受け取り，両者を比較することもできる．よって，小脳の基本的な役割は制御と学習にあるといえる．

2）小脳の構成と機能

虫部（vermis）
半球（hemisphere）

小節（nodulus）
片葉（flocculus）

小脳は，正中部に２つの浅い溝で区切られた虫部と，その外側の２つの半球に分けられる（**図2a**）．そして，小脳は２つの深い溝で区切られ，上方にある第一裂によって前葉と後葉に分けられる．なお，後外側裂とよばれる部分より前方に，虫部の最も前方に位置する結節である小節および半球の最も前方に位置する部分である片葉が存在する（**図2b**）．片葉と小節を合わせて，片葉小節葉とよばれ，系統発生的に最も古い部分である．前葉は姿勢反射のような脊髄小脳路経由の固有感覚情報を受け取り，後葉は，系統発生的に最も新しく，主に随意運動の制御にはたらく．

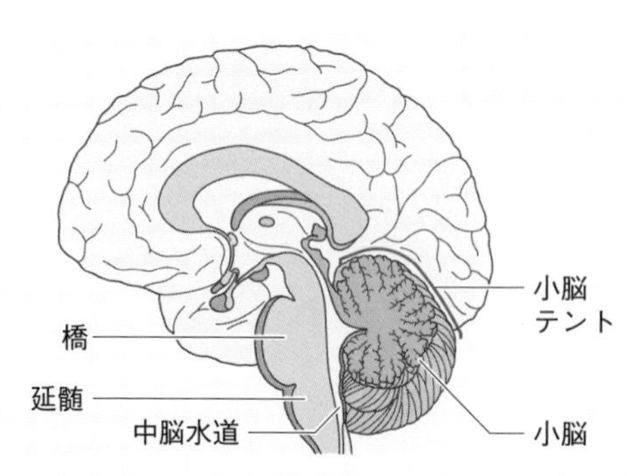

図1　小脳の位置

MEMO
中脳水道などが圧迫されることにより，水頭症を合併することがある．

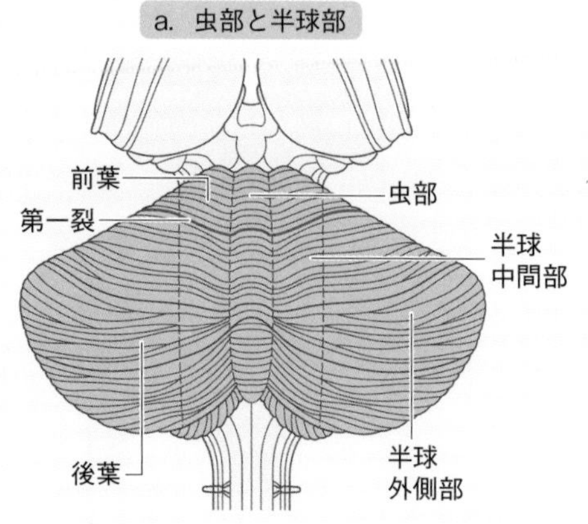

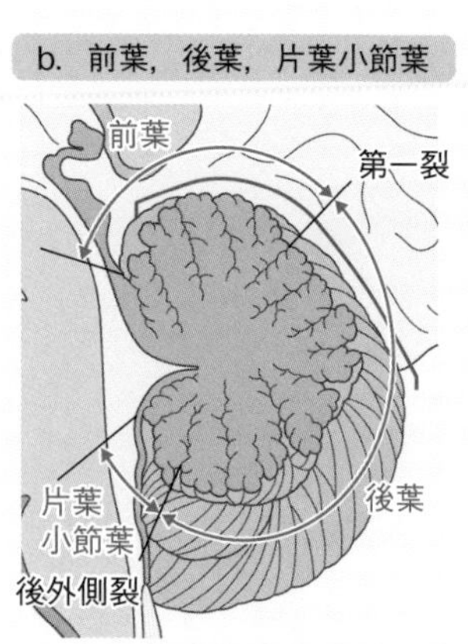

図2　小脳の区分

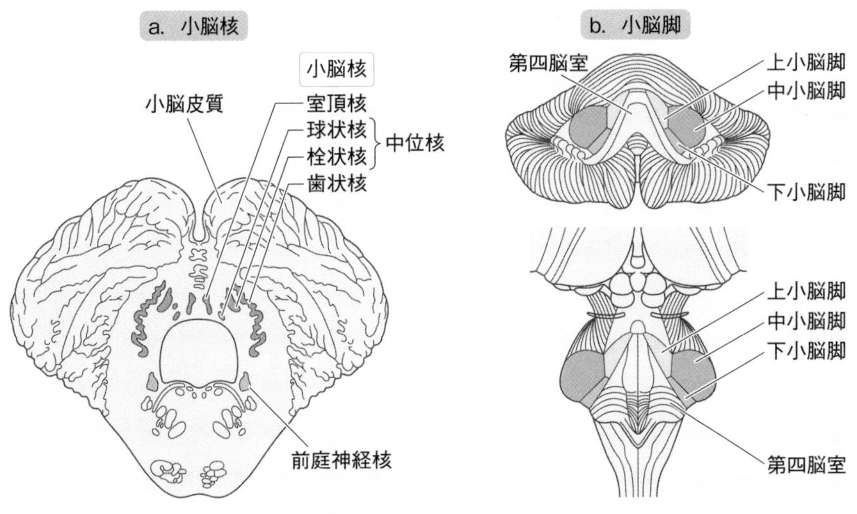

図 3　小脳核と小脳脚

3）小脳の連絡経路

小脳へは，前庭迷路および前庭神経核からは前庭感覚情報が，脊髄からは脊髄小脳路を経て体性感覚情報が，上丘からは視覚情報が，下丘からは聴覚情報が，下オリーブ核と橋核からは大脳皮質を経て遠心性情報が入力される．さらに，網様体などとも連絡する．

小脳からの出力は，前庭神経核と小脳核をとおして，さまざまな部位に出力される．小脳核は，連絡線維である白質に囲まれる形で，室頂核，球状核，栓状核，および歯状核の 4 つがある（**図 3a**）．球状核と栓状核は合わせて中位核とよばれる．小脳からの連絡経路は，上小脳脚，中小脳脚，下小脳脚の 3 つの経路が存在する（**図 3b**）．

室頂核（fastigial nucleus）
球状核（globose nucleus）
栓状核（emboliform nucleus）
歯状核（dentate nucleus）

2．小脳の機能区分

小脳は，主要な情報の入力源に基づいて，機能的に，前庭小脳，脊髄小脳，大脳小脳の 3 つの部分に区分される．それぞれの区分は小脳皮質と対応する小脳核から構成される（**図 4**）．

主な入力は，前庭小脳が前庭神経核，脊髄小脳が脊髄小脳路，大脳小脳は橋核を介してなされ，出力は，前庭小脳が前庭神経核（および室頂核），脊髄小脳が室頂核と

MEMO
小脳への入力は，上中下の小脳脚をとおしてなされる．上小脳路は腹側脊髄小脳路から脊髄小脳へ，中小脳路は橋核から大脳小脳へ，下小脳路は前庭神経核から前庭小脳，背側脊髄小脳路から脊髄小脳へ投射する．

MEMO
小脳からの出力は，前庭小脳が下小脳脚を介して前庭神経核，脊髄小脳は室頂核を介して下小脳脚から前庭神経核および網様体，中位核を介して上小脳脚から赤核と網様体に連絡する．大脳小脳は歯状核から上小脳脚を経て，視床の外腹側核に連絡する．

MEMO
室頂核は片葉小節葉から入力されることもあるため，前庭小脳の一部とみなす場合もある．

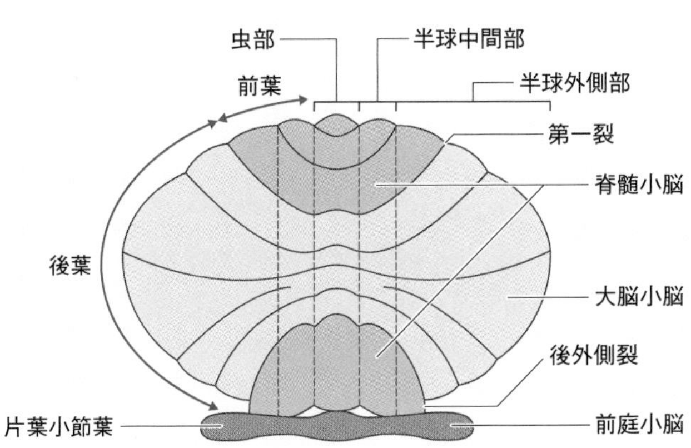

図 4　小脳の機能区分

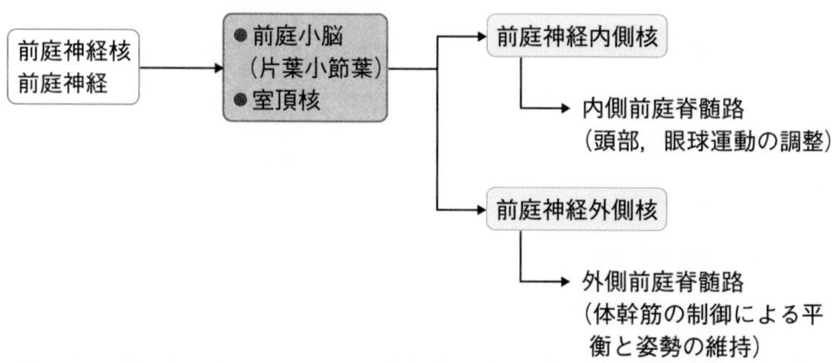

図５　前庭小脳の入出力

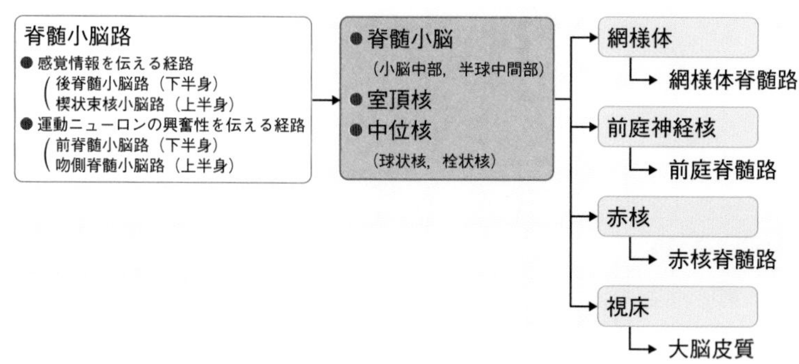

図６　脊髄小脳の入出力

中位核，大脳小脳が歯状核からなされている．前庭神経核は前庭脊髄路をとおして頭部-眼球運動の協調，脊髄小脳は網様体や赤核を介して姿勢や移動運動の調節にはたらくとされる．大脳小脳は視床の外腹側核を経て運動野に投射し，運動のプランニングに作用する．

1）前庭小脳（図5）

片葉小節葉は前庭小脳を形成し，前庭神経のそれぞれの核に対して両方向性の線維連絡を行っている．前庭小脳は，前庭迷路からの一次感覚ニューロンと，前庭神経核から二次感覚ニューロンより入力を受け，小脳皮質領域から前庭神経核（内側核，下核，上核）に投射する．これらの神経核のうち，前庭神経内側核は頭部と眼球運動の調節を行う内側前庭脊髄路の起始となる．また，片葉小節葉のいくつかの線維は室頂核へ投射し，室頂核は前庭神経外側核（ダイテルス核）に投射する．前庭神経外側核は体幹筋を制御して平衡と姿勢の維持にはたらく外側前庭脊髄路の起始である．

ダイテルス（Deiters）核

MEMO
前庭神経外側核から外側前庭脊髄路は，脊髄の前索を下降して前角の伸筋の運動ニューロンに連絡する．この作用の結果，伸展筋の筋緊張が増加する．起立時には，この下降路が常に両側の伸展筋の興奮性を高めている．

2）脊髄小脳（図6）

脊髄小脳は，体性感覚入力を脊髄から受け取り，姿勢制御と体幹，四肢の運動に関与する．脊髄小脳は虫部とそれに隣接する前葉および後葉の半球中間部および室頂核と中位核から成る．明確な体部位局在をもち（**図7**），内側では体幹筋と四肢近位筋，外側では四肢遠位筋を支配する．

（1）脊髄小脳の求心路

小脳に至る求心路には脊髄から小脳への直接経路である脊髄小脳路と網様体，下オリーブ核を経由する間接経路がある．

脊髄小脳路は四肢と体幹からの体性感覚情報を脊髄小脳に送る．脊髄小脳路は４つに区分され，後脊髄小脳路と楔状束核小脳路は体性感覚情報を小脳へ運ぶ．後脊髄小脳路はクラーク核に起始し，同側を上行し，下肢，体幹下部の感覚情報を伝え，楔状束核小脳路は副楔状束核に起始し，上肢，体幹上部の感覚情報を伝える．両者は，下

脊髄小脳路
(spinocerebellar tract)

後脊髄小脳路
(dorsal spinocerebellar tract)
楔状束核小脳路
(cuneocerebellar tract)
クラーク（Clarke）核
前脊髄小脳路
(ventral spinocerebellar tract)
吻側脊髄小脳路
(rostral spinocerebellar tract)

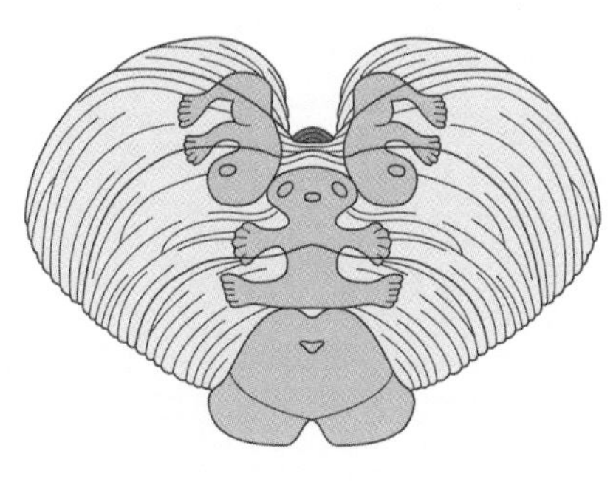

図７　小脳の体部位局在

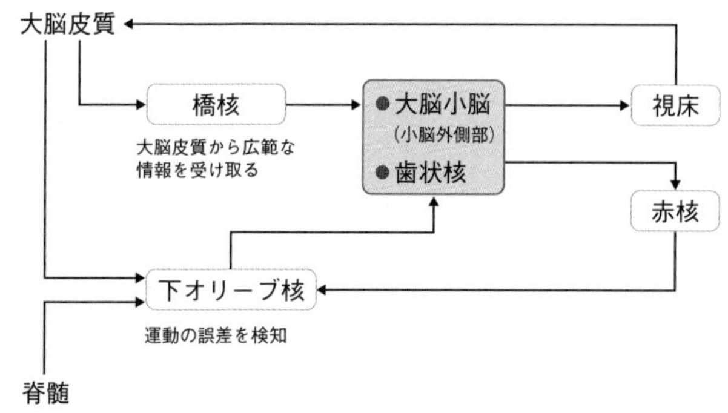

図８　大脳小脳の入出力

小脳脚を経由して，同側小脳に投射する．あわせて，前脊髄小脳路と吻側脊髄小脳路は，内的フィードバック情報を伝達する．脊髄の灰白質腹側領域から，前脊髄小脳路からは下半身の，吻側脊髄小脳路からは上半身の運動ニューロンの興奮性に関する情報が，上小脳脚を経由して伝えられる．これらの軸索は脊髄内で交叉し，反対側を上行するが，一部は再交叉して，同側の小脳に至る．

（2）脊髄小脳の遠心路

小脳からの遠心路は小脳核を介してなされる．脊髄小脳のうち，虫部は室頂核へ，半球中間部は中位核へそれぞれ投射する．室頂核は下小脳核をとおって，網様体，前庭神経核へ投射する．その後，網様体脊髄路，前庭脊髄路を下降する．中位核から上小脳脚を介して，網様体と赤核へ投射する．視床の外側腹側核から大脳皮質の運動関連野へも投射する．

3）大脳小脳　（図 8）

大脳小脳は主に運動のプランニングに関与する．半球外側部で構成され，歯状核を含む．大脳皮質の広範な領域と相互連絡しており，運動野だけでなく，感覚野や連合野からの投射を，橋核を介して受け取っている．

大脳小脳（cerebrocerebellum）

橋核（pontine nuclei）

橋核から出た線維は交叉して中小脳脚をとおり，反対側の小脳皮質に入力する．さらに，下オリーブ核からの入力も受ける．

出力は，小脳核の中でも最大で最外側に位置する歯状核で行われる．歯状核から，上小脳脚をとおり，視床の外腹側核に投射し，そこから運動皮質に投射する．なお，赤核に投射し，そこから下オリーブ核へ同側性に投射する線維もある．

3．小脳の局所解剖

1）小脳皮質の構造　（図 9）[1)]

プルキンエ（Purkinje）細胞
ゴルジ（Golgi）細胞

小脳皮質はどの部分でも同じ構造をなしており，内部から，顆粒層，プルキンエ細胞層，分子層の３層配列となっている．また，小脳皮質は①プルキンエ細胞，②顆粒細胞，③星状細胞，④バスケット細胞，⑤ゴルジ細胞の５つの細胞によって構成される．顆粒層は，何億個もの顆粒細胞から成る．そして，ゴルジ細胞もこの層に存在する．プルキンエ細胞層は大きな細胞体をもつプルキンエ細胞から成る．分子層はプルキンエ細胞の樹状突起，平行線維と，２種類の抑制性ニューロンである星状細胞とバスケット細胞がある．

MEMO
下オリーブ核は，感覚・運動皮質および視覚連合野から運動に関する情報を受け取り，外界の情報を脊髄オリーブ路から得ている．下オリーブ主核からは後葉に，副核からは前葉にそれぞれ投射する．大脳小脳の歯状核からの出力は，赤核を介して下オリーブ核をとおり，小脳皮質に還る環状路を形成する．この環状路は運動の誤差を検知する機能をもつ．

（1）入力

小脳皮質に対する入力は，登上線維と苔状線維の２種類の線維によってなされる．登上線維はすべて下オリーブ核を起始として生じ，その他，脊髄，橋核，前庭神経

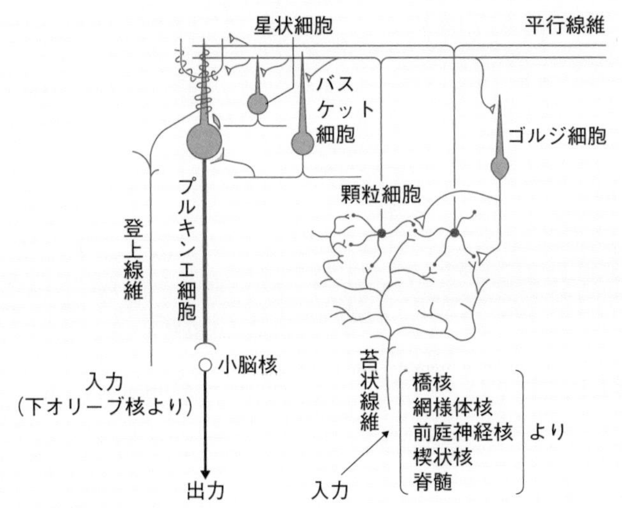

図 9　小脳皮質の構造
(丹治　順：脳と運動．第 2 版．共立出版：2009．p.97[1])

核，網様体などのすべての入力は，苔状線維を介する．下オリーブ核以外の入力は小脳核に興奮性の分枝を送っている．

(2) プルキンエ細胞

プルキンエ細胞は小脳皮質の唯一の出力であり，小脳核に対して抑制性に出力する．かつ，この側枝がゴルジ細胞に対する抑制性に影響を与えている．この細胞に対して多数の平行線維がその突起棘にシナプス伝達が行われる．プルキンエ細胞は苔上線維から顆粒細胞の平行線維をとおして，興奮性の入力を受け取り，同時に登上線維からも興奮性にシナプス伝達が行われる．顆粒細胞によるプルキンエ細胞の発火では，かなり大量の平行線維が同時に興奮する必要があるが，登上線維は 1 回の有効刺激により，特定のプルキンエ細胞を発火できる．

(3) 顆粒細胞

顆粒細胞は短い樹状突起を有し，軸索は上行した後，分子層で T 字型に分枝し，平行線維となる．平行線維はプルキンエ細胞に興奮性の入力を送っている．同時に，バスケット細胞，星状細胞にも入力する．

(4) バスケット細胞，星状細胞

バスケット細胞と星状細胞は分子層にある 2 種類の抑制性ニューロンであり，顆粒細胞の平行線維から入力を受け，プルキンエ細胞を抑制する．バスケット細胞は細胞体上に高密度のシナプスを形成するため，強力な抑制作用を有する．一方，星状細胞は樹状突起にシナプス伝達が行われるため，抑制作用はバスケット細胞よりはるかに小さい．

(5) ゴルジ細胞

ゴルジ細胞は顆粒層にあり，分子層の樹状突起に平行線維から連絡されている．また，プルキンエ細胞から抑制性の側枝を受けている．その軸索は細かく分枝し，顆粒細胞の短い樹状突起にシナプス伝達が行われている．苔上線維の終末部分の近くに，顆粒細胞の樹状突起とゴルジ細胞の軸索終末が集まって，シナプスを形成する．

2) 小脳皮質による制御　(図 10)

小脳皮質の神経回路の特性は，唯一の出力であるプルキンエ細胞にそれぞれの細胞がどのように作用するかを考えると理解しやすい．プルキンエ細胞は，小脳核細胞に抑制性のシナプス伝達を行い，小脳核細胞は標的細胞に対して興奮性に出力してい

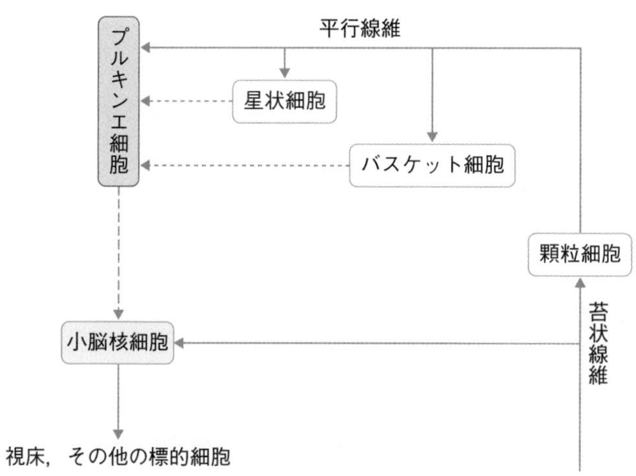

図 10 小脳皮質による制御
→は興奮性入力，⇢は抑制性入力を示す．

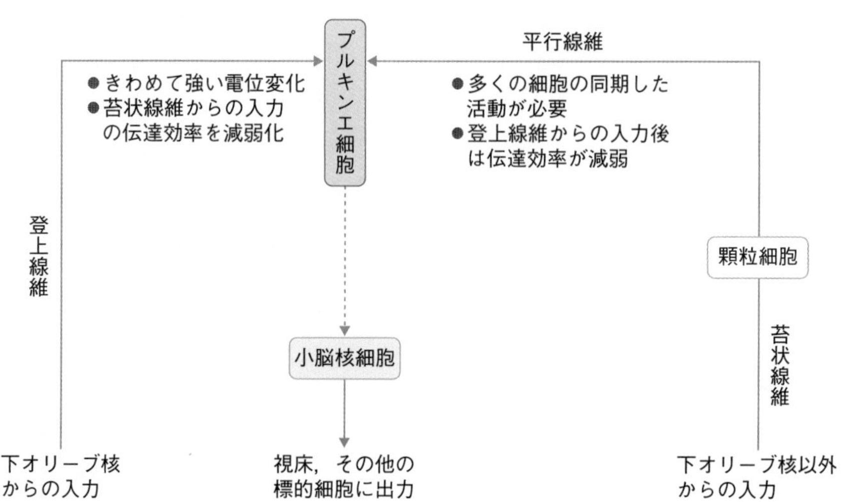

図 11 小脳皮質による学習
→は興奮性入力，⇢は抑制性入力を示す．

る．小脳核細胞は，通常，苔状線維から分枝を受けて高い興奮性を保ち，プルキンエ細胞はこの小脳核細胞に抑制をかけることにより，小脳核細胞からの出力を変化させることができる．このような出力の変化は，小脳以外の領域にある標的細胞に対する出力を調整する．

プルキンエ細胞は，顆粒細胞から興奮性の，バスケット細胞と星状細胞から抑制性の入力を受けるため，このバランスによりプルキンエ細胞の活動レベルが決まることになる．小脳による制御は，プルキンエ細胞がどのような出力を行うかにより決定すると考えられる．

3) 小脳皮質による学習 （図 11）

苔状線維からの入力は，顆粒細胞の平行線維を介して，プルキンエ細胞に興奮性の入力を行う．前述のとおり，平行線維からの入力の場合，多数の顆粒細胞が同時に活動する必要がある．一方，登上線維はプルキンエ細胞に対し，きわめて強い電位変化を生じさせることができる．さらに，登上線維の発火後は，平行線維からのシナプス伝達効率を低下させる．このため，プルキンエ細胞は登上線維のもたらした発火を記

LECTURE 17

憶する．逆に，プルキンエ細胞の興奮がその側枝を介してゴルジ細胞を抑制した場合には，ゴルジ細胞の抑制は顆粒細胞を脱抑制することを意味するため，プルキンエ細胞の活動亢進が持続する．

登上線維を投射する下オリーブ核は，運動野などからの情報や外界の情報を受け取り，運動の誤差を検知する機能をもつ．したがって，登上線維がプルキンエ細胞の興奮性を大きく変化させることは，運動技術を獲得するうえで登上線維からの入力が「教師」となっていることを示している．

運動失調
▶ Lecture 21，22 参照.

体幹運動失調（truncal ataxia）

MEMO
第四脳室の髄芽細胞腫では，横臥時に四肢の協調運動に問題はないが，直立できなくなる典型的な体幹運動失調がみられることがある．

4）小脳と運動機能障害の関係

（1）体幹運動失調

片葉小節葉（前庭小脳）は平衡調節と頭部–眼球運動の位置の調整を行い，前葉の体部位局在では体幹を支配している．このことから，小脳虫部の疾患では起立時，座位時に体幹の動揺が出現する体幹運動失調が生じる．前庭神経外側核への経路が損傷された場合，抗重力筋の作用が低下するために起立，歩行時に障害側（同側）へ倒れやすくなる．また，指を左右に動かして目で追わせたときには眼振が出現し，目を速やかに端から端まで動かしにくくなる．これは虫部による眼球運動の調節障害に起因する．

（2）前葉の病変による失調性歩行

MEMO
慢性アルコール中毒では，前葉障害が強くみられ，下肢の障害が強く，アルコールを摂取していない状態でも，引きずり歩行や酩酊歩行がみられる．

前葉は主として姿勢，歩行に関連するため，この部位に病変を認めると，上肢の運動失調を伴わない失調性歩行を呈する場合がある．橋網様体脊髄路からの持続性興奮性入力が欠落するため，下肢の腱反射が低下する場合がある．

（3）随意運動の協調性障害

MEMO
小脳損傷による主な徴候は運動性であるが，小脳損傷患者では運動麻痺で説明できない行動障害を有する場合がある．これは視床–運動野の投射以外に，小脳が認知・情動に対応する視床ニューロンを興奮させる作用があることと関連している．

小脳半球部や歯状核などの病変では，特に上肢の協調運動障害が生じる．例えば，鍵を使うなどの精緻な動きが要求される場合に手や前腕がふるえる企図振戦や，目標物に手が合わない測定障害，円滑な運動が行えず小刻みな運動に分解される運動の分解などが生じることが知られている．加えて，回内，回外を繰り返すような速い往復運動が阻害される反復拮抗運動不能なども知られている．この部位で生じる測定失調は開眼時，閉眼時の両方で生じることが，感覚性失調と異なる．小脳自体に問題がなくても，中脳や橋レベルで小脳視床路が遮断されているような場合に，同様の問題が生じる．

■引用文献

1）丹治　順：脳と運動—アクションを実行させる脳．第 2 版．共立出版；2009．p.97.

■参考文献

1）FitzGerald MJT, Folan-Curran J 著，井出千束ほか訳：カラー臨床神経解剖学—機能的アプローチ．西村書店；2006.
2）Martin JH 著，野村　嶬ほか監訳：マーティン神経解剖学—テキストとアトラス．西村書店；2007.
3）甘利俊一，酒田英夫編：脳とニューラルネット—高次機能の解明に向けて．朝倉書店；1994.
4）Westmoreland BF, et al. 大西晃生ほか訳：臨床神経学の基礎 メイヨー医科大学教材．第 3 版．メディカル・サイエンス・インターナショナル；1996.

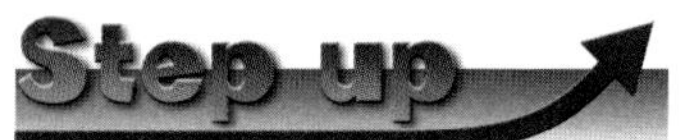

1．大脳-小脳ループと小脳の役割[1]（図 1）

大脳皮質から出た信号は，小脳経由でほぼ同じ場所に戻ることが知られている．講義で述べたように，大脳小脳における大脳皮質と小脳の関係は，メインループとして興奮性のループ（大脳皮質－橋核－小脳核〔歯状核〕－視床－大脳皮質）を形成する．このループに対し，小脳皮質は，プルキンエ細胞を介して歯状核に抑制性の信号を送ることで，より精密な運動指令をつくる．したがって，ある運動を行うときに興奮性のループの不必要な部分に抑制を加えることで，正しい運動指令を形成する．

運動指令を形成する際に重要になるのが，下オリーブ核から投射する登上線維である．登上線維は，運動の結果から生じた誤差の信号を下オリーブ核が検出し，その情報をプルキンエ細胞に伝えて，長期増強や長期抑圧を引き起こす．プルキンエ細胞は登上線維からの情報を「教師」とすることで適切な抑制を興奮性のループに伝えることができる．

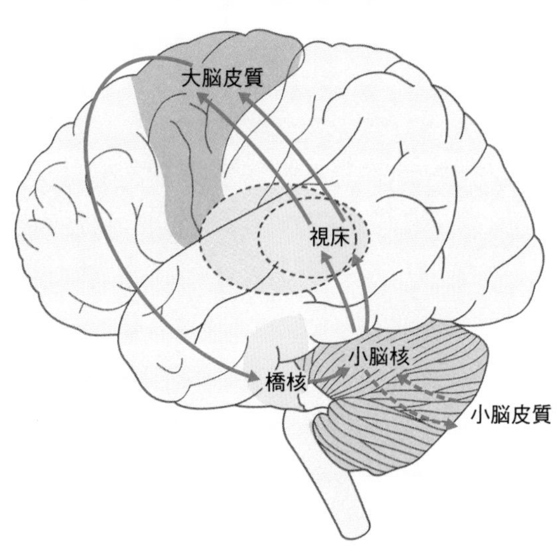

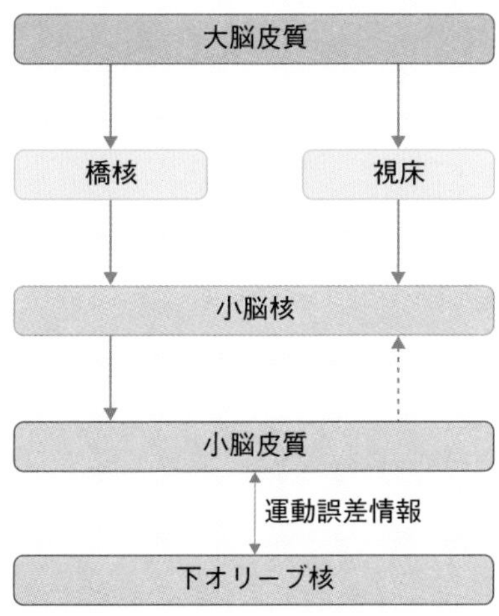

図 1　大脳－小脳の興奮性のループと小脳皮質の抑制
→は興奮性入力，⇢は抑制性入力を示す．

LECTURE 17

2. 小脳の内部モデル

初めて行う運動は不正確であるが，反復して何回も繰り返していくと徐々に正確な運動が可能となることはよく経験する．このような運動学習の特性には，前述のような小脳における制御が深くかかわっている．初回の運動の実行においては，運動野が形成した運動指令に従って実行し，その運動の結果を視覚や体性感覚などの受容器が感知して，その誤差を知るというような手順を踏む．しかし，こうした長いフィードバックループではどうしても時間がかかるうえに精緻な運動を行うことはできない．このとき，フィードバックを必要としない，十分に正確な運動指令を形成できるとしたら，その誤差は0に近づく．こういった正確な運動指令を形成するのが，小脳の内部モデルである．

小脳皮質のプルキンエ細胞は，登上線維からの情報，いわば，目標との誤差を「教師」として興奮性を変化させる．つまり，下オリーブ核が形成する誤差信号に基づいて，小脳皮質はより精密な運動指令を構築し，シナプスの可塑性をとおして記憶する．このような小脳におけるフィードバック学習により，精緻な運動を可能にする内部モデルを形成すると考えることができる．

内部モデルには，運動の目標軌道からその目標軌道を得るためになされないといけない運動指令を作り出す逆モデルと，運動の目標軌道から運動指令によって生じる感覚刺激を推定する順モデルがあり，小脳は逆モデルを生成するための構造を備えている．

3. 小脳と高次脳機能

小脳とループを形成するのは運動野だけでなく，連合野や辺縁系を含めた多くの領域と間接的につながっている．小脳が，その高い計算能力を利用して，運動制御だけでなく，認知，情動にかかわっている可能性は高い．小脳外側部は，言葉を話すときに高い活動を示すが，これは物体名などの名詞を話すときよりも動詞を発声するときにより活動的となる．このことは，小脳が単に発声にかかわる運動を制御しているというよりも，言語，思考の際に基本となる認識能力に深くかかわっていることを示している．

■引用文献

1）FitzGerald MJT, Folan-Curran J 著，井出千束ほか訳：カラー臨床神経解剖学—機能的アプローチ．西村書店；2006.

■参考文献

1）村上郁也編：イラストレクチャー 認知神経科学—心理学と脳科学が解くこころの仕組み．オーム社；2010.

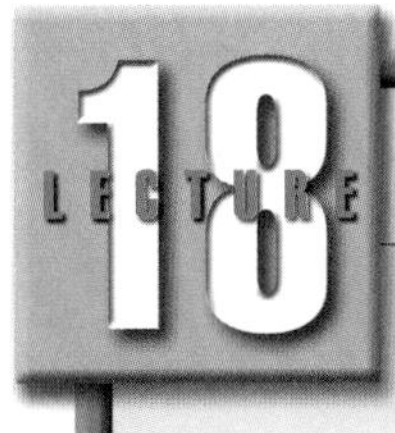

脳の構造と機能（3）

脳幹

到達目標

- 脳幹の構造と機能を理解する．
- 脳幹が運動機能に与える影響を理解する．
- 脳幹の損傷により生じる疾患を理解する．

この講義を理解するために

脳幹部は，生命維持や覚醒レベルなど，生物としての基本的な能力にかかわる部分です．リハビリテーションにおいても，眼球運動や嚥下といった基本的な機能や，覚醒レベルや歩行に至るまで，さまざまな機能がこの部位と密接にかかわっています．理学療法を行ううえで，脳幹に存在する機能について整理してまとめることは，適切な評価やトレーニングを行うために重要となります．

脳幹の構造と機能を学ぶにあたり，以下の項目をあらかじめ学習しておきましょう．

□ 脳幹の基本的な解剖学的位置を学習しておく．

□ 大脳皮質，大脳基底核，小脳からの遠心性線維について復習しておく（Lecture 16，17 参照）．

□ 脳神経についての基礎的知識を学習しておく．

□ 脳幹の損傷によって生じる障害にどのようなものがあるかを確認しておく．

講義を終えて確認すること

□ 中脳，橋，延髄の解剖学的構造が理解できた．

□ 脳神経核の構造と機能が理解できた．

□ 網様体の有する機能とその役割について理解できた．

□ 中脳，橋，延髄の病変に伴う症状について理解できた．

講義

脳幹（brainstem）

1. 脳幹の構造と機能

理学療法を進めるうえで，脳幹部の機能について，いくつかの知っておくべきことがある．1つ目は，末梢神経である脳神経の起始もしくは終始である脳神経核としての機能，2つ目は，意識や覚醒に関与する網様体の機能，3つ目は，感覚，運動に関与する錐体外路の起始，中継核としての機能である．この講義では，主に中脳，橋，延髄の解剖学的特徴と脳神経核の機能，網様体の機能について述べ，Step up で運動性下行路について示す．

1）脳幹の役割

MEMO
間脳（視床，視床下部）を脳幹に含める場合もある．

脊髄の上部にある脳幹は，中脳，橋，延髄で構成される（**図1**）．この部位の基本的な役割は，生命維持と覚醒にある．脳幹の最下部にある延髄は，血圧や呼吸の調整機構に欠かせない機能をもつ．延髄が破壊されると，ほとんどの場合，生命が脅かされることになる．また，中脳，橋，延髄の内部構造のほとんどは白質と灰白質とが網の目状に錯綜する脳幹網様体とよばれる構造をもつ．この部分は，大脳皮質全体を覚醒状態に保つ機能をもつ．このような基本的な役割以外にも，脳神経を含めた感覚，運動に直接的な影響を与える．

2）脳幹の構成と機能

（1）中脳

中脳（midbrain）

中脳は橋と間脳のあいだにあって，正中より背側に中脳水道があり，その背側を中脳蓋，腹側を中脳被蓋とよぶ（**図2**）．さらに，中脳被蓋より腹側には大脳脚がある．中脳の背側は大脳皮質で覆われるため，背側面と外側面は見ることができない．

a. 大脳脚

大脳脚（cerebral crus）

大脳脚は，大脳皮質から出て運動に関係する下行路から成る（**図3**）．左右の太い

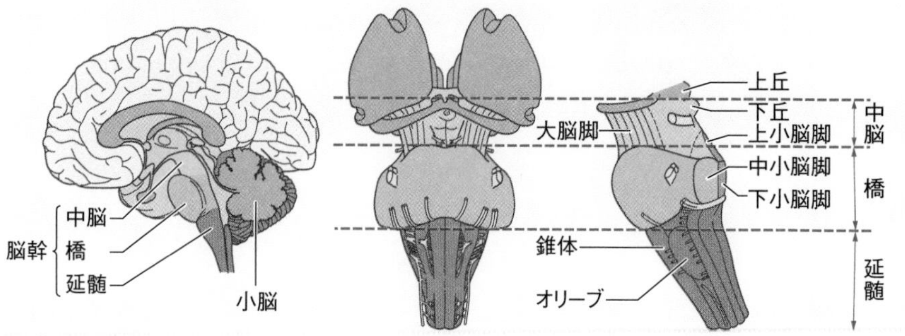

図1　脳幹の構成

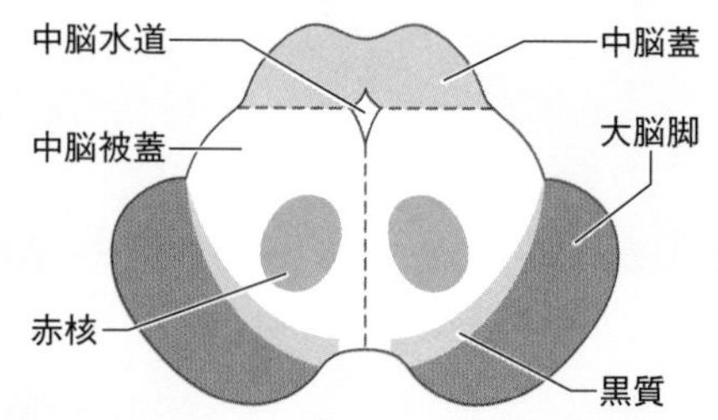

図2　中脳の構成

柱状を呈し，橋からV字状に開き大脳半球に続く．大脳脚の中央2/3の部を随意運動に関連する錐体路系（脊髄前角に至る皮質脊髄路と脳神経の運動核に至る皮質核路）の線維束が走行し，残りの1/3は錐体外路系の皮質橋路の線維束が走り，橋核をとおして，小脳に至る．

b. 中脳被蓋

中脳被蓋は，大脳脚の背側部にあり，大脳脚とは黒質によって区別される．その基礎的構造は網様体であるが，赤核，黒質，脳神経核（動眼神経，滑車神経）および下行性伝導路がある．

c. 中脳蓋

中脳蓋は蓋板と丘腕から成る（**図4**）．蓋板は上下二対の隆起で形成され，上方の2つを上丘，下方の2つを下丘という．丘腕は上丘から起こる上丘腕と，下丘から起こる下丘腕から成る．上丘腕は，外側膝状体および視床枕に入り，下丘腕は内側膝状体に入る．上丘，上丘腕，外側膝状体，視床枕は視覚と関連し，下丘，下丘腕，内側膝状体は聴覚に関連する．上丘は視覚と関連するため，視蓋ともよばれる．上丘の出力線維は脳神経の運動核や脊髄前角に至り，下丘の聴覚野や上丘などに達する．

(2) 橋

橋は延髄と中脳の間にある膨隆部であり，背側には小脳がある（**図5**）．外側部は小脳に延びており，この部位は中小脳脚とよばれる．橋は，内側毛帯により，腹側の橋腹側部（橋底部）と背側の橋背部（被蓋）とに分けられる．腹側面の正中には脳底溝とよばれる溝があり，脳底動脈が走行する．

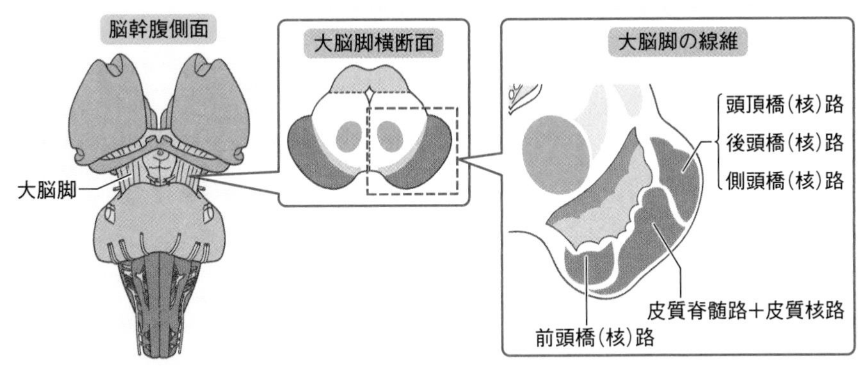

図3 大脳脚の構成

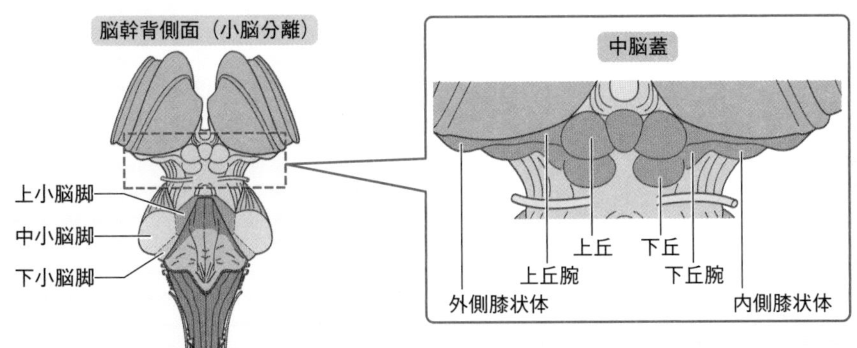

図4 中脳蓋の構成
上丘，上丘腕，外側膝状体は視覚に，下丘，下丘腕，内側膝状体は聴覚に，それぞれ関連している．

中脳被蓋（tegmentum）

黒質
▶ Lecture 16 参照.

MEMO
赤核は，中脳被蓋のほぼ中央にあり，鉄を多く含み，赤色を呈する．同側大脳皮質前頭葉や反対側小脳の歯状核からの入力を受ける神経核であり，特にその大部分は小脳からの線維連絡を受けている．出力線維は脊髄（赤核脊髄路），小脳，オリーブ核などに投射する．
▶ Lecture 17 参照.

上丘（superior colliculus）
下丘（inferior colliculus）
視蓋（tectum opticum）

MEMO
大脳皮質の発達の悪い下等動物では上丘が発達しており，視覚中枢としての役割を果たすが，ヒトでは大脳皮質が発達し，視覚中枢が大脳皮質に移行したため，その役割を失ったと考えられる．しかし，他の感覚情報と連絡をもち，視覚と関連する反射の中枢となる．

MEMO
上丘からの出力線維によって，視刺激に対して，頭や目を向けたり，眼蓋を閉じたり，手や腕で体を保護するような反射が起こる．

MEMO
下丘から上丘に至る神経線維によって，聴覚刺激に対して上丘を介して，音を聞いたときに頭や目を向けたりするような反射運動が起こる．

MEMO
橋（pons）
中小脳脚により左右の小脳を結ぶ橋のように見えるので，橋と名づけられた．

MEMO
主な感覚路には，①意識にのぼる固有感覚，識別性触覚に関連する後索—内側毛帯路，②痛覚，温度覚に関連する（新）脊髄視床路，③意識にのぼらない固有感覚に関与する脊髄小脳路の3つがある．また，同時に，系統発生的に古い経路として脊髄から網様体に達する脊髄網様体路があるが，上行性網様体賦活系（後述）を通って，視床に達するため古脊髄視床路とよばれ，覚醒や情動と関連する．
▶『神経障害理学療法学Ⅰ第2版』Lecture 3 参照．

MEMO
意識にのぼる固有感覚や識別性触覚を伝える線維は後索を上行し，延髄の後索核でシナプス結合した後で交叉し，内側毛帯をとおって，視床，大脳皮質に向かうため後索—内側毛体路とよばれる．また，延髄の後索核においては，薄束核と楔状束核，薄束核は下半身，楔状束核は上半身の感覚を担当する．

MEMO
痛覚，温冷覚を伝える線維は，脊髄後角でシナプス結合して交叉し，脊髄視床路として上行する．脳幹部では脊髄毛帯とよばれる．

MEMO
小脳との連絡経路は，上小脳脚（入力：腹側脊髄小脳路，出力：歯状核—視床，中位核—赤核，網様体）は中脳，中小脳脚（入力：橋核—小脳皮質）は橋，下小脳脚（入力：前庭神経核，脊髄小脳路，オリーブ核小脳路，出力：室頂核—前庭神経核，網様体）は延髄にある．

LECTURE 18

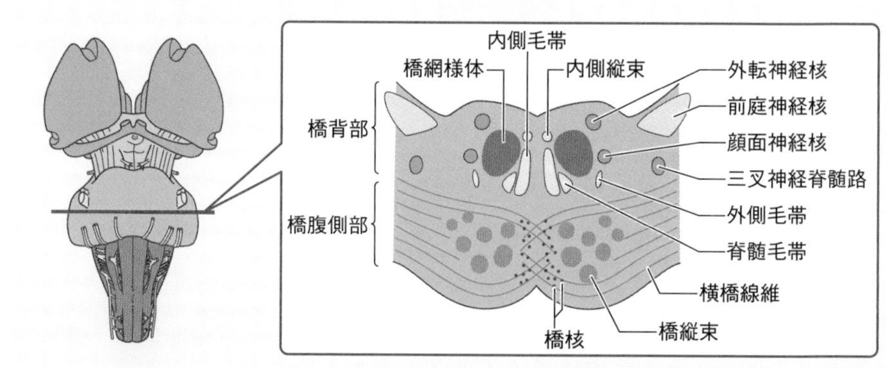

図5　橋の構成

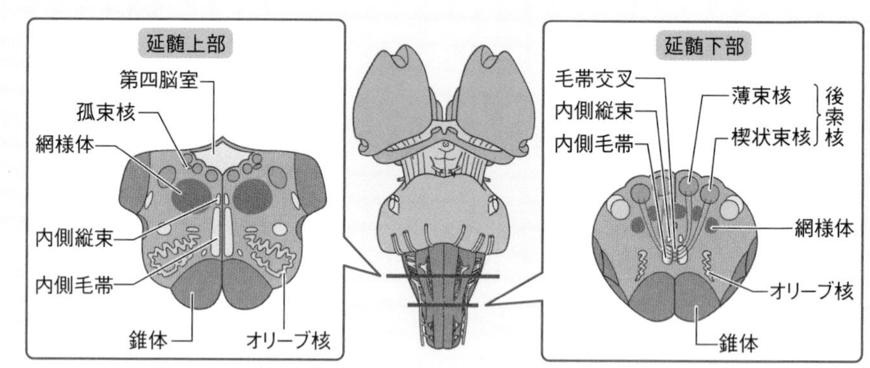

図6　延髄の構成

a．橋腹側部

橋腹側部は大脳からの線維が走り，ヒトでは最も著しく発達している．この部位は，縦走線維と横走線維，および橋核から成る．縦走線維としては，脊髄の前角細胞に向かって運動を制御する皮質脊髄路と，脳幹の脳神経の運動核に終止する皮質核路，および皮質から橋核に至る皮質橋路があり，横に走る線維は橋核から小脳へ向かう橋小脳路から成る．

b．橋背部

橋背部の基本構造は，中脳から延髄まで続く網様体であるが，脳神経核と感覚の伝導路も存在する．脳神経核には三叉神経，外転神経，顔面神経，内耳神経の一部である前庭神経の4つがあり，主要な感覚伝導路としては，識別性触覚の伝導路である内側毛帯，聴覚の伝導路である外側毛帯，痛覚や温冷覚の伝導路である脊髄毛帯，および系統発生的に古い頭部，体幹，四肢の位置を決める運動性伝導路である内側縦束がある．

(3) 延髄

延髄 (medulla)

延髄は脳の最下部にある，橋と脊髄の間の3cmほどの円柱状の部分である（**図6**）．延髄と脊髄の境は不明瞭であるため，通常，錐体交叉の下端，または第一頸神経根上縁を境としている．正中部に正中裂があり，その左右に錐体とよばれる隆起がある．

錐体 (pyramid)

a．神経核

延髄に存在する主な神経核としては6つの脳神経核，感覚の中継核である2つの後索核，オリーブ核，および延髄の基本構造である網様体がある．延髄の脳神経核としては，舌咽神経，迷走神経，副神経，舌下神経がある．

b. 伝導路

延髄にはさまざまな伝導路が存在する．最も重要な伝導路として，腹側には随意運動の下行線維である皮質脊髄路がとおる錐体が，背側には識別性触覚などの上行線維の中継核である後索核に連なる内側毛帯がとおる．皮質脊髄路は，延髄下部で錐体交叉して反対側を下行する外側皮質脊髄路と前方を下行する前皮質脊髄路がある（**図7**）[1]．また，内側毛帯も錐体交叉よりすぐ上方で反対側に交叉する．中脳から脊髄下端にわたる内側縦束が，内側毛帯の背側をとおる．

皮質脊髄路
▶『神経障害理学療法学Ⅰ第2版』Lecture 2 参照．

2. 脳神経核

12対の脳神経のうち，10対は脳幹から出る（**図8**）[2]．脳神経核は運動線維が起こる運動核と知覚線維の終始する知覚核に分類できる．脳神経核は，脊髄でもみられる対外的な運動や感覚に関連する一般体性核と，内臓性の運動や感覚に関連する一般内臓性核だけでなく，特殊領域を支配する特殊核がある（**図9**）[3]．なお，運動核と知覚核の分類は**表1**のとおりである．

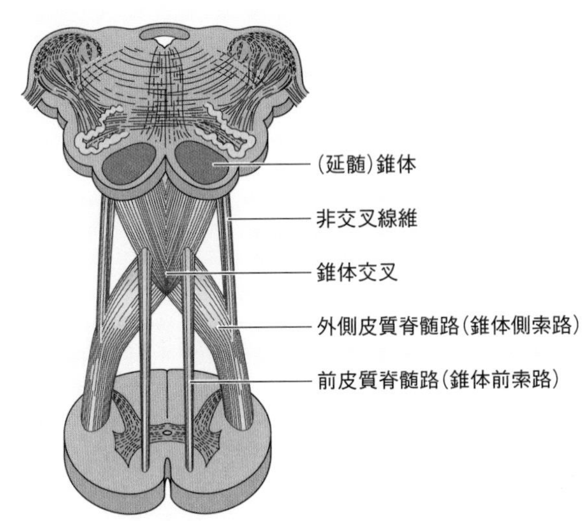

図7　錐体交叉の模式図
（金子丑之助 原著，金子勝治ほか 改訂：日本人体解剖学 上巻．改訂19版．南山堂；2000．p.422[1]）

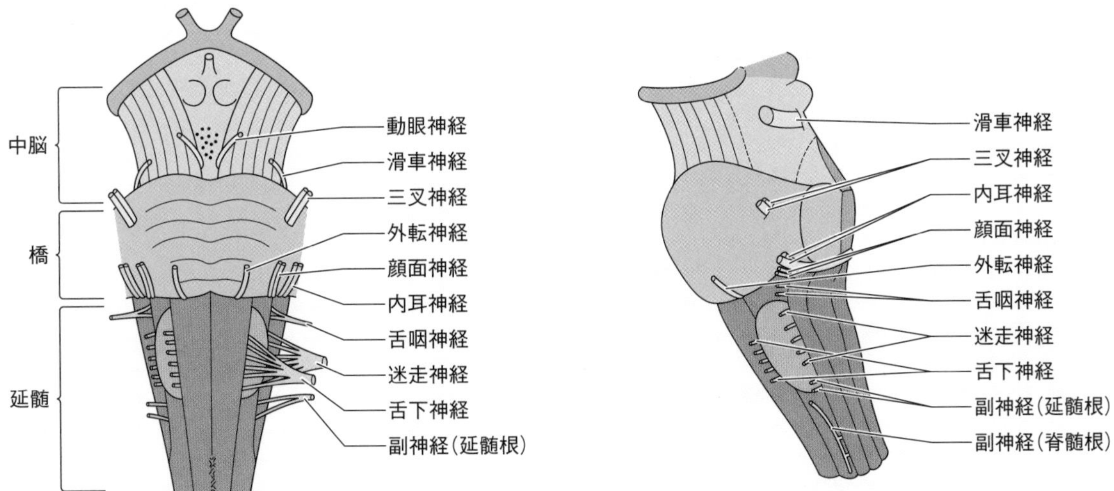

図8　脳神経（第Ⅲ～Ⅻ神経）
（伊藤　隆 原著，高野廣子 改訂：解剖学講義．改訂2版．南山堂；2001．p.682-3[2]）

LECTURE 18

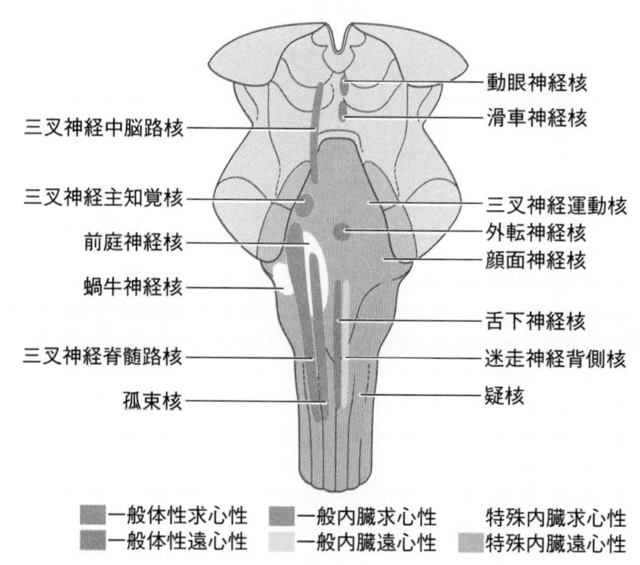

図９　背側面からみた脳神経核の位置
（FitzGerald MJT, Folan-Curran J著．井出千束ほか訳：カラー臨床神経解剖学．西村書店；2006．p.136[3]）

表１　運動核と知覚核の分類

運動核	一般体性運動核（GSE 核）	動眼神経核，滑車神経核，外転神経核，舌下神経核
	特殊内臓性運動核（SVE 核）	疑核（舌咽神経，迷走神経，副神経），顔面神経運動核，三叉神経運動核
	一般内臓性運動核（GVE 核）	動眼神経副核，顔面・舌咽・迷走の自律神経核
知覚核	一般内臓性知覚核（GVA 核）	迷走神経背側核，舌咽神経背側核
	一般体性知覚核（GSA 核）	三叉神経核（主知覚核，中脳路核，脊髄路核）
	特殊内臓性知覚核（SVA 核）	孤束核（顔面・舌咽の知覚）
	特殊体性知覚核（SVA 核）	内耳神経に関連する核（前庭神経核，蝸牛神経核）

1）一般体性運動核

中脳の上丘の高さにある動眼神経核，下丘の高さにある滑車神経核，橋にある外転神経核が眼球運動を形成する．動眼神経は上眼瞼挙筋と上直筋，下直筋，内側直筋，下斜筋を支配し，滑車神経は上斜筋，外転神経が外側直筋を支配して眼球運動を形成する．舌下神経核は舌筋群を支配し，網様体からの入力により咀嚼，嚥下を制御し，発音などへは皮質からの入力が関与する．

MEMO
眼球運動を形成する３つの神経核は上丘からの内側縦束をとおして入力を受け，視覚，聴覚，皮膚刺激に対して眼球を向けることができる．また，前庭神経核からも入力される．

MEMO
動眼神経麻痺は散瞳，眼瞼下垂，外斜視が起こり，滑車神経麻痺では複視，外転神経麻痺では内斜視が起こる．

MEMO
疑核は三叉神経の主知覚核からの線維連絡を受けるため，気道，消化管の粘膜への刺激が反射性の咳や嘔吐を引き起こす．疑核の損傷を伴う脳幹部病変では咽頭筋と喉頭筋の麻痺による嚥下障害を引き起こし，誤嚥性肺炎の原因となる．

2）特殊内臓性運動核

延髄にある疑核の上端は舌咽神経，中央は迷走神経，下端は副神経となり，嚥下に関連する咽頭の筋を支配する．顔面神経運動核は表情筋，三叉神経運動核は咀嚼筋を支配する．疑核と三叉神経運動核は皮質からの両側性支配を受けているため，一側損傷では通常，障害されない．

3）一般内臓性運動核

動眼神経核の背側にある動眼神経副核は，眼球の瞳孔括約筋を支配する．また，顔面・舌咽・迷走の自律神経核は，顎下腺，耳下腺などの分泌にかかわる．

4）一般内臓性知覚核

迷走神経背側核，舌咽神経背側核は，胸部，腹部の内臓のほか，頸動脈洞，頸動脈小体（舌咽神経），大動脈弓，大動脈小体からの投射を受ける．この部位は視床に投射せず，網様体に至り，呼吸，循環，嘔吐などを調節する．

5）一般体性知覚核

三叉神経は，頭部，顔面の皮膚，結膜，鼻腔，口腔の粘膜などの識別性触覚などを伝える知覚線維が入る主知覚核，咀嚼筋，顎関節，歯などの知覚線維が入る中脳路核，侵害刺激などに反応する脊髄路核がある．

6）特殊内臓性知覚核

延髄にある孤束核は主に味覚を伝える求心性入力を受ける．この核は顔面神経核などの嚥下運動に関連する核へ投射し，反射的な唾液の分泌や嚥下運動が起こる．

7）特殊体性知覚核

内耳神経に関連する核は，前庭神経核と蝸牛神経核に分かれる．前庭神経核は内側核，外側核，上核，下核の 4 つの核から成り，小脳と連絡して，眼球運動の調節や平衡を保つ運動などを調節する．聴覚に関連する蝸牛神経は腹側核と背側核があり，腹側核は上オリーブ核に投射し，上オリーブ核の空間情報，腹側核の音圧情報，背側核の周波数情報が下丘に集まって統合される．

前庭神経核
▶ Lecture 17 参照.

3．網様体の構造と機能

1）網様体の構成

網様体は，延髄，橋，中脳における白質と灰白質が錯綜する構造にある多くの神経線維と神経細胞の集団である（**図 10**）[2]．系統発生的に古い構造であり，下等生物では中枢神経の中軸となっている．網様体の正中線上には縫線核があり，その外側に網様体正中傍部，さらに外側に，網様体外側部がある（**図 11**）[3]．網様体正中傍部は主に遠心性線維であり，網様体脊髄路に送り出し，網様体外側部は，あらゆる感覚情報が入力される．網様体にはさまざまな機能があり，生命維持にはたらく呼吸中枢や心血管系のコントロール，意識レベルに関与する網様体賦活系，そのうえ，基本的な運動や感覚に関連する重要な機能と関連する．

縫線核（raphe nucleus）

2）網様体の機能

（1）呼吸のコントロール

呼吸の周期は延髄上端の背側呼吸核と腹側呼吸核によって制御されている．背側呼吸核には延髄化学受容器や頸動脈小体から興奮性入力が入り，吸息にはたらき，横隔膜，肋間筋を支配する脊髄運動ニューロンに線維を送る．腹側呼吸核は呼息にはたらき，背側呼吸核と連動して，交互に抑制をかけあう．強制呼吸の際には呼気に必要な腹筋群などの運動ニューロンを興奮させる．また，第 3 の呼吸中枢である内側結合腕傍核は，呼吸数をコントロールする．

MEMO
不安状態に関連する扁桃体からの入力により内側結合腕傍核が刺激された場合には過呼吸が生じる．

（2）心血管のコントロール

心拍出量や末梢血管抵抗をコントロールするため，圧受容器からの情報を孤束核内側部の圧受容中枢に伝える．このとき頸動脈洞からの信号は舌咽神経，大動脈弓からの信号は迷走神経を通じて伝えられる．

（3）睡眠と覚醒

網様体は多くの体性，内臓性の感覚を伝える求心性神経路の側枝を受ける．網様体にもたらされた情報は，網様体のニューロンの連鎖により処理され，感覚の特異性を失った非特異的出力となって，広く大脳全体に送られる．青斑核近傍のニューロンはほとんどすべての視床核に興奮性入力を送り，大脳皮質全体の覚醒レベルを上げる．このような作用を上行性網様体賦活系という．網様体賦活系は大脳皮質からの入力も受けていて，大脳皮質の精神活動によって，逆に網様体が刺激され，大脳皮質がさらに賦活される．

MEMO
興奮や心労により不眠となるのは大脳皮質の精神活動によって網様体が刺激されるためである．

MEMO
大きな脳幹梗塞による網様体の障害は通常，死に至る．中脳での損傷の場合は恒久的な昏睡になることがある．

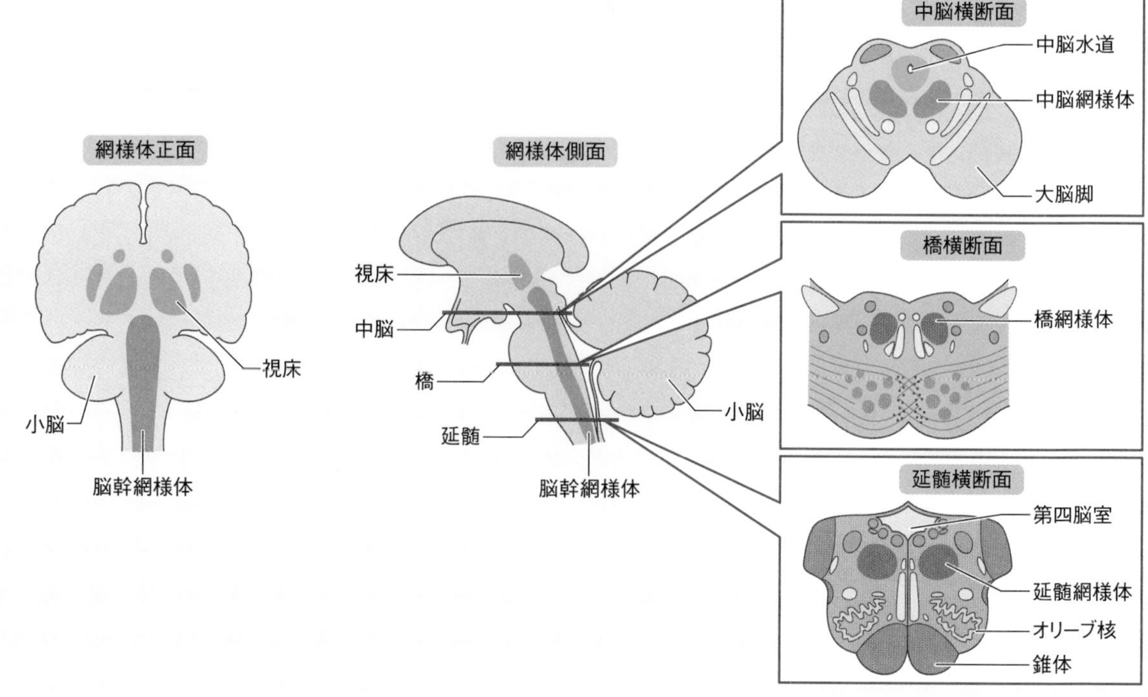

図 10　網様体
（伊藤　隆 原著，高野廣子 改訂：解剖学講義．改訂 2 版．南山堂；2001．p.707-8[2] をもとに作成）

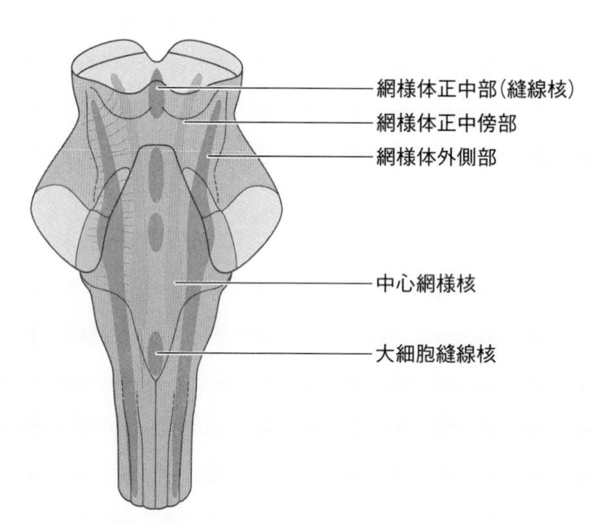

図 11　網様体の分布
（FitzGerald MJT, Folan-Curran J 著，井出千束ほか訳：カラー臨床神経解剖学．西村書店；2006．p.137[3]）

中枢パターン発生器
(central pattern generator：CPG)

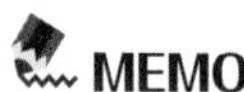

ゲートコントロール現象
体の 1 か所に疼痛を加えることで，他の部位の痛みが減弱したり，恐怖のために痛みを感じなかったりするのは，この機構が関係している．

(4) 中枢パターン発生器

網様体は脳神経特有のパターン活動に関与している．中脳と橋の部分に注視中枢があり，動眼，滑車，外転神経を制御する．咀嚼のような繰り返しの運動に関連し，さらに嚥下，嘔吐，くしゃみなどを担当する脳神経核や呼吸中枢を制御する．また，歩行などの移動運動にも関連する．

(5) 感覚系の調節

後索核や視床における感覚線維における神経伝達には，ゲートコントロール現象が認められ，触覚や侵害感覚情報が大縫線核に伝えられると，侵害刺激を抑制する．

4. 脳幹部の損傷とその障害

脳幹部は生命維持，覚醒に重要な役割を果たすため，この部位の損傷は重篤な問題を発生させる．また，損傷部位により特徴的な病態を呈する．中枢神経障害によって引き起こされる症状と，ここまでみてきた機能を関連させて理解することが求められる．代表的な症状を以下にまとめる．

1）中脳の病変

(1) パーキンソン病

黒質の損傷によって発症する．

(2) ウェーバー症候群

複視，眼瞼下垂，瞳孔散大といった動眼神経麻痺症状と，大脳脚（錐体路）障害による片麻痺が生じる．片麻痺が改善しても，歯状核から赤核への神経連絡が途絶えることによる運動失調が現れることがある．

2）橋の病変

傍正中部の障害では，同側の顔面神経麻痺，外転神経麻痺，下顎神経麻痺や片麻痺（皮質脊髄路障害）と意識にのぼる固有感覚（内側毛帯）の障害が生じる．

外側部の障害では，三叉神経の主知覚核の障害による同側の顔面知覚の障害，脊髄視床路による反対側の体幹の痛覚と温度覚の障害，同側の難聴，同側のホルネル症候群，中小脳脚の損傷による小脳症状がみられる．

3）延髄の病変

(1) ホルネル症候群

延髄外側部にある下行性交感神経線維の損傷により，自律神経性に症状がみられる．瞳孔散大筋の低下による瞳孔縮小や，平滑筋である瞼板筋の脱力による偽眼瞼下垂，顔面の血管収縮の欠如による顔面皮膚の紅潮，汗腺の交感神経制御不能による発汗障害が生じる．

(2) ワレンベルグ症候群

延髄外側部の後下小脳動脈の問題により生じる．症状は，構音障害，疑核の損傷による嚥下障害，病巣と同側の顔面の痛覚障害，三叉神経脊髄路および三叉神経脊髄路核の障害による病巣と同側の顔面の温度覚の障害，脊髄視床路の障害による温度覚の障害，病巣と反対側の体幹と四肢の痛覚障害，延髄外側部にある下行性交感神経線維の損傷による同側のホルネル症候群，下小脳脚の障害による同側上下肢の失調，前庭神経核の障害による回転性めまいである．

(3) 片麻痺

傍正中領域の病変は延髄錐体，内側毛帯の障害のため，片麻痺と意識にのぼる固有感覚の障害が生じる．

パーキンソン（Parkinson）病
▶ Lecture 19，20 参照．

ウェーバー（Weber）症候群

ホルネル（Horner）症候群

MEMO
延髄部で障害が生じると，延髄から出る舌咽，迷走，舌下神経の麻痺が生じる．咀嚼筋，顔面筋や頸部筋の麻痺による，構音障害，嚥下障害が起こり，延髄の別名である「球」をとって，球麻痺症状とよばれる．

ワレンベルグ（Wallenberg）症候群

■引用文献

1）金子丑之助 原著，金子勝治ほか 改訂：Ⅲ 延髄・橋・中脳．日本人体解剖学 上巻．改訂19版．南山堂；2000．p.419-33．
2）伊藤　隆 原著，高野廣子 改訂：延髄，脳幹網様体．解剖学講義．改訂2版．南山堂；2001．p.682-6，707-8．
3）FitzGerald MJT, Folan-Curran J 著，井出千束ほか訳：脳幹．カラー臨床神経解剖学—機能的アプローチ．西村書店；2006．p.135-54．

■参考文献

1）Martin JH 著，野村　嶬ほか監訳：マーティン神経解剖学—テキストとアトラス．西村書店；2007．

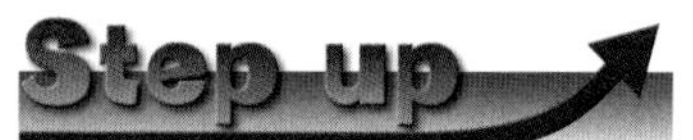

LECTURE 18

皮質脊髄路以外の運動性の下行路の役割

理学療法を行ううえで，皮質脊髄路以外の運動性の下行路の役割を知ることが重要になる．その理由は，立位保持や歩行運動のような基本的な運動を考える場合，皮質脊髄路以外の線維の役割が欠かせないからである．これらの系には，皮質脊髄路が直接的に脊髄運動ニューロンを刺激する直接投射路と，基底核や小脳などの他の経路をとおして，脳幹を通じて下行する間接投射路がある．

運動性の下行路は，内側間接賦活経路（網様体脊髄路，前庭脊髄路，視蓋脊髄路）と外側間接賦活経路（赤核脊髄路）がある（表1，図1[1)]）．特に内側間接賦活経路は多くの軸索側枝をもち，終末は広い部分に投射する．

1）前庭脊髄路

外側前庭脊髄路は，前庭からの情報と小脳からの情報を受け取り，前索を下って前角の腹内側部のαおよびγ運動ニューロンに終始する．平衡を維持するためのバランス反応にはたらき，伸筋の運動ニューロンを興奮させる（屈筋には影響しない）．

2）網様体脊髄路

橋と延髄から起こる脊髄への下行路で，橋の網様体から橋網様体脊髄路，延髄から延髄網様体脊髄路が生じ，それぞれ前索と前側索を下って，脊髄の介在ニューロンなどに終止する．橋網様体脊髄路は伸筋を支配し，延髄網様体脊髄路は屈曲筋を支配する．網様体脊髄路は歩行や姿勢に関与するとされ，歩行の制御には，脳幹にある歩行中枢が関与する．

随意運動を行うための姿勢の固定は，運動前野から網様体を経て網様体脊髄路をとおして行われる．この活動は遠位の微細な動きを可能にするために近位部を運動前野―網様体をとおして固定するはたらきをもつ．

3）視蓋脊髄路

中脳の上丘（中脳視蓋）から起こり，交叉して，前角内側を下行し，前角の腹内側部に終始する．視覚刺激や聴覚刺激に伴う反射的運動に関与すると考えられる．

4）赤核脊髄路

中脳の赤核から起こり，中脳被蓋の腹側部で交叉し，皮質脊髄路と同様に脊髄の外側部（側索）を下行する．主に頸部の中間帯外側部，前角に終始する．間接投射路では，最も皮質脊髄路と似た走行をたどるが，ヒトでは腰仙部まで下行しないため，上肢の運動に影響しても，下肢には影響しないと考えられる．また，赤核脊髄路はヒトでは痕跡的にしか存在しないとする場合もある．

表1　運動性下行路の起始と終始

	起始部	終始部
前庭脊髄路	前庭神経核外側核（外側前庭脊髄路）	内側部
網様体脊髄路	橋網様体（橋網様体脊髄路）延髄網様体（延髄網様体脊髄路）	
視蓋脊髄路	上丘	
赤核脊髄路	赤核	外側部

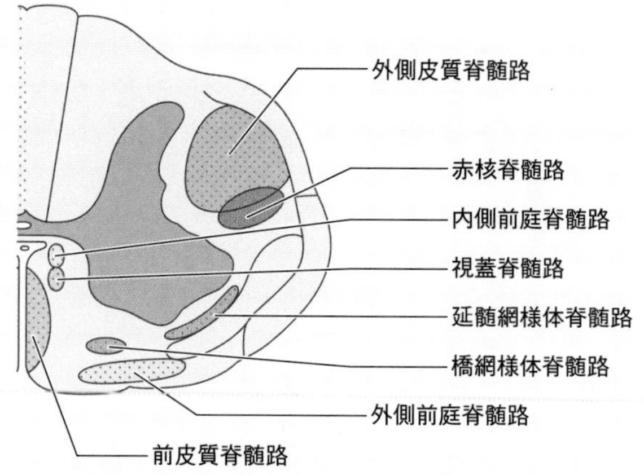

図1　運動性下行路の位置関係
（Martin JH著，野村 嶬ほか監訳：マーティン神経解剖学．西村書店；2007．p.196[1)]）

■**引用文献**

1）Martin JH著，野村 嶬ほか監訳：下行性運動路および脊髄の運動機能．マーティン神経解剖学―テキストとアトラス．西村書店；2007．p.186-211.

■**参考文献**

1）FitzGerald MJT, Folan-Curran J著，井出千束ほか訳：カラー臨床神経解剖学―機能的アプローチ．西村書店；2006.
2）Westmoreland BF, et al. 大西晃生ほか訳：臨床神経学の基礎　メイヨー医科大学教材．第3版．メディカル・サイエンス・インターナショナル；1996.

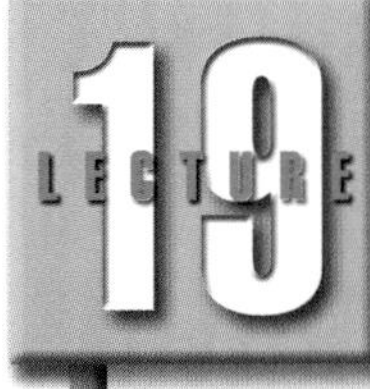

パーキンソン病の病態

到達目標

- パーキンソン病の病態を理解する.
- パーキンソン病の臨床症状と時間的経過を理解する.
- パーキンソン病の治療を理解する.

LECTURE 19

この講義を理解するために

パーキンソン病に対する理学療法を実践する際に，疾患の知識と医学的管理の知識は欠かせません．パーキンソン病の病態を知り，大脳基底核の機能不全が引き起こす臨床症状と経過を把握することにより，患者の重症度を理解できます．また，理学療法は医学的治療と並行して行われるため，治療方針を理解することが重要になります．そのための理論的背景をこの講義で習得します．

パーキンソン病の病態を学ぶにあたり，以下の項目をあらかじめ学習しておきましょう．

□ パーキンソン病の病態を理解するために必要な大脳基底核の構造を復習しておく（Lecture 2，16 参照）．
□ 臨床症状を理解するために必要な大脳基底核を中心とした脳幹系，大脳皮質および大脳辺縁系との神経ネットワークを復習しておく（Lecture 2，16 参照）．

講義を終えて確認すること

□ パーキンソン病の病態を理解するための大脳基底核の機能が理解できた．
□ パーキンソン病の病態が大脳基底核の機能障害にとどまらないことが理解できた．
□ パーキンソン病の臨床症状には，運動症状と非運動症状があることが理解できた．
□ 薬物療法の効果と副作用が理解できた．
□ 外科的治療について理解できた．

講義

LECTURE 19

1．概説：大脳基底核の機能と神経伝達物質の作用

直接路と間接路
▶ Lecture 16 参照.

直接路と間接路 [1)]

大脳基底核内の経路には，直接路，間接路，ハイパー直接路が存在する．直接路は運動制御において「駆動（促進）」の役割がある．一方，間接路は運動制御における「抑制」の役割がある．さらに，大脳皮質運動野から視床下核には直接的に投射するハイパー直接路が存在し，淡蒼球内節を経由して，視床，大脳皮質を抑制する．

MEMO
大脳基底核からの出力はすべて抑制性である．必要な運動を選択する場合，その運動にかかわる部分を興奮させるのではなく，不必要な運動を生じる部分を抑制することによって選択されている．

GABA
（γ-aminobutyric acid；γアミノ酪酸）

黒質緻密部から投射されるドパミンが作用する線条体には，興奮性のドパミンD1受容体と抑制性のドパミンD2受容体をもつGABA作動性の介在ニューロンが多く存在する．前者は直接路，後者は間接路を形成する．また，大脳皮質の広範囲（前頭前野，運動前野）からは，運動プログラムの情報がグルタミン酸作動性に線条体や視床下核に投射される．大脳基底核の出力核である淡蒼球内節，黒質網様部から，視床を介して大脳皮質や脳幹へ伝達され，大脳皮質-大脳基底核の運動ループを形成する．

大脳皮質-大脳基底核の連携の一例
▶『神経障害理学療法学Ⅰ 第2版』Lecture 2・図5参照.

2．病態

1）レビー小体

パーキンソン（Parkinson）病

パーキンソン病[2,3)]は，中脳の黒質緻密部のドパミン細胞が変性・脱落し，神経伝達物質であるドパミンの線条体への投射が減少して，大脳基底核およびその神経ネットワークの機能に影響を及ぼし発症している．ドパミン細胞の変性を引き起こす原因は，神経細胞内の蛋白質であるαシヌクレインの変異や異常増殖が神経細胞にダメージを与えるためだと考えられている．このαシヌクレインで構成される封入体はレビー小体とよばれ，中枢および末梢の神経細胞に出現することが知られている．パーキンソン病では，レビー小体の蓄積は，脳幹の迷走神経背側核などの自律神経系や嗅球から始まり，上行して中脳などの周辺の神経細胞に広がり，大脳の広範囲にまで影響する（**図1**）[2)]．ブラーク仮説の進展ステージに関連する詳細な病変部位を**表1**[3)]に示す．

MEMO
● レビー（Lewy）小体
神経細胞に出現する異常な蛋白質の構造物.
● ブラーク（Braak）の病期分類
ブラーク（Braak H）はレビー小体がどこに出現しどのような進展過程をたどるか検討した結果に基づき，パーキンソン病の病期を6段階に分けた（図1）[2)].

a

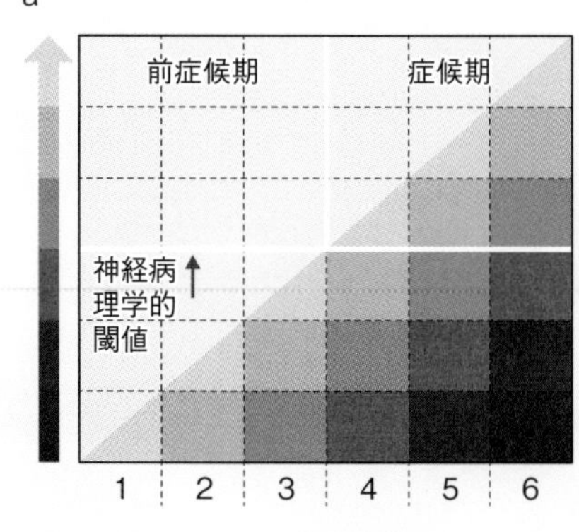

b

図1　パーキンソン病（前症候期と症候期）の進展ステージ
a：ブラーク（Braak）仮説によるパーキンソン病の神経病理学的進展ステージ．レビー小体の病変の進展を6段階に分類し（左列矢印），対角線に沿って重症度が高くなる．症状の出現前を前症候期（ステージ1〜3），出現後を症候期（ステージ4〜6）として示す．ステージ3では黒質や線条体に病変が広がり，閾値（黒矢印）を超えると臨床症状が出現し始める．
b：上行性の病理学的影響．脳幹から始まる病変が上行性に広がり（白矢印），大脳辺縁系や大脳皮質全体に広がる（脳領域における色の濃淡はaと一致する）．
（Braak H, et al.：Cell Tissue Res 2004；318〈1〉：121-34[2)]）

2) パーキンソニズムの分類

パーキンソン病の運動症状はパーキンソニズムとして表現される．狭義のパーキンソン病は，特発性パーキンソニズムとよばれ，パーキンソン病以外のパーキンソニズムを生じる疾患は，主に非神経変性疾患（症候性パーキンソニズム）と神経変性疾患（二次性パーキンソニズム）に分類される（**表2**）[4]．変性疾患以外の病変では，主に脳血管性，薬剤性および脳炎後パーキンソニズムが挙げられ，それぞれ脳血管病変，薬物およびウイルス性脳炎に起因する．

パーキンソン病は，病歴聴取（家族歴，内服歴），身体所見（運動緩慢，静止時振戦，筋強剛）および頭部CT・MRI検査などにより診断される．一方，薬剤誘発性の症状がある，レボドパ治療への反応が乏しい，およびドパミントランスポーターのSPECT画像などの検査によりドパミン細胞のシナプス前神経が正常であると判断されればパーキンソン病とは診断されない．

表1　パーキンソン病の神経病理学的進展ステージ

ステージ1	末梢神経系（自律神経核），嗅覚系（嗅球，前嗅核），延髄（迷走神経背側運動核，舌咽神経）
ステージ2	橋（青斑核，網様体大細胞核，背側縫線核），脊髄灰白質
ステージ3	橋（脚橋被蓋核），中脳（黒質緻密部），前脳基底部（マイネルト基底核を含む大細胞核），大脳辺縁系（扁桃体中心下核）
ステージ4	大脳辺縁系（扁桃体基底外側核，皮質核，分界条間質核，腹側前障），視床（髄板内核），側頭皮質
ステージ5，6	皮質領域（島皮質，連合皮質，一次皮質領野）

（Kalia LV, Lang AE：Lancet 2015；386〈9996〉：896-912[3]）

マイネルト（Meynert）基底核

分界条間質核
（interstitial nucleus of stria terminalis）

表2　パーキンソニズムの分類

特発性パーキンソニズム	（狭義の）パーキンソン病	
症候性パーキンソニズム 神経変性以外の疾患の病変が黒質-線条体に影響して出現する．その経過中あるいは特定の条件が整ったときにパーキンソニズムを呈する	脳血管性パーキンソニズム	● 高血圧，高脂血症，糖尿病など血管障害の危険因子の合併例が多い ● 症状は初発から左右対称性 ● 歩行障害が目立ち，振戦が目立たない，固縮と無動が優位 ● 認知症の合併が多い ● L-ドパ治療に対する反応性が乏しい
	薬剤性パーキンソニズム	● 症状は両側性 ● 比較的急速に症状が発現 ● パーキンソン病との鑑別が難しい ● 疑われる原因薬剤を確認して直ちに中止し，抗パーキンソン病薬を投与（L-ドパ製剤は有効性が乏しく，抗コリン薬の使用が必須） ● 向精神薬，抗潰瘍薬・制吐薬・消化管機能調整薬，降圧薬，脳循環代謝改善薬
	脳炎後パーキンソニズム	● エコノモ型嗜眠性脳炎や日本脳炎の後遺症 ● 自律神経症状が強く，多彩で重い精神症状を伴う ● パーキンソン病にはみられない眼球上転発作など特徴的な症状を合併する
	その他	● 中毒性パーキンソニズム（コバルトやマンガンなどによる） ● 脳腫瘍によるもの ● 正常圧水頭症によるもの ● 頭部外傷後遺症によるもの　など
二次性パーキンソニズム パーキンソン病以外の変性疾患におけるパーキンソニズム（連合性パーキンソニズム）	びまん性レビー小体病，線条体黒質変性症，進行性核上性麻痺，オリーブ橋小脳萎縮症，シャイ・ドレーガー症候群，大脳皮質基底核変性症，パーキンソン認知症複合，アルツハイマー病におけるパーキンソニズム，クロイツフェルト・ヤコブ病におけるパーキンソニズム，筋萎縮性側索硬化症とパーキンソニズム	

（井村裕夫ほか編：最新内科学大系 第68巻　神経変性疾患．中山書店；1997．p.121-4[4]）

LECTURE 19

3. 症状

大脳皮質の前頭前野や感覚運動関連領野から線条体へ至る自発的な運動開始，運動プログラムの生成などの随意運動に関する情報の入力は，直接路や間接路を介して必要な運動を促進し，不必要な運動を抑制する[5]．ドパミンが減少するパーキンソン病では，直接路が抑制され，間接路が亢進するため，最終的な抑制性の出力が亢進することとなり，四肢の運動症状を呈する．パーキンソン病はこの運動症状の発症によって診断されるが，発症前からさまざまな症状を呈し，長期的に症状が進行する（**図2**）[3]．さらに脳幹へ投射される経路への影響により，筋緊張の亢進や歩行（中脳歩行誘発野）や姿勢制御の障害を誘発する．一方，神経細胞の変性はドパミン神経細胞にとどまらず，中脳，橋の外側被蓋部が関与する睡眠障害，認知機能障害，自律神経障害，感覚障害などの非運動症状に影響する．

1）運動症状

厚生労働省の指定難病における診断基準[6]では，(1) 安静時振戦，(2) 筋強剛，(3) 無動，寡動（運動緩慢），(4) 姿勢反射障害の四大症状を特徴としている．

安静時（静止時）振戦（resting tremor）

筋強剛（rigidity）
鉛管現象（lead-pipe phenomenon）
歯車現象（cogwheel phenomenon）

MEMO
タッピング
被験側と対側の示指をすばやく母指にタップする動作（指のタッピング）や，床に踵をつけた状態でつま先をすばやくタップする動作（踵のタッピング）により筋強剛を誘発させる．

(1) 安静時（静止時）振戦

典型的な静止時の振戦は，規則的な4～6 Hzの不随意なふるえである．一般的に動作開始時には軽減するが，姿勢を保持することにより出現する場合もある．振戦は，静止時の四肢・口唇・下顎の振幅，持続性，姿勢時や運動時の手の振幅によって評価される[7]．日常生活では読書や通話などで観察されるが，筆記などの場面では軽減することが多い．一方，精神的緊張を伴う場面では増強することがある．

(2) 筋強剛（筋固縮）

筋強剛は，筋緊張の亢進により，他動的な関節運動時の抵抗が増強した状態である．関節可動域全体で一定の抵抗感（鉛管現象）や，がくがくと一定のひっかかる抵抗感（歯車現象）を示す．四肢や頸部をゆっくりと他動的に動かすことによって評価される．筋強剛が認められない場合でも，対側や他の部位の運動（指のタッピングや手指の開閉，踵のタッピング）で誘発されることがある．

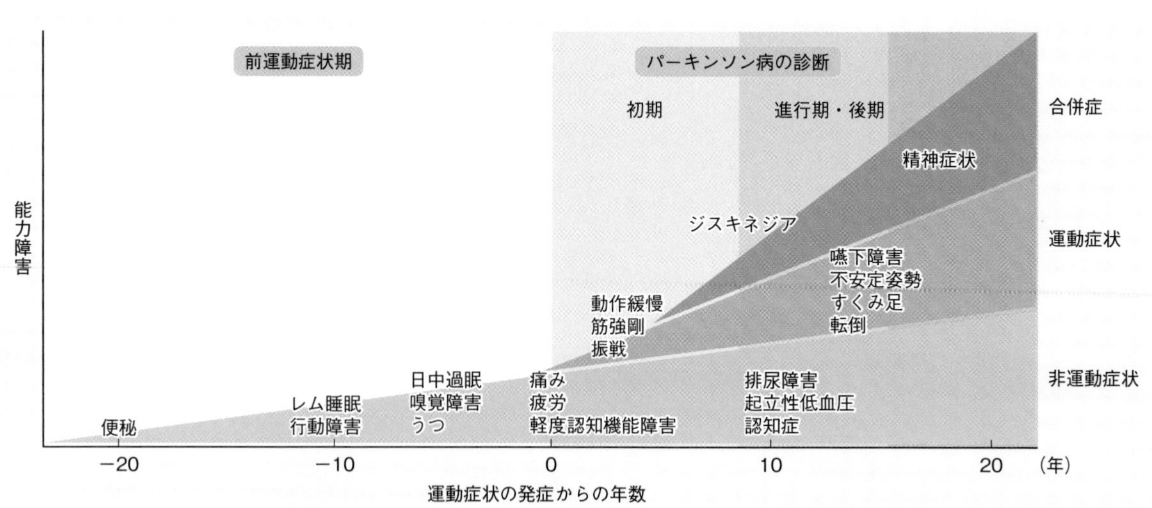

図2 パーキンソン病の臨床症状と経時的変化
(Kalia LV, Lang AE : Lancet 2015 ; 386 〈9996〉 : 896-912[3])
経過0年は運動症状の発症を表す．前運動症状期（発症に先行する20年以上前）は，非運動症状が主である．経過とともにさらに非運動症状が生じる．転倒を伴う姿勢不安定性やすくみ足などの運動症状は，進行期に生じやすい．長期的なドパミン治療の合併症（ジスキネジア，精神症状など）は，身体機能や活動に影響を及ぼす．

(3) 無動，寡動（運動緩慢）

パーキンソン病における自発的な随意運動の障害の症状であり，運動の大きさの減少，開始の遅れ，動作緩慢を特徴とする．発症初期から小字症や箸の使いにくさのような巧緻動作の障害が生じ，次第に起き上がりや寝返りなど粗大運動の障害に発展し，ADL（日常生活活動）に影響を及ぼす．声が小さく聞き取りづらい発話（小声症），まばたき（瞬目）の減少，表情の乏しさや自発的な笑みの減少（仮面様顔貌）は，コミュニケーションに影響を及ぼす．

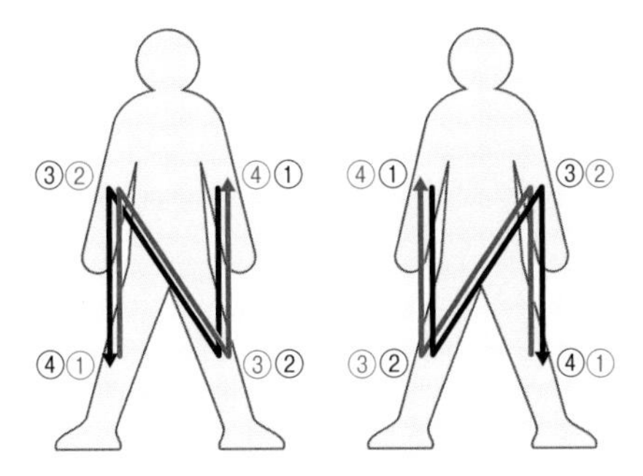

図3 ローマ字のN字または逆N字の進展

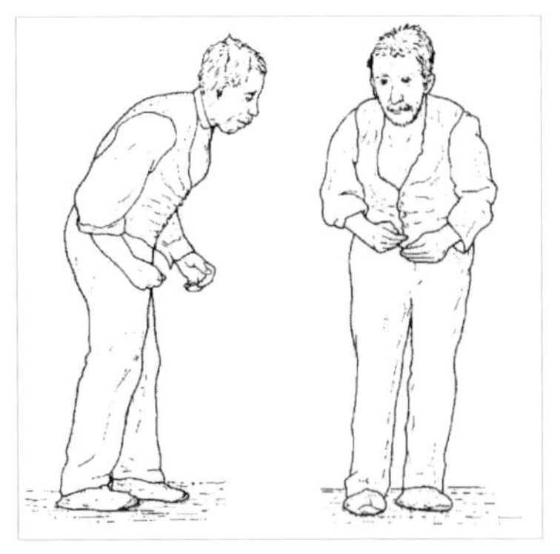

図4 パーキンソン病の前屈姿勢
（原画：Gowers WR：A manual of diseases of the nervous system. Blakiston；1888. p.998[9]）

近年では，記憶に基づいた急速眼球運動の研究において，開始の遅延だけでなく，ターゲットへ到達する正確性の低下が明らかとなっている[8]．

無動（akinesia）
寡動（bradykinesia）

MEMO
小字症（micrographia）
書字の際に，書いている文字が徐々に小さくなる症状．

ADL（activities of daily living；日常生活活動）
小声症（microphonia）
仮面様顔貌（mask-like face）
記憶に基づいた急速眼球運動（memory guided saccade）

(4) 姿勢反射障害

立位や歩行時に，バランスを保つための姿勢制御が障害される状態である．病初期では生じにくいが，疾患の進行に伴い姿勢が不安定となり，転倒の危険性が高まり，ADL に制限をきたす．立位の患者を急に後方に引く外乱テスト（pull test）によって，後方突進の有無が判断される．

MEMO
姿勢反射障害（abnormal postural reflex）
転倒しやすさとして発現するため，胸骨部を手で素早く押す push test や，背後から両肩を引く pull test によって，立位保持の立ち直り能力を調べる．

後方突進（retropulsion）

(5) 進行

病初期に最も頻度の高い運動症状は安静時振戦と無動，筋強剛である．運動症状は，一側の手（足）に出現し，やがて同側の足（手）にも認めるようになる．さらに進行すると，対側の上下肢にも出現するようになる（ローマ字のN字または逆N字型の進展；**図3**）．発症後は，黒質の神経細胞が減少するに従って，個人差はあるが，症状は徐々に進行する（緩徐進行性）．パーキンソン病は，治療薬に対してよく応答し，QOL を比較的長期間維持することができる．しかし，現況で薬物療法は対症療法であり，病気の進行を抑制させる効果は十分なエビデンスがない．

半数以上の患者が，発症後 10 年以上経過しても薬が効いている時間帯にはホーン-ヤールの重症度分類（**表3**参照）でⅢ度までの重症度にとどまり，全例がV度まで進行するわけではない．

(6) その他

大脳基底核による抑制性出力の増加は，大脳皮質や脳幹の活動を低下させ，筋緊張の亢進や中脳の歩行運動誘発野への抑制によって，さまざまな姿勢異常や歩行障害を引き起こす．

MEMO
筋強剛や姿勢異常により，胸郭の可動性が低下すると，拘束性換気障害を呈することもある．

中脳の歩行運動誘発野（midbrain locomotor region）

a. 姿勢異常

静止立位に特徴的な前屈姿勢が現れる（**図4**）[9]．体幹の前屈に対して，頸部は後屈し，上肢は屈曲する．腰曲がり姿勢，側屈姿勢，首下がりがみられる場合もある．ジストニア，筋強剛，固有感覚情報の統合の障害などの関与が考えられている．

b. 歩行障害

パーキンソン病患者において，動作時の速度が増加する加速現象や，動作の開始困難，停止が生じるすくみ現象は特徴的な症状である．これらの現象が歩行時に観察される場合を，加速歩行，すくみ足とよぶ．加速歩行は，前屈姿勢の増強に伴って前方化する重心を制御できず，歩行速度，特に歩行率が増加して立ち止まることができな

加速歩行（festination gait）

MEMO
すくみ足（freezing of gait）
すくみ足は無動に分類されるが，歩行時の現象から一般的な無動とは異なるとされる．
▶ Lecture 20・Step up 参照．

QOL（quality of life；生活の質）

MEMO

レム睡眠行動障害
（REM〈rapid eye movement〉sleep behavior disorder：RBD）
通常は，レム睡眠中，四肢は低緊張となり，夢をみても声を出したり手足を動かしたりできない．しかし，パーキンソン病では低緊張とならず，夢の内容に従って大声を出したり手足を動かしたりすることがある[10]．

LECTURE 19

MEMO

レストレスレッグス症候群
（restless legs syndrome：RLS）
下肢のムズムズするような感覚障害を伴い，両足をこすったり伸ばしたり縮めたりして落ち着きなく動かす状態で，安静時に強く活動時に軽減し，夜間に増強する症候群．むずむず脚症候群とよばれることもある．布団に入ると足がムズムズしてきて足趾を動かさないではいられない．入眠困難の原因となる[11]．

MEMO

- 遂行機能障害：精神活動の低下に伴う発動性，計画性，概念形成が必要な課題の障害．
- 注意障害：日差，日内変動のある自発的，焦点的注意の障害．
- 視空間認知障害：視空間における位置や方向，知覚，構成の障害．

軽度認知機能障害
（mild cognitive impairment：MCI）
認知症を伴うパーキンソン病
（Parkinson's desease with dementia）

アパシー（apathy；無感情）
アンヘドニア（anhedonia；快感の障害）

ホーン-ヤール（Hoehn-Yahr）の重症度分類（H-Y 分類）

くなる現象を示す．すくみ足は，歩行開始や方向転換などで効果的な前方のステップができなくなる症候である．狭い空間の通過や人混みなどの環境の変化，時間的制約や二重課題といった注意，集中などの心的負荷が加わる状況は，すくみ足を増悪させる要因となる．

歩行中に歩幅の短縮が生じて，次第に歩行が停止し，その場で小刻みに足踏みを行うことがある．このように歩幅が短縮し，一定となる歩行を小刻み歩行という．

これらのパーキンソン病患者の歩行障害は，転倒の主要なリスクファクターとなり，日常生活や QOL に影響を及ぼす．

c．立ち上がり

パーキンソン病では，順序動作や姿勢制御に関する運動プログラムの生成が困難になる．椅子からの立ち上がりは，殿部を前方に移動し，体幹と下肢の屈曲・伸展を大きく伴う動作である．上肢の支持がなければ困難になり，次第に後方に転倒する傾向を示す．

2）非運動症状

パーキンソン病では運動症状が中核をなすが，多くの患者に非運動症状が現れる．

（1）睡眠障害

夜間の睡眠障害として，不眠，レム睡眠行動障害がある．不眠は高頻度で生じ，入眠困難や夜間覚醒がみられる．レム睡眠行動障害では，レム期に筋緊張が低下せず，夢と同一の異常行動を呈する．パーキンソン病では発症前から出現することがある．日中の過眠，突発的睡眠，レストレスレッグス症候群などが誘発されることもある．

（2）認知機能障害，精神障害，行動障害

パーキンソン病の初期から軽度認知機能障害，遂行機能障害，注意障害，視空間認知障害などの存在が指摘されており，数年で認知症へと移行する．軽度認知機能障害では日常生活に支障をきたさないかわずかに支障をきたすが，認知症を伴うパーキンソン病では支障をきたしている状態となる．精神障害として，気分障害，幻覚，妄想，アパシー，うつ，アンヘドニア，不安などがあげられる．行動障害では，行動の抑制が困難となり，賭博，性欲亢進，衝動買い，食欲亢進が出現する．

（3）自律神経障害

迷走神経背側核などの自律神経中枢や末梢神経の障害は，心血管や消化器などの活動に影響する．

主な症状として，起立性低血圧，便秘，排尿障害，発汗障害，嚥下障害，流涎，性機能障害などが生じる．リハビリテーションにおいて，起立性低血圧や尿意切迫感は運動療法の弊害になる．食事摂取後に低血圧になる場合もあるため注意が必要である．また，姿勢異常を伴う流涎や嚥下障害は，誤嚥性肺炎の原因にもなる．

（4）感覚障害

前症候期から出現する嗅覚障害は，パーキンソン病において診断基準[7]の支持的要素となる重要な非運動症状である．

（5）痛み

運動症状の変動に伴って痛みを訴えることがある．肩関節周囲炎や筋攣縮などの痛みだけでなく，前屈や側屈姿勢などの姿勢変化によって症状が増悪することもある．

3）重症度分類

ホーン-ヤールの重症度分類（H-Y 分類）

パーキンソン病の重症度評価として用いられている（**表3**）．主として機能障害の左右差や程度，バランス障害の有無，ADL 自立水準で判断される．さらに詳細に分類した修正版ホーン-ヤール重症度分類も用いられる（**表4**）．

表３ ホーン-ヤール（Hoehn-Yahr）の重症度分類（H-Y 分類）

<table>
<tr><th>stage</th><th>判定基準</th><th>機能障害</th><th>姿勢反射障害</th><th>日常生活</th></tr>
<tr><td>Ⅰ</td><td>一側性の症状．機能障害はない，あるいはごく軽度である</td><td>ない〜ごく軽度</td><td rowspan="2">なし</td><td rowspan="3">自立</td></tr>
<tr><td>Ⅱ</td><td>両側性の症状．身体のバランスの障害はない．日常生活，仕事に多少の支障をきたすが可能である</td><td>（軽度）</td></tr>
<tr><td>Ⅲ</td><td>姿勢反射障害（突進現象，方向転換の不安定性など）がある．日常生活がある程度制限されるが，自立できる</td><td>軽度〜中等度</td><td rowspan="3">あり</td></tr>
<tr><td>Ⅳ</td><td>かろうじて介助なしで起立や歩行が可能である．自力で生活できない</td><td>重度</td><td rowspan="2">介助</td></tr>
<tr><td>Ⅴ</td><td>介助なしでは起立や歩行が困難である．日常動作に全面的な介助が必要であり，寝たきりあるいは車椅子での生活となる</td><td>重度</td></tr>
</table>

表４ 修正版 H-Y（Hoehn-Yahr）重症度分類

stage	判定基準
1.0	一側性の症状のみ
1.5	一側性および体軸（頸部・体幹など）の症状
2.0	両側性の症状があるが，バランス障害なし
2.5	軽度両側性の機能障害があり，pull test で立ち直り可能な軽度のバランス障害
3.0	軽度から中等度両側性の機能障害と姿勢不安定性があるが，身体的に自立
4.0	重度の能力障害があるが，歩行や立位ではなんとか介助なしで可能
5.0	介助なしでは車椅子生活または寝たきり

4．治療

1）薬物療法

パーキンソン病はドパミン機能の異常をきたすため，神経変性疾患のなかでもドパミン補充療法などの対症療法が中心となる．L-ドパ（レボドパ）は脳内でドパミンに変わり，運動症状を改善させるために非常に有効である．しかし，L-ドパは半減期が短く，血中濃度に依存した運動合併症（wearing off 現象，ジスキネジアなど）や消化器系，循環器系の症状を引き起こす原因となる（**表5**）．

L-ドパによって誘発される運動合併症に対して，ドパミン受容体を直接刺激するドパミンアゴニストが使用される．ドパミンアゴニストは血中濃度を維持することが可能であり，off 期の短縮やジスキネジアの出現頻度の減少などの効果がある．消化器症状に対しては，脳内で L-ドパからドパミンへの代謝を阻害しない薬剤が使用される．

MEMO
ジスキネジア（dyskinesia）
ドパミン受容体が過剰に刺激されて出現する不随意運動．静止時振戦とは異なり，四肢や体幹が粗大に動く．

また，on 期の運動症状の改善，off 期の短縮，wearing off 現象を目的として，抗コリン薬や抗てんかん薬などの非ドパミン療法も行われる．このようにして，さまざまな合併症を減少させながら，運動症状の改善効果を持続させる薬剤が使用される．

一方，進行を阻止する治療法は確立されていない．現在，αシヌクレインの発現にかかわる mRNA を減少させ，蓄積を抑制するための基礎研究が進められている．

mRNA
（messenger ribonucleic acid）

2）手術療法

（1）脳深部刺激療法

脳深部刺激療法（deep brain stimulation：DBS）

現在，最も標準的な外科的治療であり，可逆的な刺激療法として行われる．古くは不可逆的な破壊術が行われていたが，現在はほとんど行われていない．視床下核，淡

表 5　症状の日内変動

on	L-ドパの効果が発現してパーキンソン症状が軽快している状態
off	L-ドパの効果がなく症状が増悪している状態
wearing off 現象	1 日のうちに on と off が混在する状態．L-ドパの血中濃度に依存する変動で，薬効時間が短縮し，L-ドパ服用後数時間を経過すると L-ドパの効果が消退する現象をいう．進行期では次に服用するまでの間に off 期の状態となる
no-on 現象	L-ドパを服用しても効果が得られない
delayed-on 現象	L-ドパの効果が発現するまで時間を要する
on-off 現象	L-ドパの血中濃度や服薬時間に関係なく，症状が急激によくなったり，悪くなったりする
best-on 現象	薬が最もよく効いている状態
悪性症候	パーキンソン病治療薬を突然中止することによって，急な発熱や自律神経障害，嚥下障害，筋強剛などの症状が出現する

蒼球内節，視床腹内側核を刺激することで大脳基底核からの大脳皮質などへの抑制を減少させ，パーキンソン病の症状を軽減することが目的である．

脳深部刺激療法は，薬物療法で改善が不十分な場合に，振戦，筋強剛，無動，姿勢反射障害，ジスキネジアなどの運動症状や合併症を軽減する目的で検討される．QOL 改善には最適薬物療法との併用が重要である[12]．認知機能障害やうつなどの非運動症状に対しては一定の見解が得られていない．

最適薬物療法
(best medical therapy)

(2) 整形外科的治療

首下がり症候群
(dropped head syndrome)

パーキンソン病における首下がり症候群や腰曲がり，体幹の側屈などの姿勢異常や脊椎変形に対して手術が適用されることがある．頸椎症性脊髄症に対する手術では，痛みに関連する QOL の改善が期待できる[13]．

■引用文献

1) 橘　吉寿，彦坂興秀ほか：意思決定・行動選択の神経科学—大脳基底核の神経回路と行動選択．Clinical Neuroscience 2014；32 (1)：33-5.
2) Braak H, Ghebremedhin E, et al.：Stages in the development of Parkinson's disease-related pathology. Cell Tissue Res 2004；318 (1)：121-34.
3) Kalia LV, Lang AE：Parkinson's disease. Lancet 2015；386 (9996)：896-912.
4) 横地正之：Parkinson 病とパーキンソン症候群．井村裕夫ほか編：最新内科学大系 第 68 巻．神経変性疾患．中山書店；1997．p.111-24.
5) Nambu A：A new dynamic model of the cortico-basal ganglia loop. Prog Brain Res 2004；143：461-6.
6) 厚生労働省：平成 27 年 1 月 1 日施行の指定難病（告示番号 1～110）．https://www.mhlw.go.jp/stf/seisakunitsuite/bunya/0000062437.html
7) Postuma RB, Berg D, et al.：MDS clinical diagnostic criteria for Parkinson's disease. Mov Disord 2015；30 (12)：1591-601.
8) Terao Y, Fukuda H, et al.：Initiation and inhibitory control of saccades with the progression of Parkinson's disease - changes in three major drives converging on the superior colliculus. Neuropsychologia 2011；49 (7)：1794-806.
9) Gowers WR：Paralysis Agitans. A manual of diseases of the nervous system. Blakiston；1888. p.998.
10) 水野美邦：パーキンソン病の非運動症状とその対策—総論．水野美邦，近藤智善編：よくわかるパーキンソン病のすべて．改訂第 2 版．永井書店；2011．p.72-81.
11) 金澤　章：パーキンソン病とはどんな病気か．水野美邦，近藤智善編：よくわかるパーキンソン病のすべて．改訂第 2 版．永井書店；2011．p.3-25.
12) Williams A, Gill S, et al.：Deep brain stimulation plus best medical therapy versus best medical therapy alone for advanced Parkinson's disease (PD SURG trial)：a randomised, open-label trial. Lancet Neurol 2010；9 (6)：581-91.
13) Xiao R, Miller JA, et al.：Quality of life outcomes following cervical decompression for coexisting Parkinson's disease and cervical spondylotic myelopathy. Spine J 2016；16 (11)：1358-66.

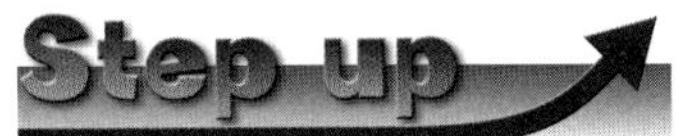

1．大脳皮質-大脳基底核ループ回路による学習と行動選択[1)]

運動の順序やパターンにかかわる運動学習には，複数の大脳皮質-大脳基底核ループ回路が役割を果たしている．例えば，テレビゲームのコントローラーを初めて操作するときには，方向キーやボタンの入力の一つひとつの運動を視覚的に確認するが，慣れてくると自動的に動作パターンとして操作できるようになる．この運動スキルは，教示内容，反復練習，試行錯誤，規則性の検出などによって習得される．

教示内容に準じた操作コマンドのような外的に与えられる知識は，学習者が意識して課題を反復することで運動スキルの習得を促す（顕在学習）．一方，ゲーム課題に必要な操作の運動順序の規則性の情報がなくても，反復することによって運動スキルが習得される（潜在学習）．このように，学習においては，線条体が大脳皮質の広範な領域から興奮性の入力を受け，ループ回路によって感覚運動に関する情報が処理されている．順序運動の学習の初期には，尾状核-前頭前野ループが視覚情報を処理して運動を出力する．運動の順序は，次第に要素ごとにグループ化され，時間的な規則性がテンプレートとして構築され，補足運動野において統合される．この補足運動野からの被殻-前頭前野ループによって，四肢の順序運動パターンが自動化される（図 1）[2)]．このとき，大脳基底核では，大脳皮質から出力される運動に関する多様な情報が整理されながら，文脈に適した運動が選択される．これには，中脳の腹側被蓋野や黒質緻密部からのドパミン細胞が担う報酬予測誤差の線条体への投射が重要な役割を果たしている．つまり，自らの行動によって得られる将来の報酬の予測に対して，実際の報酬が正であればシナプスは強化され，負であれば減弱する．その結果，線条体では価値や方略が学習され，望ましい行動が選択される．このようにして，大脳基底核は行動による成果と予測を一致させるように運動を変化させ，強化学習に基づく運動学習に関与する．

LECTURE 19

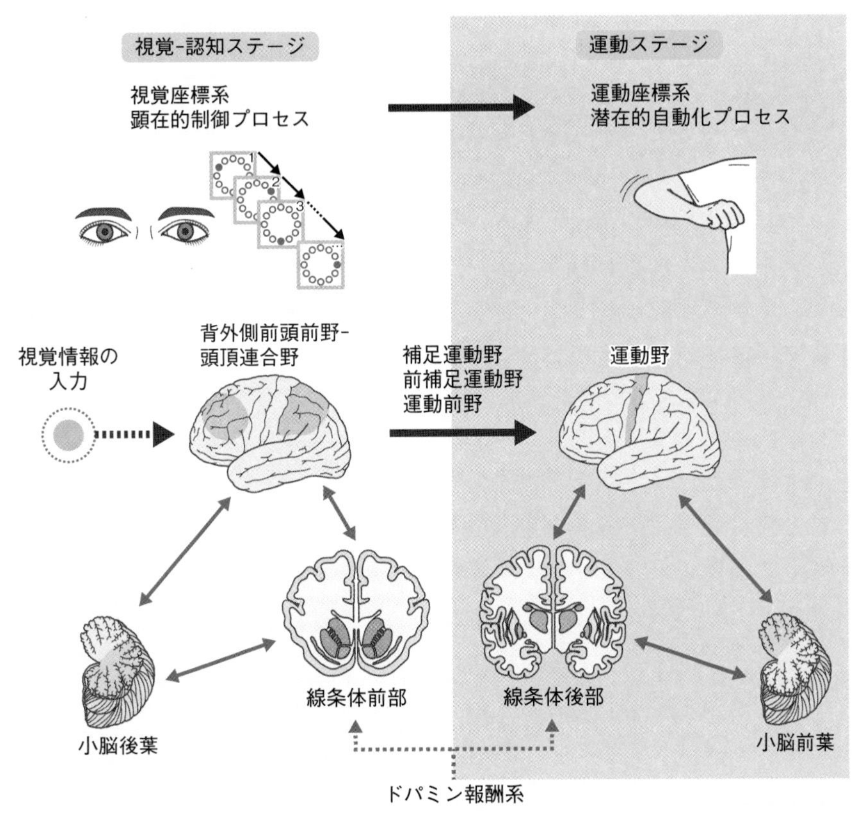

図 1　視覚運動性順序学習の神経基盤

順序学習の初期では，宣言的な学習の記憶が運動課題に関する視覚情報の収集・処理に用いられる（上段左）．視覚-認知ステージでは，視覚座標系に基づく制御プロセスとして運動計画が行われる．
視覚情報の入力後，背外側前頭前野-頭頂連合野から，線条体前部（尾状核，被殻前部）や小脳後葉の連合領域を介して前頭前野へと視覚情報が処理される．
練習時には，運動を中心とした空間座標系に切り替わり（上段右），潜在学習の結果として自動化され，パフォーマンスが効率化される．
運動ステージへの移行期には，補足運動野，前補足運動野，運動前野が活性化される．
運動ステージでは，運動野は線条体後部（被殻後部）と小脳前葉の運動領域と相互に作用する．
線条体へのドパミンによる報酬は，いずれのステージでも学習において重要な役割を果たす．
（Marinelli L, et al.：Clin Neurophysiol 2017；128〈7〉：1127-41[2)]）

2. パーキンソン病患者の運動学習の障害[2,3]

パーキンソン病患者では，大脳基底核と強い神経線維連絡をもつ補足運動野の賦活化が障害される．そのため，脳内に蓄積された情報に基づいた自発的な運動の発現が困難となることに加えて，順序運動のスキルを新たに習得することが困難になる．

自発的な運動の発現が障害される代表的な症候にすくみ足があり，歩行開始に関連する補足運動野の機能不全により予測的姿勢制御（anticipatory postural adjustment）のタイミングが影響を受け[4]，下肢の振り出しが困難になる（Lecture 20・**Step up** 参照）．一方，歩行停止には，下前頭回から視床下核へのハイパー直接路[5]や，直接路から介在部である淡蒼球外節への抑制性入力[6]などが停止として機能し，これらの障害が，一度歩き出すと停止できなくなる突進現象を引き起こす可能性がある．また，パーキンソン病患者における順序運動のスキルの学習の評価に，系列反応時間課題（serial reaction time task）が用いられる．これは，モニター上に提示された4つの位置のうち1つに現れる星印に対応するキーを可能な限りすばやく押すという視覚情報をもとに運動の順序を学習する課題である．一定の系列が繰り返し提示された後にランダムな系列に変更したとき，反応時間の遅延や誤反応の増加が生じると，系列運動による順序学習効果として評価される．パーキンソン病患者では，潜在学習に必要とされる自発的な注意が課題に向けられなければ，系列運動による学習効果は得られにくい．

パーキンソン病の初期から学習の特定の領域は強く影響を受けるが，別の特異的な課題は学習できることがある．パーキンソン病における線条体の変性は，後部の被殻から前部の尾状核へと進展する．前者では繰り返しの運動によって行動様式を自動化させる運動学習の障害に，後者では学習の初期である新たな運動学習において課題解決や運動様式の選択の障害が生じる．パーキンソン病の運動症状が重度であり，すくみ足がある患者ほど，順序運動の学習も障害されやすく，補足運動野，小脳および帯状運動皮質などの脳内ネットワークの結合性が低下する[7]．別の見方をすると，重症度が軽度から中等度のパーキンソン病患者に対するパフォーマンス改善のための反復トレーニングは，新たに運動学習をさせる可能性がある．睡眠障害や認知機能障害を伴わず，すくみ足のような歩行障害があるパーキンソン病患者に対する外乱による姿勢反応トレーニングは，動的姿勢制御の改善効果が期待できる[8]．さらに，視覚や聴覚などの外的な情報に基づいた，小脳と密接にかかわる頭頂連合野–運動前野系の運動発現を促しながら運動学習を推し進める．ただし，パーキンソン病患者が運動学習を保持するには多くの練習量が必要であり，運動パターンを自動化することも難しく，得られた運動スキルを他の課題に用いることが容易ではない．また，重症度が高くなるほど自動的で反応の早い運動には適応しにくいことに留意する．

パーキンソン病患者の運動制御や運動学習は，動機づけや報酬との関係でドパミンが重要な役割を果たしている．動機づけや報酬は，寡動を軽減させ，運動課題にかかる時間の短縮に効果的であるが，身体的・情動的ストレスは加速現象を引き起こす．加えて，パーキンソン病患者はドパミンによって課題への意欲を高められるが，ドパミンが枯渇すると意欲が低下する．これらのことから，ドパミン細胞の変性によって生じるパーキンソン病患者の運動学習には，薬物療法の管理のもとで，学習の初期段階では外的な手がかりを利用しながら，動機づけや報酬が得られるような条件の運動を多く練習することが求められる．

■引用文献

1) 長谷公隆編著：運動学習理論に基づくリハビリテーションの実践．第2版．医歯薬出版；2016.
2) Marinelli L, Quartarone A, et al.：The many facets of motor learning and their relevance for Parkinson's disease. Clin Neurophysiol 2017；128（7）：1127-41.
3) Olson M, Lockhart TE, Lieberman A：Motor learning deficits in Parkinson's disease（PD）and their effect on training response in gait and balance：a narrative review. Front Neurol 2019；10：62.
4) Jacobs JV, Lou JS, et al.：The supplementary motor area contributes to the timing of the anticipatory postural adjustment during step initiation in participants with and without Parkinson's disease. Neuroscience 2009；164（2）：877-85.
5) Leisman G, Braun-Benjamin O, Melillo R：Cognitive-motor interactions of the basal ganglia in development. Front Syst Neurosci 2014；8：16.
6) Mizutani K, Takahashi S, et al.：Substance P effects exclusively on prototypic neurons in mouse globus pallidus. Brain Struct Funct 2017；222（9）：4089-110.
7) Ruitenberg MFL, Duthoo W, et al.：Sequential movement skill in Parkinson's disease：a state-of-the-art. Cortex 2015；65：102-12.
8) Peterson DS, Horak FB：Effects of freezing of gait on postural motor learning in people with Parkinson's disease. Neuroscience 2016；334：283-9.

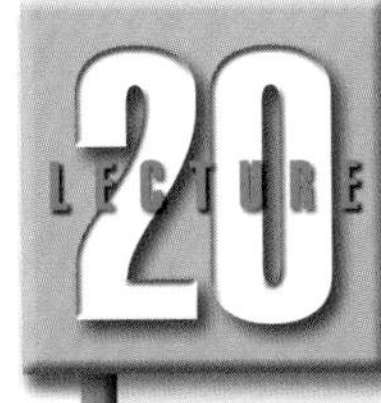

LECTURE 20 パーキンソン病に対する理学療法とその実際

到達目標

- パーキンソン病の障害像を理解する．
- パーキンソン病に対する理学療法の目的と評価項目を理解する．
- パーキンソン病に対して評価に基づいた理学療法の介入方法を理解する．
- 理解した内容を症例に結びつけて考えることができる．

この講義を理解するために

この講義では，Lecture 19 で学んだパーキンソン病の病態と症状の理解に基づいて，理学療法に必要な基本的な考え方と理学療法介入の実際について学ぶことを目的としています．パーキンソン病は，運動障害にとどまらず種々の症状を引き起こし，長期にわたって進行するため，幅広く疾患を捉えることが重要になります．理学療法プログラムには，パーキンソン病の病期や重症度を適切に把握し，神経生理学的な障害だけでなく，運動学的，運動力学的な問題を結びつけることが求められます．

パーキンソン病に対する理学療法の実際を学ぶにあたり，以下の項目をあらかじめ学習しておきましょう．

- □ 大脳基底核を中心とした神経ネットワークを復習しておく（Lecture 2，16 参照）．
- □ パーキンソン病の代表的な運動症状，非運動症状を復習しておく（Lecture 19 参照）．
- □ 標準的に行われる理学療法において，関節可動域制限，筋力低下，姿勢障害，歩行障害などの評価方法や介入方法を復習しておく．

講義を終えて確認すること

- □ パーキンソン病の運動症状と二次的に生じる機能障害について理解できた．
- □ パーキンソン病に対する理学療法の評価の目的と方法が理解できた．
- □ パーキンソン病に対する理学療法の介入の実際が理解できた．
- □ パーキンソン病の症例に対する介入の工夫について理解できた．

LECTURE 20

講義

1. 理学療法の目的と基本的な考え方

1) 理学療法の目的

パーキンソン（Parkinson）病

パーキンソン病は進行性の中枢神経変性疾患であり，リハビリテーションにおいては障害像を把握し，適切な評価に基づいて病期に応じてかかわることが必要である．パーキンソン病における理学療法では，ADL（日常生活活動）の向上や社会参加を促進するために，運動症状や非運動症状に伴う機能障害の改善，自発的な動作制限の解消，転倒予防，環境調整などに介入する．

ADL（activities of daily living；日常生活活動）

2) 障害像

運動症状は，パーキンソン病患者にとって日常生活に影響を及ぼす中核症状である（**表 1**）．ADL 制限に関与する機能障害には，パーキンソン病のドパミン細胞の変性による神経系の問題だけでなく，二次的に生じる筋骨格系・呼吸器系の障害，精神・心理的な問題も含まれる．これらの複合的な機能障害として，姿勢異常，バランス障害，嚥下障害，易疲労性などが引き起こされる．そして，活動レベルにおける身体的，知的，情緒的，社会的な側面で生じる問題と機能障害が相互に影響を及ぼすこととなる[1]．具体的には，筋強剛，無動，姿勢反射障害などの機能障害は，筋骨格系における関節可動域制限や筋力低下，呼吸器系における拘束性換気障害などに影響し，運動の効率性や全身持久力の低下を引き起こす．活動の制限は，動作に対する恐怖心，抑うつ，QOL の低下の原因となる．これらの生活機能の障害に個人因子と環境因子を加えて，障害の構造を理解する必要がある．

QOL（quality of life；生活の質）

2. 理学療法評価

疾患に対する総合評価は，患者の障害像を理解するために用いられる．パーキンソン病に対する理学療法では，運動症状のみに焦点を当てるのではなく，非運動症状や運動合併症を把握し，患者と接することが求められる．運動機能障害や ADL 制限にかかわる問題を抽出するために，評価内容を理解しておく．

1) 総合評価

(1) ホーン-ヤールの重症度分類（H-Y 分類）

ホーン-ヤール（Hoehn-Yahr）の重症度分類（H-Y 分類）
▶ Lecture 19・表 3 参照.

パーキンソン病の重症度評価として用いられている．さらに詳細に分類した修正版ホーン-ヤール重症度分類も用いられる．

修正版 H-Y 重症度分類
▶ Lecture 19・表 4 参照.

(2) UPDRS

UPDRS（Unified Parkinson's Disease Rating Scale）

最も標準的なパーキンソン病患者の機能障害の評価スケールとして用いられる．4 つの領域（1 部：認知機能障害，精神症状，2 部：ADL 制限，3 部：運動症状，4 部：薬物治療の合併症）で構成される．各項目は 0～4 の 5 段階で評価され，点数が高い

表 1　パーキンソン病の障害像

徴候	運動障害の特徴	動作場面との関連
安静時（静止時）振戦	不随意なふるえ	（社会活動へ支障）
筋強剛	他動的な関節運動時の強い抵抗	筋肉のこわばりによる動きにくさ，疲れやすさ，関節痛
無動，寡動（運動緩慢）	運動の大きさの減少，動作開始の遅れ，動作緩慢，正確性の低下	食事，書字，起居動作，コミュニケーションなどの障害
姿勢反射障害	抗重力位でのバランス障害	転倒
姿勢異常	前屈姿勢，腰曲がり姿勢，側屈姿勢，首下がり	脊柱・下肢障害，リーチ動作困難
歩行障害	加速歩行，すくみ足，小刻み歩行	歩行開始・停止困難，狭小空間の通過障害，方向転換困難

ほど重度であることを示す.

UPDRSでは十分調査できない点を解消するために，2007年にMDS-UPDRS[2]が発表された．この改定された評価スケールでは，part Ⅰの認知機能障害，精神症状，睡眠障害，感覚障害，自律神経障害などが「日常生活における非運動症状」として集約され，不安感，ドパミン調節異常症候群の症状，排尿の問題，便秘，疲労が追加された．評価は質問形式で行われ，検者による聴取と患者または介助者による自己評価に分かれている．part Ⅱでは患者または介助者が「日常生活で経験する運動症状」を自己評価し，part Ⅲでは検者が「運動症状」を評価する．part Ⅲの評価時に，ジスキネジアが評価に影響したかどうかを記載し，H-Y分類の重症度を判定する．part Ⅳでは薬物治療における「運動合併症」のなかでも，主にジスキネジアと運動症状の日内変動を評価する.

MDS-UPDRS（Movement Disorder Society-sponsored revision of the Unified Parkinson's Disease Rating Scale）

MEMO
現在，MDS-UPDRSは，2019年に更新された最新の日本語版を利用できる.
▶巻末資料・表1参照.

2）理学療法評価

パーキンソン病の運動症状により引き起こされる機能障害を適切に評価することは，活動を再建するために必要となる．また，非運動症状は運動に対する意欲にかかわり，活動量を減少させる要因となるため，適切な評価に基づいた介入が求められる.

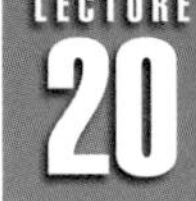

(1）関節可動域制限

筋強剛，無動，前屈姿勢などの姿勢異常などによって，体幹と下肢の伸展制限が生じやすい．具体的には，足関節の背屈，膝関節の伸展，股関節の伸展・外転，体幹の伸展・回旋方向の可動域が制限される．特に体幹可動域の制限は，臥位での寝返り，座位での肩関節の屈曲や水平内転・外転などのリーチ運動，歩行時の方向転換，歩幅の短縮などに影響を及ぼす.

MEMO
端座位での膝関節の伸展筋力の評価
ハムストリングスの短縮によって，最終域まで膝関節を伸展できないことがある.

(2）筋力低下

廃用に伴う筋力低下（不活動による二次的な症状）は，筋強剛だけでなく筋の短縮を伴うときには正確に評価されないことがある．そのため，筋力は関節可動域や筋強剛などの症状と併せて解釈されるべきである．ADLにおいて，立ち上がりや歩行に必要な筋力（膝関節伸展筋，足関節底屈筋）を評価する.

MEMO
%肺活量
性別，年齢，身長から求められた予測肺活量に対する実測肺活量の割合のことであり，80%未満を拘束性換気障害とする.
▶ Lecture 23・図2参照.

(3）運動耐容能

活動量の低下による持久力の低下に加えて，筋緊張の亢進に伴う胸郭運動の減少による拘束性換気障害（呼吸機能障害）が疲労しやすさの原因となる．前者では，呼気ガス分析法による最大酸素摂取量，後者ではスパイロメータによる%肺活量が，機器を用いた評価指標となる．明確な基準はないが，6分間歩行試験や最大吸気時と最大呼気時の胸郭の周径差が簡便な評価指標として用いられる.

MEMO
姿勢異常の評価
前屈姿勢において，肋木などを用いて可能な限り上方を把持させたときに，随意的に体幹と下肢を伸展させることが可能であれば，関節可動域制限よりも筋強剛，筋力低下，支持基底面における姿勢制御の障害などが推察される.

(4）姿勢障害

特徴的な前屈姿勢や側屈姿勢への影響については，ジストニア，筋強剛，固有感覚情報の統合の障害などに加えて，二次的に生じる体幹の関節可動域制限，筋力低下，脊椎変形などの問題も考慮する．姿勢異常に対して，臥位や座位など体位の変化や随意的な運動によって可動域が異なるかを計測し，運動症状や不活動によって引き起こされる障害からアプローチ可能な要素を抽出する．時間帯によって姿勢に変化が生じるときには，関節可動域制限や筋力低下よりも，薬剤の影響を疑う.

MEMO
すくみ足への対策
すくみ足があるパーキンソン病患者において，安静立位で後方に重心が偏倚している場合には安定性限界が狭小化し，重心の前方移動が困難になる．このようなケースでは，踵部への補高によって重心を前方に誘導することで，歩行開始のすくみ足に効果を示すことがある.

(5）姿勢の安定性の低下

パーキンソン病の姿勢反射障害の代表的な評価は，後方への引きによる外乱に対する姿勢反応である（pull test）．患者の後方から重心が移動する程度に，すばやく，十分な力で引き，患者が姿勢を立て直すためのステップ数や転倒しないための介助の有無によって判断する．支持基底面から重心が大きく逸脱するときにステッピング反応が出なければ転倒する．また，バランスを立て直すための戦略として，ステッピング

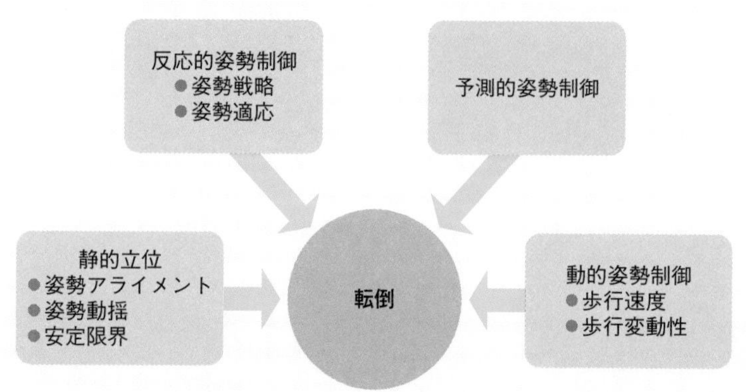

図 1　バランス機能障害を理解するための枠組み
姿勢の安定性に寄与する 4 つの構成要素を示している.
(Schoneburg B, et al.：Mov Disord 2013；28〈11〉：1474-82[3])

時に伴う上肢の屈曲運動，足関節の背屈運動（前脛骨筋の収縮），すばやい股関節の運動が生じるかを評価することも重要である.

安定した姿勢を保持するための要素として，静的立位，予測的姿勢制御，反応的姿勢制御，歩行における動的姿勢制御が寄与する（**図 1**）[3]．動的バランス機能を評価する Mini-BESTest[4] は，パーキンソン病患者の姿勢制御の障害による転倒リスクを予測することが可能である.

(6) 歩行障害

パーキンソン病患者では，姿勢の安定性低下により高頻度で転倒するため，ADL における歩行障害の特徴を適切に評価することが重要である．パーキンソン病患者では歩行リズムが不規則になる．次第に歩幅が小さく小刻みになり（小刻み歩行），加速すると前方突進現象が生じる（加速歩行）．前屈姿勢は下肢の振り出しを困難にし，制動力が小さくなるため加速歩行を助長することになる.

歩幅と歩行率で構成される歩行速度の低下に影響する運動学的・運動力学的要因と，神経学的要因を評価する．パーキンソン病患者では歩幅（ストライド）が減少するが，歩行率の増加は認められない．ストライドの減少は，時間的・空間的指標の変化（両脚支持時間の延長）や変動性（ストライド，歩隔，歩行周期に占める遊脚時間の割合，両脚支持時間の割合など）の増加と関連して動的バランスの障害を示す．さらに，体幹回旋運動，腕の振りの減少，非対称な腕の振りは，パーキンソン病患者の初期症状として観察される．方向転換では，歩数の増加とともに歩行速度が顕著に低下する．このような歩行障害と関連する代表的な運動症状は無動であり，すくみ足の出現に影響する（**表 2**）.

すくみ足が発生しやすい歩行開始，目標位置への接近，方向転換などの動作を含む簡便な評価として，Timed Up and Go（TUG）テストが用いられる．一般的には動作の所要時間によって動的バランスを総合的に判断するが，すくみ足が生じる状況を把握しておくことが重要である.

質問紙票によるすくみ足の評価には，NFOG-Q が用いられる．環境の変化や認知的・心理的負荷により，すくみ足の有無にかかわらず歩行の変動性が大きくなるが，特にすくみ足のある患者では症状や出現の頻度が変化するため，評価の際にはできる限り統一した状況を設定し，転倒に注意しながら観察する．認知的負荷にはシリアル 7 や逆唱などが用いられる.

(7) 動作制限

パーキンソン病では，順序動作の障害が引き起こされるため，連続した動作のなかで影響を受けている構成要素を抽出する.

起き上がり動作では，頸部・体幹の回旋運動や上肢のリーチによる寝返り動作と，頸部・体幹の側屈運動や下肢の移動，上肢支持による身体の起き上がり動作が，一連の運動として構成される．パーキンソン病患者では，寝返りが不十分であり，側臥位から下肢の移動や上肢支持位置が不良で，効率よく起き上がれないことがある.

立ち上がり動作では，身体重心を両足部の支持基底面へ前方移動させるために体幹と下肢が屈曲する動作と身体重心を上方移動させるために伸展する動作が，一連の運

LECTURE 20

MEMO
Mini-BESTest（Mini-Balance Evaluation Systems Test）[4]
Balance Evaluation Systems Test の短縮版として開発され，日本語版も利用できる．14 項目をそれぞれ 0～2 点で採点する．H-Y 分類が 1～4 のパーキンソン病患者の転倒を予測するカットオフ値は，19/28（点）である．さらに，複数のバランススケールと組み合わせて分析したときには，タンデム立位，爪先立ち，片足立ち，後方への代償的な修正ステップ，360 度の方向転換，交互の段差タッチが評価すべき項目としてあげられる.
バランス障害の問題点に対して，直接的に治療介入可能な評価法として用いられる.
▶巻末資料・図 1 参照.

表 2　すくみ足が出現しやすい場面と観察される症状

場面	●歩き始め ●方向転換 ●狭小空間の通過 ●人混み ●目標とする位置や物への接近 ●歩行の途中 ●時間的制約がある状況（エレベータ，電話など） ●転倒恐怖心 ●二重課題 ●off 期のジスキネジアを伴うとき
症状	●足の震え ●小刻み ●足が床にくっついて離れない ●歩くリズムの乱れ ●すり足

動として構成される．パーキンソン病患者では，体幹の屈曲や下腿の前傾などの運動が不十分で，身体重心を前方に移動させられないことがある．

(8) セルフケア動作の制限

運動症状による上肢の運動障害によって，食事，更衣，整容などの基本的動作が制限される．問診による聴取や実際の動作の観察によって，自助具の適用なども含め環境整備を作業療法士と協力して評価する．

(9) 認知機能障害

パーキンソン病患者の注意機能や認知機能は，歩行障害に対する理学療法の運動学習効果に影響を及ぼす．注意にかかわる前頭葉機能の評価としてFAB，認知機能の評価としてMMSE日本語版（MMSE-J）や軽度認知機能障害を検出できるMoCA日本語版（MoCA-J）が用いられる．前頭葉機能の障害は遂行機能障害と関係し，姿勢制御や歩行不安定性に影響を及ぼす．前頭前野は，姿勢制御において不必要な行動の抑制や注意対象の切り替えに重要な役割があり，姿勢反応に必要不可欠である．注意対象の切り替えの評価にはTrail Making Test Part B（TMT-B）を用いる．計画や行動を自発的に行う機能が低下すると日常生活に支障をきたすため，意欲や抑うつなどを含めた非運動症状と関連づけて評価する．

3．理学療法の実際

評価内容に沿って理学療法プログラムを立案する．

1）パーキンソン病に対するリハビリテーションの有効性

パーキンソン病に対する理学療法介入（標準的理学療法，エクササイズ，トレッドミルトレーニング，外的手がかりの付与，ダンス，武術など）は，歩行速度，バランス，転倒，パーキンソン病の運動症状，QOLへの効果が示されている[5]．

歩行，ランニング，有酸素運動，インターバルトレーニングなどのエクササイズや認知トレーニングは，大脳皮質運動領野の興奮性を高め，灰白質の容積を増加させ，UPDRSの運動症状を軽減させる．さらに，脳由来神経栄養因子（BDNF）の血中濃度を増加させ，神経保護作用として身体活動介入の効果が示されている[6]．初期のパーキンソン病に対する集中的エクササイズは，長期的に抗パーキンソン病薬の投与量を減量させることが報告されている[7]．

2）病期に応じた理学療法の目的と介入

パーキンソン病患者では，運動症状の発症初期から進行期，後期と長年にわたり臨床症状が多様化する（Lecture 19・**図2**参照）．リハビリテーションは，内科的治療に次いで治療計画に組み込まれる．理学療法では，総合評価や機能障害の評価に基づいて臨床症状をとらえ，病期に応じて適切に介入計画を立てる[8]（**表3**）．

病初期では，身体機能を維持・向上し，自主的に活動する能力を高めておく運動療法が目的となる．進行期では，姿勢反射障害が出現し始め，転倒を回避するために姿勢アライメント，姿勢制御の改善や外的手がかりを用いた代償的戦略によって，ADLの制限を引き起こさないことが目的となる．後期では，生命機能の維持，褥瘡や拘縮の予防が目的となり，良肢位を保つための環境整備や補助による運動が主体となる．

3）理学療法介入の戦略

パーキンソン病によって生じる神経生理学的問題と生体力学的問題を考慮して介入方法を検討する．そのため，「一次的impairment」の代償と「二次的impairment」の改善の2つの側面から考える必要がある．一次的impairmentに対しては，外的手がかりや注意戦略を適用し，二次的impairmentに対しては，関節可動域，筋力および

MEMO
NFOG-Q（new freezing of gait questionnaire）
0～28点で採点され，点数が高いほど重症である．Part Ⅰでは，過去の経験に基づいてすくみ足か否かを患者自身または介護者が判断する．すくみ足である場合，Part Ⅱ（すくみ足の重症度）とPart Ⅲ（日常生活への影響）により点数化される．
▶巻末資料・表2参照．

気をつけよう！
すくみ足のあるパーキンソン病患者では，立ち上がりから歩行の連続した動作の際に，側方への不安定性が生じやすいため，転倒に十分注意する．

LECTURE 20

FAB（Frontal Assessment Battery；前頭葉機能検査）
MMSE（Mini-Mental State Examination）
MoCA（Montreal Cognitive Assessment）

MEMO
病院や診療所における理学療法では，医学的診断，投薬管理，外科的治療と並行して行われることが多く，症状に変動が生じる場合には，適宜理学療法プログラムを修正することが求められる．一方，介護保険制度における通所リハビリテーションや在宅リハビリテーションでは，医学的管理で症状が安定していることを前提に進めることが多い．

脳由来神経栄養因子（brain-derived neurotrophic factor：BDNF）

ここがポイント！
病期の進行に伴う機能障害が，病状の進行による神経系の影響，活動性の低下による筋骨格系や呼吸器系の二次的な影響，非運動症状など，どのような要素と関連があるかを判断し，臨床症状の悪化の予防や身体活動の改善に努めることが，理学療法士に求められる．

表 3　パーキンソン病の病期に合わせた理学療法の目標と介入

修正版 H-Y stage 1～2.5（投薬開始を検討）	修正版 H-Y stage 2～4（外科治療を検討）	修正版 H-Y stage 5
治療目標	追加治療目標	追加治療目標
● 活動性低下の予防 ● 移動や転倒への不安の予防 ● 身体機能の維持・向上	● 転倒予防 ● 中核領域における制限の減少 →移乗 →姿勢 →リーチ・把持動作 →バランス →歩行	● 生命機能維持 ● 褥瘡予防 ● 関節拘縮予防
介入	追加介入	追加介入
● 活動的なライフスタイルの促進 ● 活動性低下の予防と身体機能の向上のための情報提供 ● バランス，筋力，関節可動域，有酸素能力を改善する活動的な運動 ● パートナーや介助者への指導	● 自宅での自主的で機能的な課題運動 ● 一般的な戦略 ● パーキンソン病に特異的な戦略 →認知的運動戦略 → cue による戦略 ● 多重課題となる動作を避けるための情報提供	● ベッド，車椅子での姿勢調整 ● 介助下での動作練習 ● 褥瘡と関節拘縮を予防するための情報提供

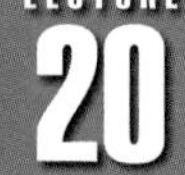

運動耐容能の向上とともにバランス障害や姿勢異常を改善させる．

パーキンソン病では，大脳基底核の機能低下によって自発的に運動を開始することが困難であり，大脳基底核と神経線維連絡をもつ補足運動野の賦活化障害により順序動作が障害される．ターゲットとなる動作から学習するべき運動スキルを抽出し，運動のタイミングについては手がかり（cue）を与え，外発的な運動の誘導によって運動の発現を促す[9]．

すくみ足は神経生理学的側面の問題が大きいため，学習の初期には，外的手がかりを利用してターゲットとする運動のパターンを反復して行う．一方，前屈姿勢などの姿勢障害を伴いやすい小刻み歩行や加速歩行では，制動力が小さくなる生体力学的な側面の問題を抱えているため，姿勢アライメントを整え，下肢の接地位置を安定させるような動的バランスの改善が必要である．運動症状に加えて，関節可動域制限や筋力低下などの二次的に生じた機能障害を解決しながら治療を計画する．

外的手がかり（external cue）

（1）外的手がかりの付与

外的手がかりとして，視覚刺激，聴覚刺激，体性感覚刺激を利用した外発的随意運動を取り入れた練習を行う．

a．視覚刺激

進行方向と垂直なストライプや段差などが用いられる．視覚刺激による手がかりは，自動的な歩行や固有感覚の統合よりも，ステップへの注意を引きつけることによって，歩行速度やストライドを即時的に改善させる．そのため，運動学習の初期では，運動パターンを誘導するために効果的である．

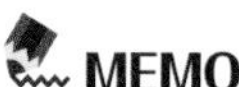
MEMO
進行期のパーキンソン病患者において，一過性に歩行が改善する特異な現象を矛盾性歩行（kinesie paradoxale）という．

トレッドミル歩行では，一定の速度で歩行リズムを形成させ，接地位置を視覚的に調整しやすいため，左右非対称性の改善も期待できる．トレッドミル上に一定の間隔でテープを貼ることも視覚刺激として用いられる．

一方，視覚情報への過度な依存は，注意の処理量が増加し，身体運動への意識や環境に適応した歩行パターンの変化を困難にさせる．そのため，視覚刺激による手がかりは，二重課題や会話しながらの歩行で症状が悪化する場合がある．

b．聴覚刺激

メトロノームを用いたリズム刺激，リズミカルな音楽，ステップ動作などの行為と関連した刺激などが用いられ，これらは歩幅を適正化し，歩幅の変動性を減少させる．リズム聴覚刺激は，歩行開始時や歩行中のすくみ足の管理，転倒予防に有効な場合がある．

c．体性感覚刺激

振動刺激，パルス刺激，タッピングによる皮膚刺激などが用いられ，歩行開始時の適切な予測的姿勢制御を誘導し，歩行機能を改善させる．

(2) 注意戦略

運動制御の認知プロセスにより自己の運動を変化させる戦略である．パーキンソン病患者は自発的な運動を適切に開始できないが，パフォーマンスに対して与えられた教示やフィードバックに注意を向けることによって運動を改善させることができる．具体的な教示は，「大きな歩幅で接地する」「大きく腕を振って足を出す」などであり，動作への意識を集中させられれば即時的に改善する．

動作修正時には転倒リスクが生じるため，転倒予防装置を使用し，過度な修正にならないように配慮する．歩幅を拡大するための身体運動に注意を向ける課題と同時に視覚刺激を加えると，注意の分配が困難となり動的バランスを悪化させることがある．この場合，バランス制御に注意が向きにくい聴覚リズム刺激を用いるとよい．

動作の大きさの減少と運動緩慢に焦点を当てた治療プログラムとして，2005 年に LSVT® BIG が開発され，大きな運動を認識し修正する練習を集中的に実施することで，運動機能，運動症状，動的バランスの改善効果が報告されている[10]．

(3) バランストレーニング

姿勢反射障害を伴うバランス障害（H-Y 分類 3，4）に対して，抗パーキンソン病薬のみの効果は十分ではなく，薬剤投与とともに理学療法が重要な役割を担う．姿勢制御において重要な感覚情報は視覚，体性感覚，前庭感覚であり，相互に作用して環境に適応している．これらの感覚情報を変化させながらバランスを保持させる．

例えば，フィードフォワード制御やフィードバック制御が行われる．視覚情報への依存を減らすためには，上下左右の方向をかく乱するドット柄による刺激や閉眼などが適用される．多くの姿勢制御の要素を含んだバランストレーニングは，転倒リスクや転倒恐怖心を低減させる．転倒恐怖心は姿勢制御に影響するため，バランス障害の程度に応じて個別的に難易度を調整する．

(4) 姿勢アライメントの調整

筋強剛などの運動症状や関節可動域制限，筋力低下の評価とともに，直立姿勢を保持するために必要な練習を行う．

体幹と下肢の関節可動域制限は，姿勢異常に影響を及ぼす．前屈姿勢に対して，体幹伸展，膝関節伸展位での足関節の背屈，股関節の伸展可動域の改善のために持続伸張を行う．腹臥位など体位を変えることで伸展可能な場合は，日課として取り入れる．側屈姿勢に対して，体幹側屈筋の持続伸張を行い，下肢関節伸展制限の左右差を改善する．筋強剛の影響が強いときは，肋木など高い位置の場所を把持させることで体幹と下肢の伸展を誘導しやすい（**図 8** 参照）．

パーキンソン病における関節可動域練習と筋力強化は並行して行うとよい．肋木を利用して体幹・下肢伸展位を随意的に保持させ，爪先立ちやスクワットなど抗重力筋の強化を行う．肋木は視覚的手がかりとして利用しやすく，片側の下肢を伸展位で保持しながら反対側の下肢を挙上させやすい（**図 8** 参照）．上肢を支持しているため，力学的にも安定して練習できる．一方，単関節での筋力強化は，姿勢保持が困難な場合や自主練習として行うとよい．無動の影響が強いときには運動範囲が小さくなりやすいため，運動範囲の目標位置を設定するなどの工夫が必要である．

ここがポイント！
すくみ足に対する外的手がかりの治療が適用となる重症度の基準は確立されていないが，即時的な運動の改善を継続することにより，外的手がかりがない場面でも歩行が改善することが期待できる．

MEMO
注意戦略（attentional strategy）
意識的な身体運動を集中的に行うことは，動的バランスの改善に有効である．ターゲットとする「歩幅の拡大」に対して，「下肢を前方に接地する」という運動スキルを獲得するためには，患者が意図した過小な歩幅と目標となる歩幅の差を認識し，前方下肢のハムストリングスや後方下肢の腸腰筋などが伸張される固有感覚を知覚しながら，動作を修正することが求められる．

MEMO
LSVT® (Lee Silverman Voice Treatment) BIG
アメリカで考案されたパーキンソン病に関連する言語障害の治療法．発声発語の明瞭度を改善することを目的とする．

MEMO
姿勢制御の要素を含んだバランストレーニング
- フィードフォワード（feed-forward）制御：立位姿勢において体性感覚への重みづけを目的とした随意的な前後左右への身体重心の動揺を制御する練習．
- フィードバック（feedback）制御：体性感覚情報のかく乱を目的とした狭小な支持基底面や不安定な床面で保持させる練習．前庭感覚への重みづけを目的とした身体への加速に反応するための外乱負荷練習などがある．

ここがポイント！
高強度での筋力練習は，血行動態に悪影響を及ぼさずに実施することが可能であり，運動耐容能の向上にも有効である．

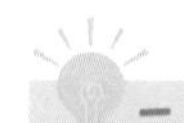

ここがポイント！
パーキンソン病患者が自主的な関節可動域練習や筋力強化，有酸素運動を行う場合は，薬物療法の効果がみられるon期に行うように指導する．

(5) 有酸素運動

自転車エルゴメータなどを利用した有酸素運動は，姿勢不安定性による歩行障害の影響を受けにくいため，パーキンソン病患者でも継続可能である．運動耐容能を向上させるだけでなく，認知機能などの非運動症状の改善効果が期待できる．

(6) 呼吸機能練習

筋強剛や姿勢障害に伴う胸郭の拡張性低下に対して，胸郭に付着する頸部筋，体幹筋，肩甲骨周囲筋，腰部筋，肋間筋などのストレッチや，肋椎関節などのモビライゼーションを行う．頸部筋のストレッチによる頭頸部の可動性の向上は，嚥下機能の改善にも有効である．

(7) 補助具の使用

運動症状や筋力低下による歩幅の減少に対して，歩行器の使用は接地位置を明確にし，姿勢制御を管理できるため，重度なバランス障害に適用される（**図6参照**）．

前方重心が動作制限の原因になる場合は，荷物を背負うと体幹が伸展し，重心が後方に誘導される．

杖の使用は二重課題となり，すくみ足を悪化させることもあるが，運動力学的に支持することで歩幅を拡大させる効果を示すこともある．

個々の運動症状など神経生理学的観点と，関節可動域制限や筋力低下など運動力学的観点から補助具を選定する．

4. 症例提示

1) 概要

60歳代後半，男性．2階建て一軒家で妻と2人暮らし．職業は事務職．15年前に右上下肢の振戦や寡動を認め，8年前にパーキンソン病（H-Y分類stage 1）と診断され，複数の薬剤が検討された．運動症状として，7年前に右手の振戦を認めたが自立して日常生活を送っていた．4年前から幻視とすくみ足が出現した．1年前には屋外歩行可能であったが，次第に屋内でのすくみ足の頻度が増加した．3か月前までは非常に動作が緩慢であったが，自立して生活し，車で通勤していた．2か月前から認知機能の低下と運動障害が増悪し，屋外での車椅子移動，職場までの妻の送り迎えが必要となった．また，接客中に会話がかみ合わなくなった．屋内での転倒回数が増え，階段昇降も困難となった．排泄はおむつ使用となり，入浴時に妻の介助を要するように

表4 MDS-UPDRDSの結果

Part Ⅰ：合計17点
認知障害3，幻覚と精神症状2，抑うつ気分0，不安感2，無関心（アパシー）0，ドパミン調節異常症候群の症状0，睡眠の問題0，日中の眠気1，痛みおよびその他の感覚異常0，排尿の問題3，便秘3，立ちくらみ1，疲労2
Part Ⅱ：合計30点
会話2，唾液とよだれ3，咀嚼と嚥下1，摂食動作2，着替え2，身の回りの清潔2，書字2，趣味，娯楽，その他の活動0，寝返り3，振戦1，立ち上がり4，歩行とバランス4，すくみ4
Part Ⅲ：合計32点
服薬状況：L-ドパ服薬後2時間．服薬前と比べて変化が少ない（off期） 言語1，顔の表情1，固縮8（頸部1，右上肢1，左上肢1，右下肢3，左下肢2），指タッピング1（右1，左0），手の運動1（右1，左0），手の回内・回外運動2（右2，左0），爪先のタッピング1（右1，左0），下肢の敏捷性0（右0，左0），椅子からの立ち上がり3，歩行3，歩行のすくみ4，姿勢の安定性4，姿勢2，運動の全般的な自発性1，手の姿勢時振戦0（右0，左0），手の運動時振戦0（右0，左0），静止時振戦の振幅0（両上下肢および口唇/下顎において0），静止時振戦の持続性0 ジスキネジア：なし，H-Y分類stage 4
Part Ⅳ：合計0点
ジスキネジア出現時間0，ジスキネジアの機能への影響0，off状態で過ごす時間0，症状変動の機能への影響0，運動症状変動の複雑さ0，痛みを伴うoff状態ジストニア0

なった．薬剤調整，社会資源導入，リハビリテーション目的で，当院に入院となった．入院後，薬剤を調整し，2日目から理学療法を開始した．

(1) 健康状態

パーキンソン病 (H-Y 分類 stage 4)，レビー小体型認知症の疑い．

(2) MDS-UPDRDS による評価

MDS-UPDRS は合計 79 点 (**表 4**)．

2) 理学療法評価

(1) 心身機能・身体構造

- **認知機能**：MMSE 14 点 (カットオフ値 23 点)，HDS-R 12 点 (カットオフ値 20 点)，FAB 7 点 (18 点評価)．
- **構音**：声量は軽度減少．発語は軽度不明瞭．
- **幻覚**：幻視あり (虫や子ども)．幻聴あり (知っている歌など)．
- **筋強剛**：頸部と両上肢は誘発刺激時に出現．下肢は常時認め，右下肢で優位に程度が強い．
- **静止時振戦**：安静時，動作時の振戦なし．
- **関節可動域制限**：胸椎・腰椎伸展制限，股関節・膝関節伸展制限．
- **下肢の筋力低下**：股関節屈筋，膝関節伸筋，足関節背屈筋の徒手筋力テスト 4～5 レベル．
- **姿勢反射障害**：立位にて前後左右の全方向への pull test 陽性 (**図 2a，b**)．ステッピング反応は出現しない (**図 2c**)．
- **姿勢異常**：前屈姿勢と右側屈姿勢．両股関節，両膝関節は軽度屈曲位．

(2) 活動

- **寝返り動作**：修正自立．速度低下あり．
- **起き上がり**：軽介助が必要．速度低下あり．
- **端座位**：見守りで保持可能．
- **立ち上がり**：数回の試行が必要である．物的介助があれば見守りで可能．
- **立位**：短時間は保持可能だが，いったん姿勢が崩れるとバランスを失い転倒する．物的介助があれば見守りで可能．
- **歩行**：10 m 程度は歩行補助具なしで歩行可能 (**図 3**)．歩き始め，歩行の途中 (小刻み，突進現象を伴う)，方向転換時にすくみ足が増強する．右の歩幅が減少してすくみやすく，バランスを失うと右前方へ転倒する．TUG テストに 56.81 秒を要する．
- **段差昇降**：手すりがあれば見守りで可能．

(3) 参加

- 屋内移動における安全性の低下による行動範囲の狭小化．

(4) 環境因子

a. 周辺環境

- 2 階建て一軒家．1 階が居間で 2 階が寝室．1 階だけでも生活は可能．車椅子をレンタル済み．

b. 家族構成

- 妻 (キーパーソン) と 2 人暮らし．入院前は，妻が職場までの送迎や内服管理に加えて，屋内移動，入浴動作，トイレ動作の介助を行っており，介護に対して負担を感じていた．妻は，外科的治療を視野に仕事への復帰を希望している．急激な症状悪化が背景にあり，今後の生活方法の変更についてイメージできていない．

HDS-R (Hasegawa's dementia scale-revised；改訂長谷川式簡易知能評価スケール)

徒手筋力テスト (manual muscle testing：MMT)

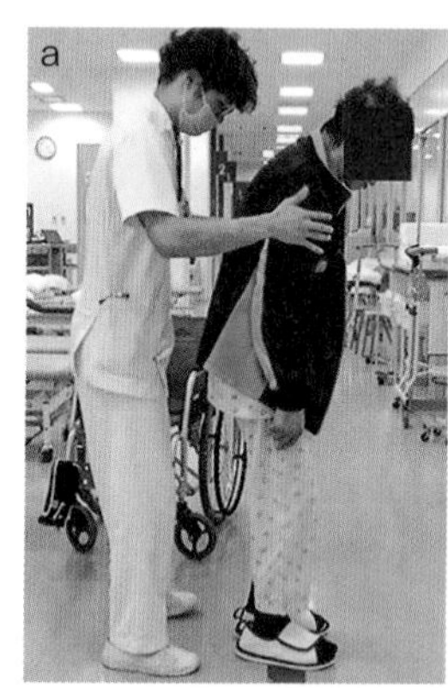

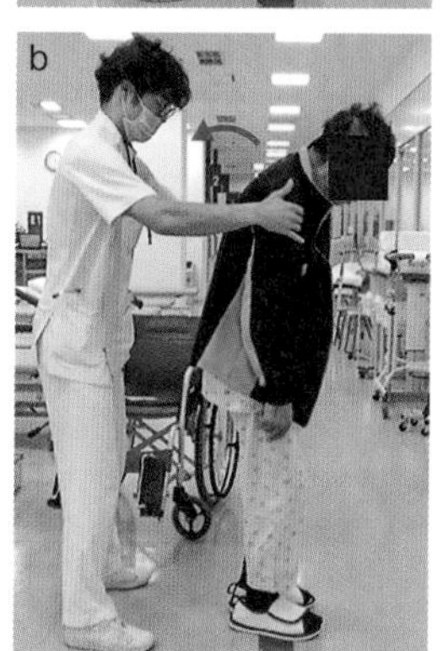

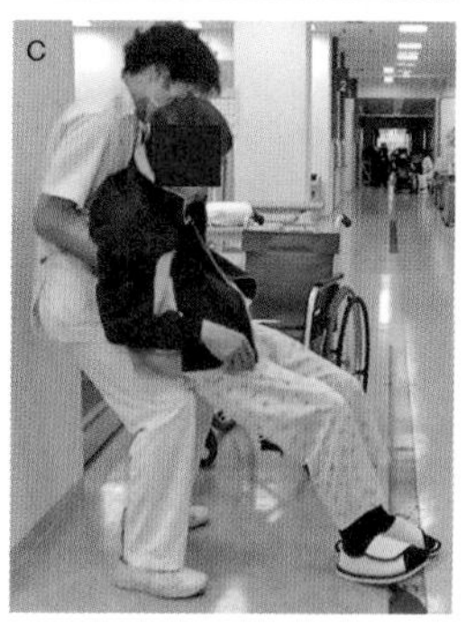

図 2　姿勢反射障害

LECTURE 20

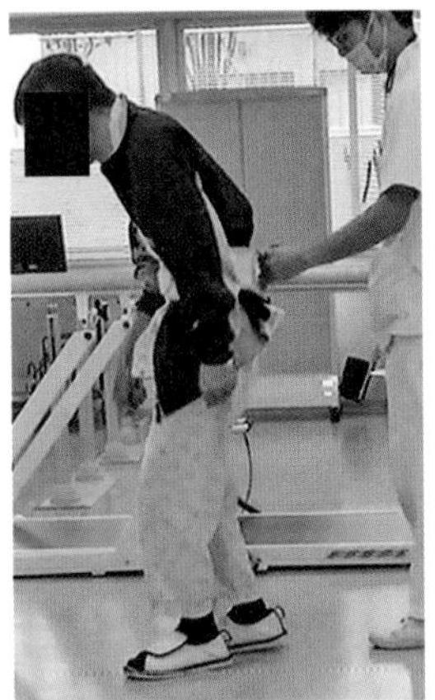

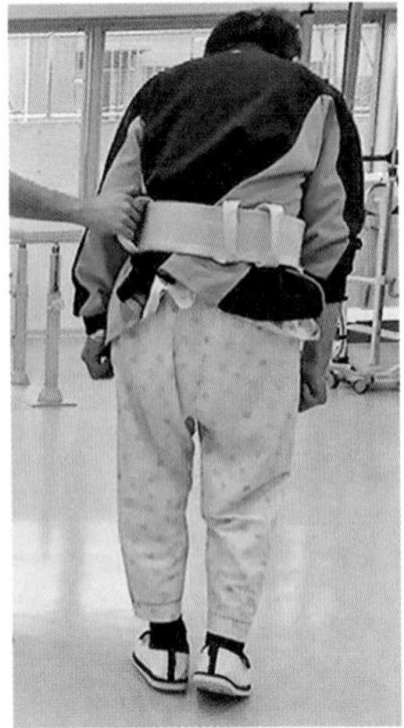

図3　歩行の様子

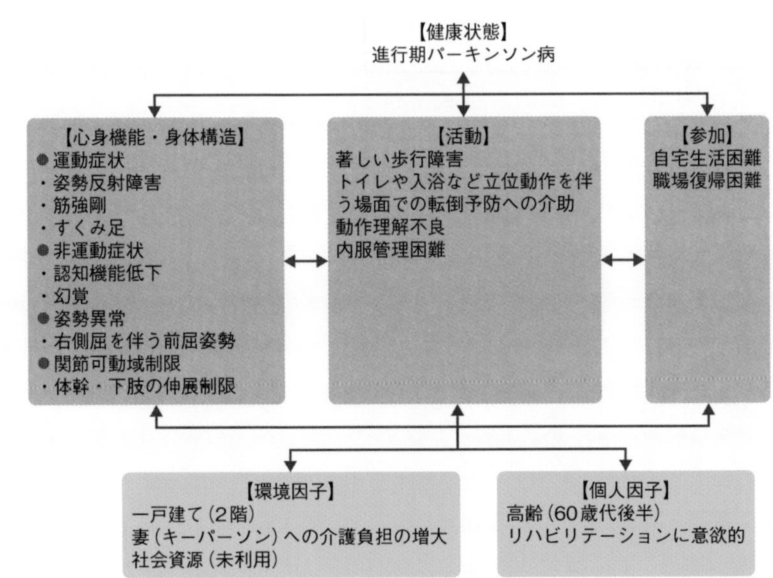

【健康状態】
進行期パーキンソン病
【心身機能・身体構造】
●運動症状
・姿勢反射障害
・筋強剛
・すくみ足
●非運動症状
・認知機能低下
・幻覚
●姿勢異常
・右側屈を伴う前屈姿勢
●関節可動域制限
・体幹・下肢の伸展制限
【活動】
著しい歩行障害
トイレや入浴など立位動作を伴う場面での転倒予防への介助
動作理解不良
内服管理困難
【参加】
自宅生活困難
職場復帰困難
【環境因子】
一戸建て（2階）
妻（キーパーソン）への介護負担の増大
社会資源（未利用）
【個人因子】
高齢（60歳代後半）
リハビリテーションに意欲的

図4　初回評価における国際生活機能分類（ICF）の概要

c．社会資源

- 難病指定，身体障害者，介護保険の申請済みである．
- 妻は，入浴介助やトイレ介助などのデイサービスなどの利用を計画していない．

(5) 個人因子

- 本人の希望は，転倒なく歩けるようになり，復職することである．
- リハビリテーションに協力的である．
- 今回，理学療法を受けるのが初めてである．
- 内服アドヒアランスは不良．
- 安静度の理解が不良で，入院中にも転倒歴1回あり．

3）統合と解釈

(1) 国際生活機能分類（ICF）を用いた問題点の抽出（図4）

国際生活機能分類（International Classification of Functioning, Disability and Health：ICF）

本症例は進行期パーキンソン病で，認知機能の低下と運動障害の増悪によって自宅生活が困難となった．特に立位・歩行時の動的バランスの低下により転倒が増加し，屋内移動，トイレ動作，入浴動作で妻の介護負担が増大している．転倒の原因には，神経生理学的問題（すくみ足，小刻み歩行，姿勢反射障害）に加え，運動学的・運動力学的問題（前屈姿勢を伴う歩幅の減少）があげられる．患者と妻は，歩行障害への対処方法や社会サービスの理解が不十分で，自宅生活が困難な要因となっている．

(2) 目標設定

短期的目標は安全な移動手段の獲得，長期的目標は自宅生活への復帰とした．

4）理学療法プログラム（基本方針）

(1) 姿勢不安定性への対策，すくみ足や小刻み歩行に有効な外的手がかりの検討

a．すくみ足への対策：外的手がかりの利用

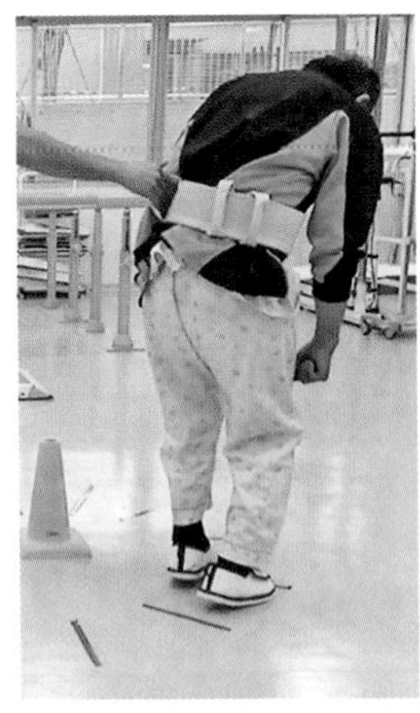

図5　すくみ足への対策（視覚刺激）

床に一定間隔にテープを貼る視覚刺激による手がかりの付与は，すくみ足や小刻み歩行を改善させず，右前方への不安定性を増大させた（図5）．

一方，メトロノームを用いた聴覚刺激では，すくみ足の頻度は減少し，歩行開始が円滑になった．しかし，歩幅は変化しなかった．

b．歩行補助具の利用

歩行器の使用による姿勢制御の管理では，すくみ足や小刻み歩行が改善しなかっ

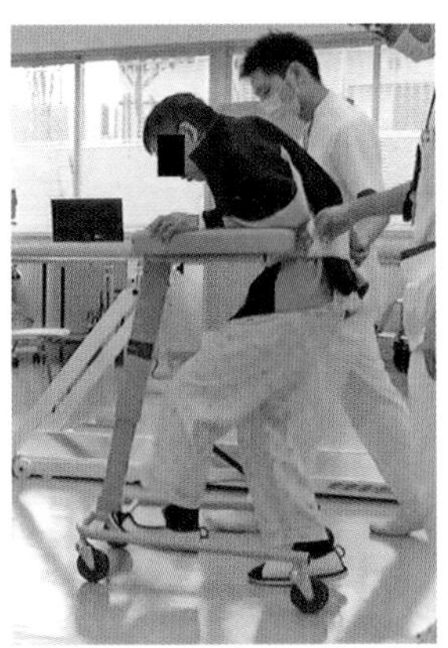

図６ 歩行器の使用

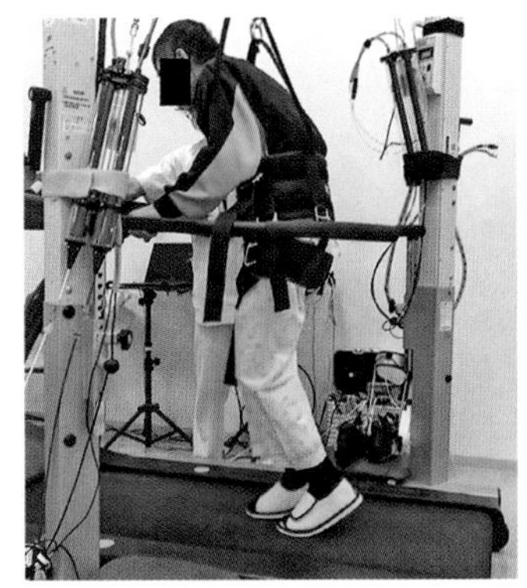
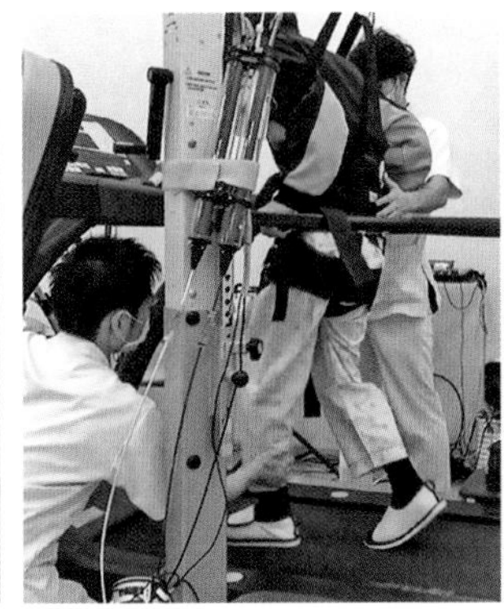
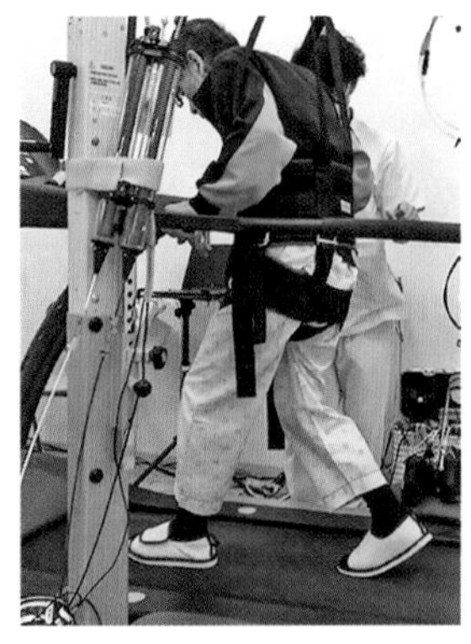

図７ 体重免荷トレッドミルトレーニング

た．一方，歩行器の支柱を接地位置の目標として振り出す位置を意識させると，即時的に歩幅が増加し，方向転換の場面でも効果的であった（**図６**）．

c. 体重免荷トレッドミル上での歩行練習

トレッドミル上で快適歩行速度であればすくみ足はほとんど認めなかったが，前屈姿勢が増強し，小刻み歩行は改善しなかった．一方，ハーネスによる転倒予防効果は高く，理学療法士が接地位置を提示するための介助は，患者が意図した過小な歩幅に気づきを促し，修正するのに有効であった（**図７**）．

（2）姿勢異常への対策

関節可動域練習，筋力強化練習，動的バランス機能の改善，肋木を使用しての立位練習（図８）

上肢を支持することで，容易に体幹・下肢の伸展による姿勢アライメントが調整できた．下肢の伸展を支持しての爪先立ちやスクワット，交互の下肢挙上運動の反復により，関節可動域の拡大と筋力強化練習が可能であった．体幹と下肢を伸展位で維持する練習後，歩行時の歩幅の増加を認めた．

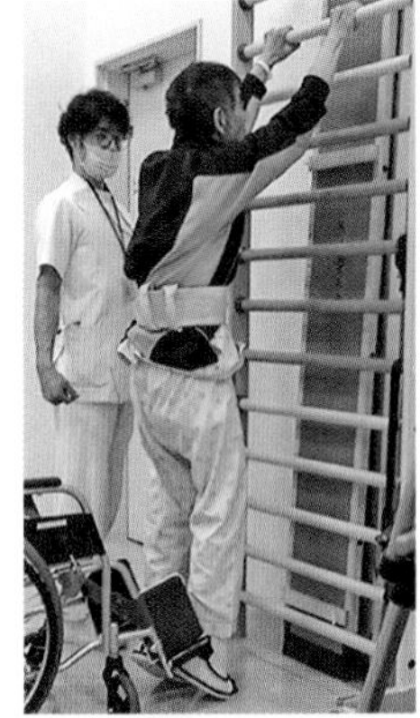
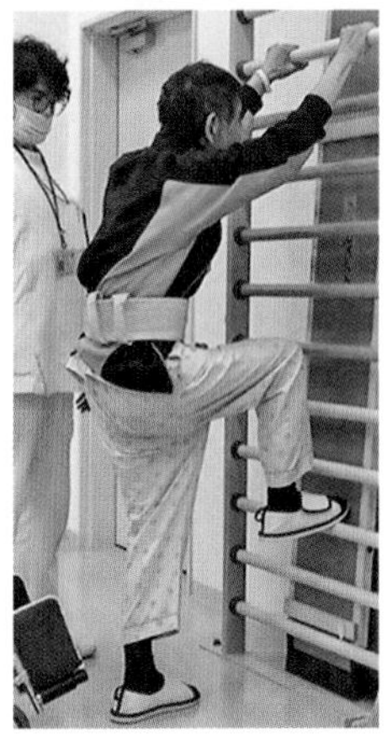

図８ 肋木を利用しての立位練習

■**引用文献**

1) Schenkman M, Butler RB：A model for multisystem evaluation treatment of individuals with Parkinson's disease. Phys Ther 1989；69（11）：932-43.
2) Goetz CG, Tilley BC, et al.：Movement Disorder Society-sponsored revision of the Unified Parkinson's Disease Rating Scale（MDS-UPDRS）：scale presentation and clinimetric testing results. Mov Disord 2007；22（1）：41-7.
3) Schoneburg B, Mancini M, et al.：Framework for understanding balance dysfunction in Parkinson's disease. Mov Disord 2013；28（11）：1474-82.
4) Schlenstedt C, Brombacher S, et al.：Comparison of the Fullerton Advanced Balance Scale, Mini-BESTest, and Berg Balance Scale to Predict Falls in Parkinson Disease. Phys Ther 2016；96（4）：494-501.
5) Tomlinson CL, Herd CP, et al.：Physiotherapy for Parkinson's disease：a comparison of techniques. Cochrane Database Syst Rev 2014；（6）：CD002815.
6) Hirsch MA, Iyer SS, et al.：Exercise-induced neuroplasticity in human Parkinson's disease：What is the evidence telling us? Parkinsonism Relat Disord 2016；22 Suppl 1：S78-81.
7) Frazzitta G, Maestri R, et al.：Intensive rehabilitation treatment in early Parkinson's disease：a randomized pilot study with a 2-year follow-up. Neurorehabil Neural Repair 2015；29（2）：123-31.
8) Keus SH, Bloem BR, et al.：Evidence-based analysis of physical therapy in Parkinson's disease with recommendations for practice and research. Mov Disord 2007；22（4）：451-60.
9) 長谷公隆編著：運動学習理論に基づくリハビリテーションの実践．第２版．医歯薬出版；2016.
10) McDonnell MN, Rischbieth B, et al.：Lee Silverman Voice Treatment（LSVT）-BIG to improve motor function in people with Parkinson's disease：a systematic review and meta-analysis. Clin Rehabil 2018；32（5）：607-18.

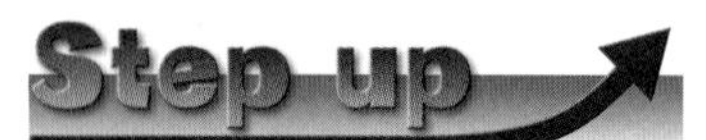

すくみ足に対する治療

すくみ足は，効果的な前方へのステップができなくなる症候で，転倒の主要なリスクファクターである．特に，歩行開始や方向転換に生じるすくみ足は日常生活に支障をきたす．すくみ足の治療アルゴリズムを図1[1]に示す．

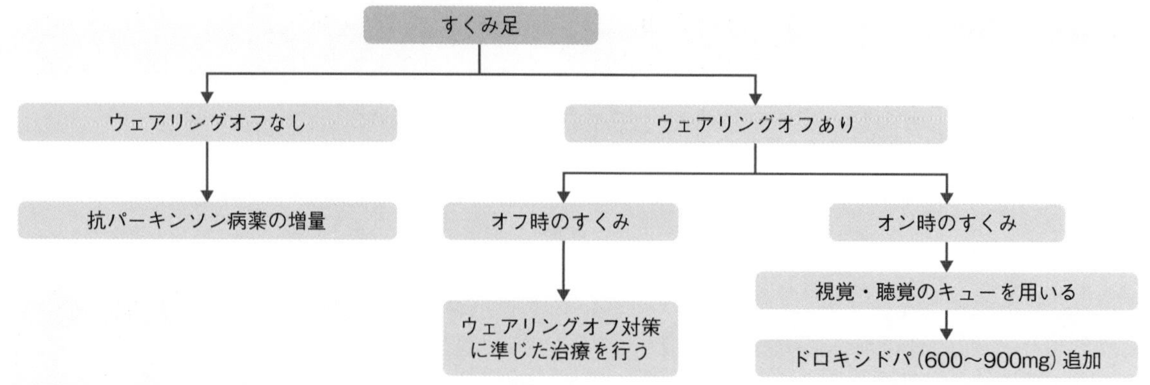

図1　すくみ足の治療アルゴリズム
（日本神経学会監：パーキンソン病診療ガイドライン 2018．医学書院；2018．p.189[1]）

LECTURE 20

1）薬物療法

パーキンソン病治療薬の用量不足や off 期に生じるすくみ足には，用量調節あるいは wearing off 現象への対策により off 期を短縮させる．

ドパミン補充療法に抵抗性のすくみ足に対しては，薬剤の調整後，外的手がかりを用いた理学療法が適用となる．

2）理学療法

(1) 歩き始め動作

歩き始め動作は，静止立位から運動プログラムを変換する課題であり，水平面上のすばやい重心移動にかかわる複数の構成要素を含む．振り出す準備として，足圧中心が一度遊脚側の下肢の後方に偏倚し，遊脚側の外転モーメントの増加と支持側の外転モーメントの減少とともに，身体重心が反対側（支持側）に誘導される．このとき，重力の作用線よりも足圧中心位置が後方に位置することで重心が前方へ移動する．この先行した運動により支持側の下肢での荷重と前方推進が促され，下肢の振り出しが可能となる．このような予測的姿勢制御が障害されているパーキンソン病患者では，すばやい振り出しが困難となる．

動作のタイミングを提示するために，カウントダウンや予告信号で動作開始に注意を向ける．支持脚へ十分に重心移動させるために，体幹・下肢を側方移動させる方法を指導する．また，静止立位で下肢を前後に開くと，両足部で形成される支持基底面が前後に拡大するため，予測的姿勢制御で要求される重心および足圧中心位置の後方への移動が容易になる．一歩足を引いてから前に出す動作は，歩き始めに前方の加速度を生じさせ，すくみ足の発現を軽減させる方法として用いられる．

(2) 方向転換動作

方向転換は，定常歩行から速度を変化させながら，重心を進行方向に偏倚させ，身体の分節運動が系列的に生じる動作である．方向転換に先行して，視線が移動し，下位のセグメントが頭部，胸郭，骨盤の順で回旋する．方向転換中には頭部と骨盤の回旋が分離し，重心を回転側に偏倚させる．パーキンソン病患者では，視線移動や頭部回旋が遅れ，方向転換中の頭部と骨盤の回旋が分離せず，かたまりとなって動き，内側の足ですくみが生じやすい．このような方向転換の障害に対しては，先行して頭部の回旋を意識させる戦略をとることで，分節的で系統的な回旋と重心の内側偏倚を誘導する．聴覚的手がかりは，すくみ足の頻度を軽減させるのに有効であるが，分節的な運動を誘導しない．

■引用文献

1）日本神経学会監：パーキンソン病診療ガイドライン 2018．医学書院；2018．p.189.

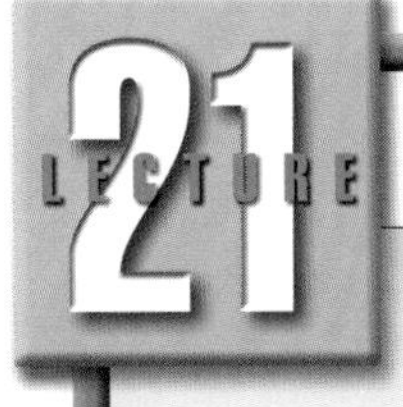

運動失調の病態

到達目標

- 運動失調の種類を理解する.
- 運動失調の症状について理解する.
- 運動失調の原因となる疾患について理解する.

この講義を理解するために

この講義では，運動失調に対する理学療法を実施していくうえで必要な疾患や病態の基本的な知識を理解します．最初に，小脳，脊髄，前庭迷路が障害されるとどのような失調症状が生じるかを解説し，それらに影響を及ぼす疾患とメカニズムについて学びます．運動失調は，脳の複数の部位や脊髄，末梢神経の機能障害によって引き起こされるため，運動失調の病態を理解するためには，それらの機能解剖や神経経路についても整理しておく必要があります.

運動失調の病態を学ぶにあたり，以下の項目をあらかじめ学習しておきましょう.

□ 小脳，脊髄，前庭迷路の解剖を復習しておく（Lecture 17，18 参照).

□ 小脳，脊髄，前庭迷路の機能を復習しておく（Lecture 17，18 参照).

□ 感覚の種類と体性感覚の経路を復習しておく（Lecture 3 参照).

□ 小脳，脊髄，前庭迷路と大脳の機能的連絡を復習しておく.

講義を終えて確認すること

□ 運動失調の種類と症状が理解できた.

□ 各部位が障害される疾患について理解できた.

□ 各部位の障害によって生じる失調症状の違いが理解できた.

講義

MEMO
運動の調節には，空間的，時間的および力の調節が重要になるため，どの要素が障害されているかを注意深く判断する必要がある．

1．概説

ヒトはなんらかの動作を行う場合，その運動は複数の筋肉や関節の動きが時間的・空間的に精密に調節されて円滑な動きとなる．これを協調運動という．運動失調とは，運動麻痺や筋力低下を認めない，あるいは軽症で，運動や姿勢保持などの協調運動が障害された状態をいう．協調運動には，末梢感覚器から，脊髄や大脳皮質などの中枢神経系への入力経路，情報処理を行う小脳と大脳基底核，大脳運動野から末梢，筋までの出力経路など，あらゆる場所がかかわっている．ヒトの運動や姿勢保持にかかわる感覚には，視覚，平衡感覚（前庭感覚），体性感覚（表在感覚，深部感覚，複合感覚）がある．これらの求心性の感覚情報と，大脳からの予測された運動情報が小脳で比較され，誤差を検出し，その結果をもとに運動のプログラムを随時修正することで協調運動が成り立つ．そのため，これらの部分に障害が生じると，臨床的な運動失調が生じる．

運動失調を引き起こす病巣によって，主に小脳性運動失調，感覚性運動失調，前庭性運動失調に分類される．深部感覚が正常であれば，小脳性または前庭性運動失調であり，深部感覚が障害されていれば，感覚性運動失調と判断する．

LECTURE 21

MEMO
ロンベルグ（Romberg）徴候
両脚を揃えて，爪先を閉じて立位をとり，身体の動揺を評価する．続いて，目を閉じた状態で身体がさらに動揺し倒れる場合に，ロンベルグ徴候陽性とする．

小脳性運動失調では体幹失調と四肢失調を呈すことがあるが，純粋な前庭性運動失調であれば，体幹失調を主徴とする．感覚性運動失調では視覚情報が遮断される閉眼時に揺れが大きくなるロンベルグ徴候陽性を示す．さらに感覚性運動失調は，表在感覚に障害がある末梢神経性と，表在感覚が正常である脊髄性に分けることができる（**図 1**）．ただし，広範囲の脳卒中や神経難病疾患である脊髄小脳変性症や多発性硬化症などにおいては，重症度や進行による新たな病巣の出現によって臨床症状が混在していることが多い．

2．小脳性運動失調

1）小脳の機能

小脳の機能分類

小脳の構造と機能
▶ Lecture 17 参照．

小脳は，前庭小脳，脊髄小脳，大脳小脳の 3 つの領域に分類される．小脳は，系統進化上この順番で拡張・発達してきたと考えられている．ただし，3 つの領域は便宜

気をつけよう！
図 1 はあくまでも一般的な分類である．種々の神経疾患や既往歴によって変化するため，この分類にとらわれすぎないように注意する．

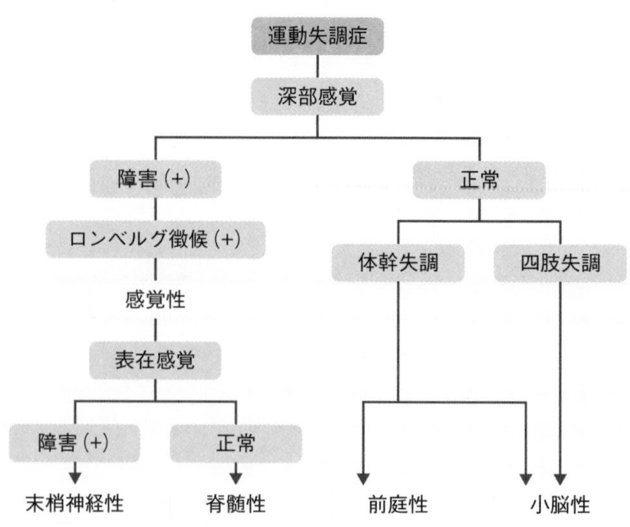

図 1　運動失調の分類

a. 小脳の外形

小脳虫部
小脳半球
下から見る
(Ⓐ→)
水平裂
片葉
第一裂
前葉
上から見る
(Ⓑ→)
後葉
水平裂
第一裂
(上・中・下)
小脳脚
(上)
(中)
(下)
前から見る
(Ⓒ→)
水平裂
片葉
第二裂
Ⓑ
Ⓒ
Ⓐ

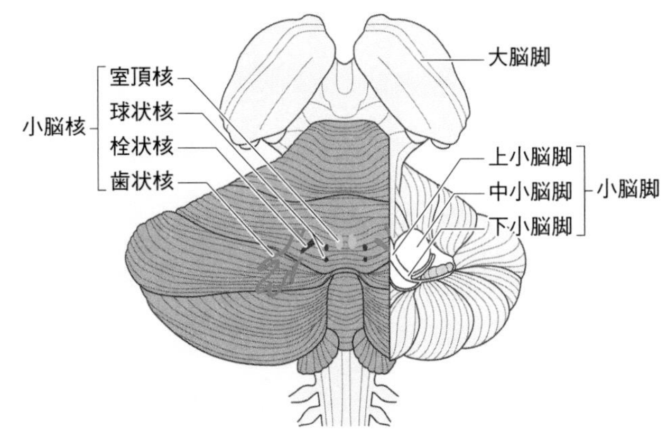

図２　小脳の解剖と機能
（辻 省次総編集，西澤正豊専門編集：アクチュアル 脳・神経疾患の臨床　小脳と運動失調—小脳はなにをしているのか．中山書店；2013．p.xii[1] をもとに作成）

的に境界線を引いて区分されているが，相互に部分的に重複した機能をもち，独立しているわけではない．小脳の髄質には両側で対を成す４つの小脳核があり，内側から室頂核，球状核，栓状核，歯状核の順に存在する（**図２**）[1]．

2）主症状

小脳症候は両側にみられることもあるが，片側性で，病巣の存在する側にのみ症候を呈することも多い．

（1）前庭小脳

小脳片葉・小節が障害されると，内側・外側前庭脊髄路を介した体幹や四肢の伸筋群の活動の障害によって，平衡障害や体幹失調が生じる．眼球運動障害の例として，前庭眼反射異常，方向固定性の前庭性眼振，滑動性追従眼球運動（スムーズパシュート）の異常，衝動性眼球運動（サッケード）の異常，眼球測定異常などがみられる．

（2）脊髄小脳

小脳皮質の虫部の損傷は，室頂核を介した脳幹網様体と外側前庭神経核への投射に障害が生じるため，体幹および四肢近位部のトルクの反応が遅れる．中間部の損傷は，中位核を介した外側皮質脊髄路と赤核脊髄路への投射に障害が生じるため，四肢遠位部の関節運動の制御が拙劣となる．そのため，小脳皮質または小脳核いずれの損傷においても，起立・歩行障害が生じる．

歩行では，転倒を防ぐために歩隔を大きくし，上肢を広げてバランスをとるような代償的な戦略が生じる（ワイドベース歩行）．歩行のリズムも崩れ，継ぎ足歩行は困難となる．また，静的姿勢である座位や立位時も常に体幹動揺が生じ，独力で姿勢を保持することが困難となる．体幹動揺は，開眼しているときから生じる（ロンベルグ徴候陰性）．

MEMO
球状核と栓状核を合わせて中位核という．

MEMO
- **滑動性追従眼球運動**
(smooth pursuit eye movement)
ゆっくり動く視覚対象を網膜中心窩で捉えて追う，対象の視覚入力を連続的に取り込むスムーズで緩やかな眼球運動のこと．
- **衝動性眼球運動**
(saccadic eye movement)
ある視覚対象から別の視覚対象に視線を急速に移動させる早い眼球運動のこと．
- **眼球測定異常**
(ocular dysmetria)
ある視覚対象に視線を移動するときに生じる測定異常（アンダーシュートまたはオーバーシュート）のこと．

ワイドベース歩行
(wide-based gait)

LECTURE 21

(3) 大脳小脳

小脳半球が障害されると，運動野，運動前野，赤核脊髄路への投射に障害が生じるため，各筋の協調運動が困難となり，以下の症状を呈する．

a. 運動の分解

小脳障害では，多関節の同時運動が困難となる（協働収縮不全）．このとき，運動の正確性，円滑性が失われ，複数の関節運動がバラバラに生じている状態を運動の分解という．例えば，上肢伸展位から示指で同側の耳に触れるように指示すると，示指の軌跡は一直線に耳に向かわず，三角形の二辺を通るように動いていく．

b. 振戦（企図振戦）

リーチ動作のような円滑な運動は，目標位置に対して主動筋により関節運動を加速させた後，到達前に拮抗筋により徐々に減速させることで生じる．小脳障害患者では，運動の目標軌道を予測するフィードフォワード制御の障害によって，主動筋の活動時間の延長と拮抗筋による減速が遅延する．このような目標位置を越える運動を繰り返すことで企図振戦が生じる．企図振戦は，視覚フィードバックが大きく関係するとも考えられている．目標に対するズレを修正しようとするときに，視覚フィードバックの処理と運動出力の遅延は120 msec程度あるため，企図振戦が増悪する場合がある．

c. 測定異常

小脳障害では，最初の主動筋の活動時間が延長し，拮抗筋の活動が遅延することでターゲットの位置からズレが生じる．目標まで達しない場合を測定過小，ターゲットより行きすぎている場合を測定過大とよぶ．

d. 反復拮抗運動不能

拮抗する2つの運動の開始と制動をすばやく切り換えることができず，目的遂行に不必要な運動を抑制することができない状態をいう．具体的には，手の回内，回外などを急速に繰り返すような反復動作を，速く正確に行うことができなくなる．

e. 筋緊張の低下

小脳障害による筋緊張の低下は，小脳から投射されているγ運動ニューロンの機能の低下が原因と考えられているが，病態機序の詳細は不明である．筋緊張の低下は，通常よりも運動の開始や停止を遅延させ（時間測定異常），運動が粗大となり測定過大を引き起こす．片側性小脳症状がある場合は，患側の被動抵抗が低下していることが確認できる．

f. 構音障害

構音筋の協調運動が困難となり，構音障害を呈する．構音障害の小脳の局在としては，右小脳半球（前葉）の内上側が同定されている．内上側のため，虫部や中間部と重複している可能性がある．爆発性言語，断綴性（だんてつせい）発語，不明瞭言語，言語緩慢がみられる．

3) 原因疾患

(1) 脳血管病変

脳血管病変が原因で生じる小脳性運動失調には，小脳梗塞，小脳出血，脳幹梗塞，視床血管病変がある．

a. 小脳梗塞，小脳出血

左右の椎骨動脈から後下小脳動脈へ，脳底動脈から前下小脳動脈と上小脳動脈へ分岐している（**図3**）．典型的な症状として，意識障害，悪心，嘔吐，頭痛，めまい，回転性めまい，眼振，構音障害，起立・歩行不能，運動失調（四肢，体幹）が出現する．

b. 脳幹梗塞

小脳は3つの小脳脚により中脳，橋，延髄と結合しているため，脳幹梗塞により著

MEMO

- **フィードフォワード（feed-forward）制御**

求心性感覚情報に頼らず，予測に基づいて運動を制御することをいう．小脳内に形成された内部モデルに基づいて運動を制御する．

- **フィードバック（feedback）制御**

求心性感覚情報に基づいて運動を制御することをいう．

LECTURE 21

MEMO

フィードフォワード制御の機能低下によって測定異常が生じる．

MEMO

反復拮抗運動不能という病態は独立したものではなく，協働収縮不能と筋緊張低下による時間測定異常が組み合わさったものであるとも考えられている．

MEMO

- **爆発性言語**（explosive speech）

急激な強さの変化のため，音が突然に強く発せられること．

- **断綴性発語**（scanning speech）

音の強さの変化が際立って強くなり，連続的な発音に際して，発音が刻まれるように聞こえること．

- **不明瞭言語**（slurred speech）

一音節から次の音節への転換がうまくいかず，区切りが不明瞭になること．

- **言語緩慢**（bradylalia）

発音が長引き，発語が全体として緩徐になること．

MEMO

小脳梗塞または小脳出血からの脳浮腫によって，第四脳室や中脳水道の通過障害による水頭症が二次的に生じることがある．

後下小脳動脈（posterior inferior cerebellar artery：PICA）
前下小脳動脈（anterior inferior cerebellar artery：AICA）
上小脳動脈（superior cerebellar artery：SCA）

明な運動失調が生じる場合がある．画像所見により，脳幹のどの部分に病変があるか確認して評価する．

c. 視床血管病変

小脳の情報は，視床（外側腹側核）を介して大脳皮質へ投射する．視床のこの部分が障害されると小脳性運動失調が出現する．その場合，失調性の片麻痺を呈することが多い．

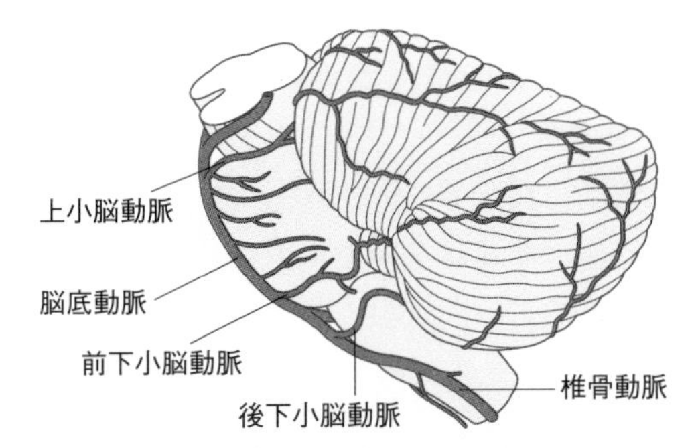

図3 小脳を支配する血管の走行

ここがポイント！
上小脳動脈は大部分の深部小脳核へ供給しているため，一般的に上小脳動脈領域の病変は後下小脳動脈領域と比較して運動失調が重症化しやすい．小脳の血管障害の画像診断では，どの部分の梗塞かを確認することは予後予測の一助となる．

外側腹側核
(ventral lateral nucleus：VL核)

(2) 脳腫瘍

小脳腫瘍は，全頭蓋内腫瘍の約5～10％を占めるが，小児では約20～30％と頻度が高い．成人の小脳腫瘍は転移性脳腫瘍が多く，他に星細胞腫，上衣腫，脈絡叢乳頭腫，血管芽腫などがあり，小児の小脳腫瘍は毛様細胞性星細胞腫，髄芽腫，上衣腫，脈絡叢乳頭腫など，さまざまである．また，脳幹部腫瘍や小脳橋角部腫瘍による小脳や小脳脚への圧迫により，小脳症状を呈する場合がある．

LECTURE 21

(3) 脊髄小脳変性症（図4）

脊髄小脳変性症とは，小脳を中心として脳幹，脊髄，大脳が侵される神経変性疾患であり，運動失調の他，パーキンソニズム，錐体路障害，末梢神経障害，認知症など，さまざまな症候を呈する症候群である[2]．分類としては大きく遺伝性と孤発性に分けられ，約1/3が遺伝性であり，約2/3が孤発性である．

脊髄小脳変性症
(spinocerebellar degeneration：SCD)

a. 遺伝性脊髄小脳変性症

日本における遺伝性脊髄小脳変性症の約90％以上が常染色体優性遺伝性，数％が常染色体劣性遺伝性であり，X連鎖性がまれに認められる．常染色体優性遺伝性脊髄小脳変性症のなかではMJD/SCA3，SCA6，DRPLA，SCA31の頻度が高く，4疾患で70～80％を占める．

MJD（Machado-Joseph disease；マシャド-ジョセフ病）
SCA（spinocerebellar ataxia；脊髄小脳失調症）
DRPLA（dentalorubral-pallidoluysian atrophy；歯状核赤核淡蒼球ルイ体萎縮症）

b. 孤発性脊髄小脳変性症

孤発性脊髄小脳変性症のうち，約2/3は多系統萎縮症であり，約1/3は皮質性小脳萎縮症である．多系統萎縮症は，臨床診断基準と画像診断に基づいて診断され，進行が速く，発症から3年で介助歩行，5年で車椅子移動，8年で寝たきり状態，9年で死亡と，生命予後は不良である．一方，皮質性小脳萎縮症は，小脳症候に限局され，家族歴がないにもかかわらず運動失調が生じている人に対して診断され，機能予後，生命予後は比較的良好である．多系統萎縮症は，以前まで小脳症状，錐体外路症状，自

多系統萎縮症
(multiple system atrophy：MSA)
皮質性小脳萎縮症
(cortical cerebellar atrophy：CCA)

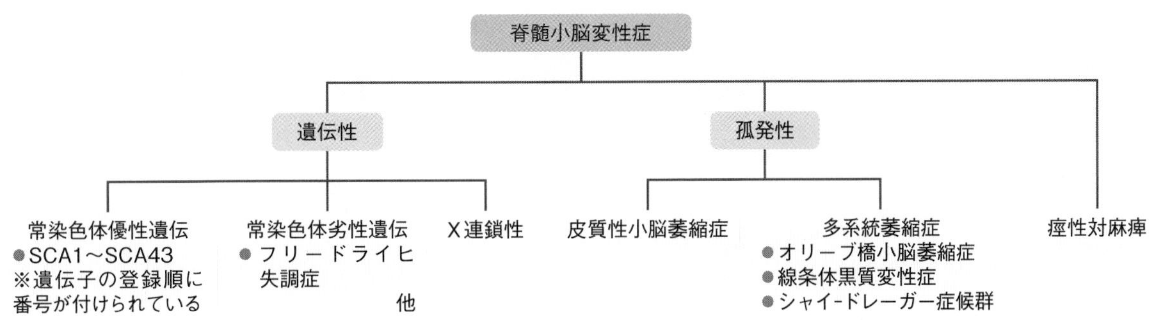

図4 脊髄小脳変性症のフローチャート

律神経障害と発病期に強く障害される部位によって分類されていたが，病期の進行とともに三症候の重複が認められるようになるため，すべて多系統萎縮症としている．

(4) その他

小脳性運動失調の原因疾患には，多発性硬化症，副腎白質ジストロフィー，外傷，薬物中毒（特に抗てんかん薬による），急性アルコール中毒，甲状腺機能低下症，ウェルニッケ脳症などがある．

MEMO
痙性対麻痺
(spastic paraplegia)
遺伝性疾患が多いことから，家族性痙性対麻痺(familial spastic paraplegia：FSP）あるいは遺伝性痙性対麻痺（hereditary spastic paraplegia：HSP）とも称される．運動失調は呈さず，両下肢の強い痙性を主徴とする．

ウェルニッケ（Wernicke）脳症

LECTURE 21

3. 感覚性運動失調

MEMO
感覚性運動失調は，細かく脊髄性運動失調と末梢神経性運動失調に分けられる．

1) 感覚入力の経路

感覚性運動失調は，脊髄後索を上行する深部感覚の伝導路の障害により生じる．深部感覚を伝える線維は，後根入口部から同側の後索に入り，脊髄内を上行し，延髄下部被蓋にある核で二次ニューロンに連絡する．上肢は，脊髄後索の外側に位置する楔状束をとおり，延髄の楔状束核に達する．下肢は，脊髄後索の内側に位置する薄束をとおり，薄束核に達する．そこから交差して体側の内側毛帯をとおり，視床の後外側腹側核で三次ニューロンに連絡し，頭頂葉の中心後回に到達する（図5）．

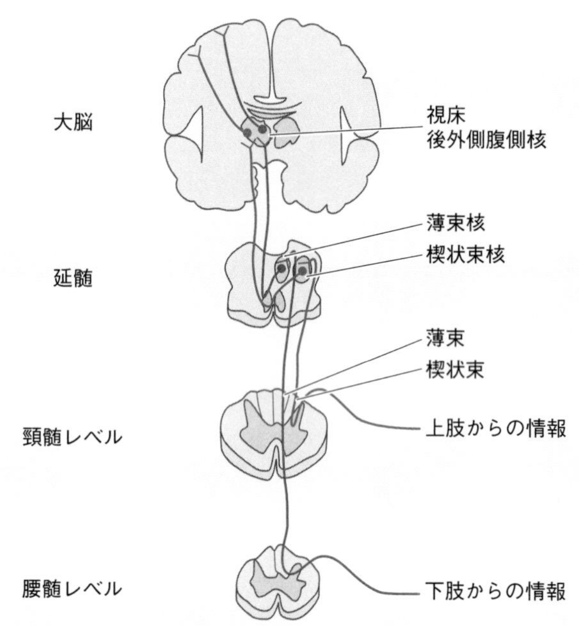

図5　意識にのぼる深部感覚の経路

後外側腹側核
(ventral posterolateral nucleus：VPL 核)

2) 主症状

意識にのぼる深部感覚（固有感覚）の障害により，フィードバック性の随時運動の制御が困難となり，視覚情報の代償によって運動が調整される．そのため，ワイドベース歩行や動揺性歩行，偽性アテトーゼがみられる．末梢性では，表在感覚の低下や四肢遠位部に重度な深部感覚の低下，深部腱反射の低下，消失を認める．

MEMO
偽性アテトーゼ
手指伸展位のまま上肢回内位で前方挙上をさせると，開眼時には姿勢を保持することができても，閉眼すると手指がゆっくりバラバラに動くアテトーゼ様不随意運動のこと．

3) 原因疾患

脊髄性では，脊髄腫瘍，変形性頸椎症，脊髄空洞症，多発性硬化症，その他（代謝性疾患，感染，変性疾患，中毒）などが代表的な疾患である．その他，脊髄小脳変性症の劣性遺伝疾患のフリードライヒ失調症で，脊髄後索症状が生じる．

末梢神経性では，多発性神経炎，ギラン-バレー症候群，単神経炎，シェーグレン症候群，糖尿病性ニューロパチー，慢性炎症性脱髄性ポリニューロパチー，ビタミン B_{12} 欠乏症などがある．

フリードライヒ（Friedreich）失調症
ギラン-バレー（Guillain-Barré）症候群
シェーグレン（Sjögren）症候群

4. 前庭性運動失調

1) 前庭迷路（図6）

前庭器官の末梢受容体は，三半規管で回転加速度刺激を受容し，ここからの求心系は前庭神経核を介して，小脳片葉，小節に入力する．この経路のどの部分が障害されても前庭性運動失調が生じる．

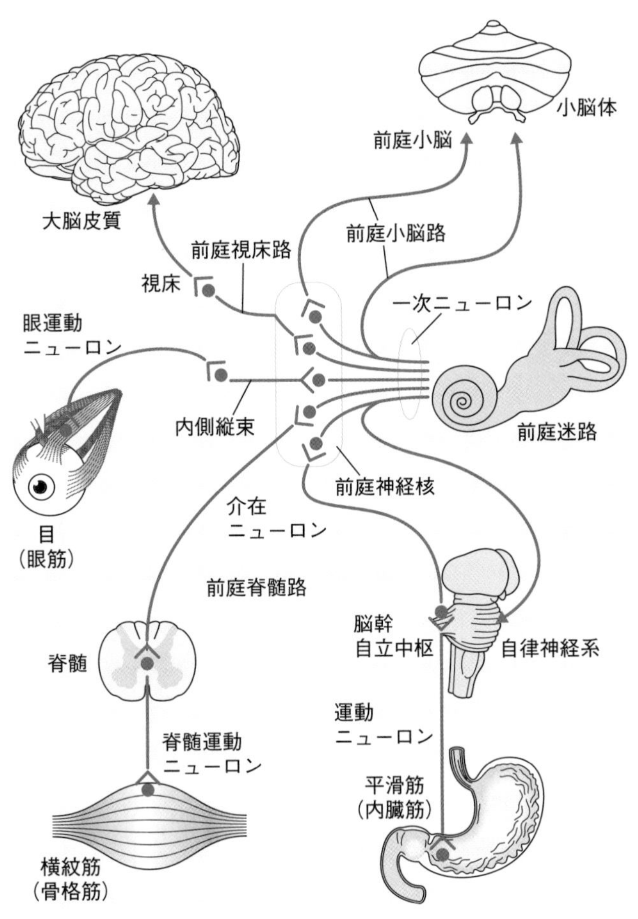

図６　前庭迷路

ここがポイント！
前庭小脳路は，さまざまな器官との連絡が近いため，ここが損傷すると，めまいや眼球運動障害の併発がよくみられる．離床する際は注意を要する．

2）主症状

迷路障害によって平衡反応や立ち直り反応，前庭動眼反射が障害される．平衡感覚のフィードバック制御による迷路性筋緊張の異常は，上肢や歩行の偏倚現象として現れる．前庭性運動失調は，一側性と両側性に症状の出現を認める．一側性では，主に患側への偏倚が特徴であり，立位や歩行時に閉眼させると患側に向かって倒れそうになる．両側性においては，左右差がある場合を除いて一側性の偏倚はみられない．

前庭障害による偏倚現象は視覚による補正があるため，閉眼により異常はより明瞭となる．運動失調を視覚の代償によって制御することにおいては脊髄性と同様であるが，閉眼時にゆっくりとした身体動揺の増大が生じる点において，脊髄性の運動失調症状とは異なる．

3）原因疾患

末梢前庭または前庭神経障害（前庭神経炎，メニエール病，感染性髄膜炎，膠原病，中毒など），中枢神経系障害（多発性硬化症，脳幹梗塞，脳幹部腫瘍，小脳腫瘍，脳動脈瘤，高血圧性橋出血など）が代表疾患である．

メニエール（Ménière）病

5．その他の運動失調

1）大脳性運動失調

症状は小脳性運動失調と近似して区別しにくいが，病巣とは反対側に症状が出現する．発症機序として証明されたものはなく，概念のはっきりしない症候であるが，大脳皮質-小脳ループの障害によって生じるといわれている．前頭葉病変や頭頂葉病変，一側の上下肢に不全麻痺があり，麻痺の要素を除いても明らかな小脳性の運動失調を

MEMO
頭頂葉病変による運動失調には２つのタイプがあり，１つ目はいわゆる位置の感覚が損なわれたことで起こる感覚性運動失調（proprioceptive または sensory ataxia）とよばれるタイプで，２つ目は運動麻痺や他覚的な感覚障害を認めず，小脳性運動失調との区別が難しい pseudocerebellar ataxia とよばれるタイプである．

LECTURE 21

表 1　脊髄小脳変性症に対する薬物療法

症状		薬物療法
運動失調		甲状腺刺激ホルモン（プロチレリン注射薬，タルチレリン内服薬）
痙縮		抗痙縮薬，ボツリヌス毒素注射薬
パーキンソニズム		抗パーキンソン病薬（レボドパ，ドパミンアゴニスト） 筋弛緩薬
自律神経障害	起立性低血圧	ドロキシドパ，ミドドリン
	排尿障害	抗コリン薬（蓄尿障害） コリンエステラーゼ阻害薬，α_1 ブロッカー（排出障害）

運動失調不全片麻痺（ataxic hemiparesis）

呈する運動失調不全片麻痺などがあるといわれている．原因疾患として，脳血管障害，硬膜下血腫，頭部外傷があげられる．

2）視覚性運動失調

眼球運動障害や空間失認のない視覚制御下での物体の把握動作の障害は，視覚性運動失調とよばれる．注視下（中心視野）で対象物を手でつかむことができない視覚性運動失調（optische ataxie：OA）と，周辺視野のみで対象物をつかむことが困難である視覚性運動失調（ataxie optique：AO）を区別する必要がある．前者はバリント症候群の一部であり，病巣は背側視覚経路がある両側頭頂後頭葉に存在することが多い．原因疾患として，脳血管障害，腫瘍，外傷，低酸素脳症などがあげられる．

LECTURE 21

MEMO
バリント（Bálint）症候群
精神性注視麻痺，視覚性注意障害，視覚性運動失調の三症候から成る症候群である．

6．運動失調の原因となる疾患に対する主な治療法

1）小脳性運動失調

小脳梗塞，小脳出血に対しては，一般的な脳血管障害の治療に準じて，外科的治療や保存的治療を選択することが多い．ただし，第四脳室や中脳水道の通過障害による水頭症により，シャント術を実施する場合もある．小脳腫瘍に関しては，腫瘍の悪性度や大きさによって，外科的治療や放射線療法，化学療法が選択される．

脊髄小脳変性症に対しては確立した治療法はないが，遺伝子治療や核酸治療など先端医療の実用化に向けて基礎研究が行われている．そのため，現時点では対症療法としての薬物療法が主体となる（**表 1**）．その他，ニューロモジュレーションとして，経頭蓋磁気刺激，経頭蓋直流電気刺激を用いた非侵襲的脳刺激法がある．刺激位置は，小脳や小脳と関連が強い大脳皮質に対して行うことが多い．効果はさまざまであるが，今後の研究により，リハビリテーションと併用することで効果が高まる可能性も考えられる．

MEMO
ニューロモジュレーション（neuromodulation；神経調節）
磁気や電気などを利用したデバイスを用いて神経組織を刺激し活動に干渉する方法．

経頭蓋磁気刺激（transcranial magnetic stimulation：TMS）
経頭蓋直流電気刺激（transcranial direct current stimulation：tDCS）

2）感覚性運動失調

脊髄腫瘍に関しては，腫瘍の悪性度や大きさによって，外科的治療や放射線療法，化学療法が選択される．その他の疾患においても，原疾患の治療方針に従い，外科的治療や薬物療法が行われる．

3）前庭性運動失調

内耳炎や末梢神経炎などの炎症性の疾患に関しては，ステロイド療法が行われる．

■引用文献

1）辻 省次総編集，西澤正豊専門編集：アクチュアル 脳・神経疾患の臨床　小脳と運動失調―小脳はなにをしているのか．中山書店；2013．p.xii．
2）日本神経学会・厚生労働省「運動失調症の医療基盤に関する調査研究班」監：脊髄小脳変性症・多系統萎縮症診療ガイドライン 2018．
https://neurology-jp.org/guidelinem/sd_mst/sd_mst_2018.pdf

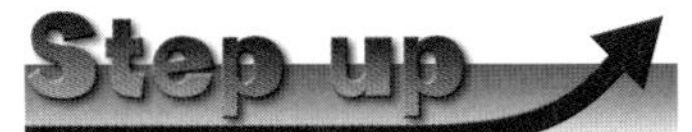

小脳と大脳の線維連絡

小脳半球は，大脳皮質との脳幹の核を介して入出力があり，大脳皮質と強力なネットワークを構築しているため，小脳損傷患者に対するリハビリテーションでは，小脳半球の障害により生じる運動失調が治療対象となる．加えて，動作を獲得するためには，運動失調の他に運動学習障害と高次脳機能障害をふまえたアプローチも重要である．

1）運動学習における小脳の役割

運動学習では，感覚情報を処理し，運動制御様式を形成していく過程で，運動課題の特性に応じて利用される神経回路が異なる（図 1）[1]．特に，小脳は課題実行時に生じる誤差（エラー）を検出して修正するエラー学習と位置づけられている．「意図した運動」と「実行した運動の結果」の誤差を検出し，その誤差を修正して適切な運動を行うようにはたらきかける教師の役割を果たすため，“教師あり学習”ともいわれる．そして，小脳は運動課題により学習した短期の運動記憶を小脳皮質に，長期の運動記憶は小脳核に保存するといわれている．運動学習のメカニズムを図 2[1] に示す．運動皮質からの運動指令は，錐体路を介して出力され（図 2①），同時にその運動指令の信号が橋核を介して小脳半球にコピーされ（efference copy；図 2②），運動モデルが記憶される（フォワードモデル〈forward model〉）．この事前に予測された結果に関する感覚情報（図 2③）と，実際の運動の結果に関する感覚情報（図 2④）が下オリーブ核で比較され，誤差が同定されると誤差信号（error signal）が登上線維を介して小脳にフィードバックされる（図 2⑤）．記憶されていた運動モデルはここで更新され，視床を介して運動皮質にフィードバックされるとともに，赤核脊髄路を介して運動制御に影響する．

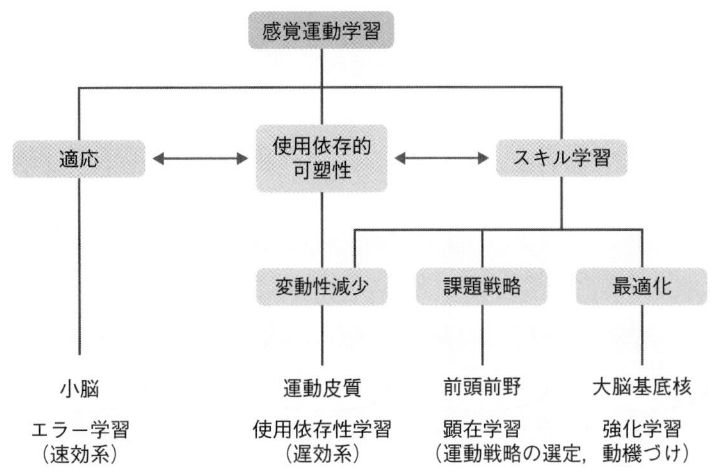

図 1 感覚運動学習
（長谷公隆編著：運動学習理論に基づくリハビリテーションの実践．第 2 版．医歯薬出版；2016．p.2-61[1]）

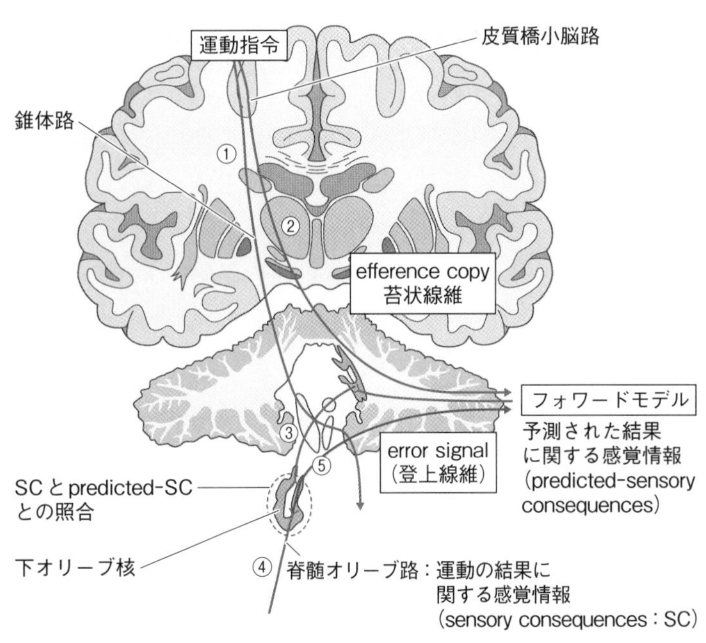

図 2 小脳での運動学習
（長谷公隆編著：運動学習理論に基づくリハビリテーションの実践．第 2 版．医歯薬出版；2016．p.2-61[1] をもとに作成）

このようなエラー学習の仕組みが，小脳半球および小脳核の損傷により損なわれる可能性が高い．つまり，小脳性運動失調患者が歩行や基本動作などの機能を再獲得するためには，理学療法士がエラー学習の障害を認識し，課題設定や環境調節を実践する必要がある．

2) 小脳と高次脳機能障害

小脳は，視床を介して前頭前野とネットワークを形成している．大脳皮質からの出力は，脳幹の橋核と下オリーブ核でシナプスを形成し，橋核から苔状線維が，下オリーブ核から登上線維が小脳へ投射する．小脳皮質で処理された情報はプルキンエ細胞へ集まり，小脳皮質から歯状核と中位核が視床を介して大脳皮質へ出力する．一方，小脳は頭頂葉や側頭葉と間接的な機能的結合があるため，大脳の広範囲の情報処理に関与しており，小脳の損傷によって高次脳機能障害が生じる．

古くは小脳障害に起因する遂行機能障害，言語障害，空間性障害，人格障害の四症状を主症状とする病態として小脳性認知情動症候群（cerebellar cognitive affective syndrome：CCAS）という概念が提唱されていた（図 3）[2]．遂行機能障害，言語障害，空間性障害は小脳の第Ⅶ小葉以降の新小脳の障害で，人格障害は虫部の障害によって生じる．しかし，高次脳機能障害が小脳障害によるものか，大脳皮質障害によるものかを区別することは困難であり，小脳性認知情動症候群の機序はいまだ明確にされていない．小脳障害に対するリハビリテーションでは，高次脳機能障害を考慮した課題設定が必要である．

小脳障害に関連する高次脳機能障害による生活指導の定着率の低下や，人格障害による病識の欠如，トレーニングの拒否などの問題は，課題の達成に大きな影響を与える．また，小脳障害に対するリハビリテーションのアウトカム研究や科学的根拠に基づいた医療（evidence-based medicine：EBM）において，精神症状を有する患者は除外されてきた背景があり，小脳障害患者に一定の効果がある運動課題を実践してもうまくいかない場面にしばしば直面する．そのため，臨床場面では，運動失調と高次脳機能障害の側面から運動学習を進める必要がある．

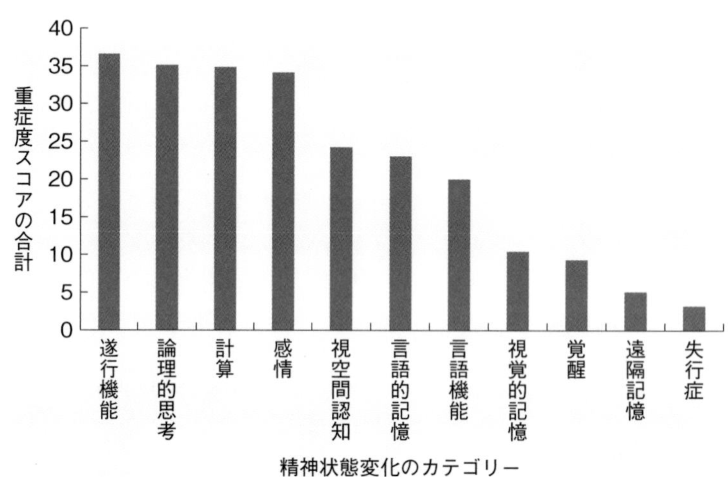

図 3　小脳病変を有する患者 20 人における精神状態変化のカテゴリー別重症度スコア
（Schmahmann JD, Sherman JC：Brain 1998；121〈Pt 4〉：561-79[2]）

■引用文献

1）長谷公隆編著：運動学習理論に基づくリハビリテーションの実践．第 2 版．医歯薬出版；2016．p.2-61.
2）Schmahmann JD, Sherman JC：The cerebellar cognitive affective syndrome. Brain 1998；121（Pt 4）：561-79.

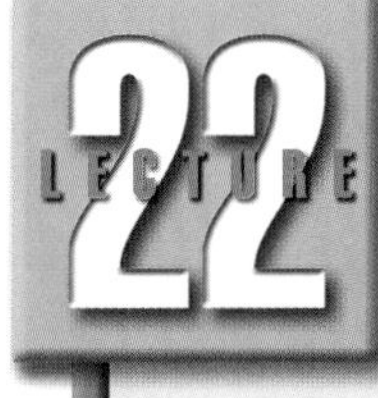

運動失調に対する理学療法とその実際

到達目標

- 運動失調に対する評価方法を理解する.
- 評価方法の内容とその意味を理解して，適切に実施できる.
- 運動失調の各種症状に対する理学療法を理解する.
- 理学療法の目的を理解し，適切なプログラムを立案できる.

この講義を理解するために

この講義では，運動失調に対する理学療法に必要な評価とその目的について学習します．運動失調は転倒やADL（日常生活活動）制限に対して大きく影響を及ぼす症状のため，評価から得られた内容に合わせて理学療法プログラムを立案することが非常に重要になります．そのため，原因疾患や症状，予後を把握する必要があります．また，純粋な運動失調は，運動麻痺や筋力低下を認めることはありませんが，臨床症状では，これらを認めることがあります．効果的な理学療法を提供するためには，原因が何かを見極める必要があるため，運動失調だけでなく，中枢疾患の基本的評価についても整理しておく必要があります．

運動失調に対する理学療法を学ぶにあたり，以下の項目をあらかじめ学習しておきましょう．

- □ 小脳，脊髄，前庭迷路の解剖を復習しておく（Lecture 17，18 参照）．
- □ 小脳，脊髄，前庭迷路の機能を復習しておく（Lecture 17，18 参照）．
- □ 小脳，脊髄，前庭迷路と大脳の機能的連絡を復習しておく．

講義を終えて確認すること

- □ 運動失調に対する評価の目的，種類が理解できた.
- □ 運動失調に関連する評価が理解できた.
- □ 評価内容から運動失調患者に対する問題点の抽出方法が理解できた.
- □ 運動失調に対する理学療法について理解できた.

1．理学療法評価

運動失調に対する理学療法を実践するために，患者の基本動作，ADL（日常生活活動）で問題となる運動失調の症状や重症度に加え，関連する機能障害を評価する．多様な症候を呈する運動失調が生活機能に及ぼす影響を評価するために，国際生活機能分類に基づいて問題点を整理する．目的とするADLの獲得を阻害する運動失調のどのような症候（心身機能・身体構造）が原因となるのかを明確にすることは，介入方法を決定するうえでも重要である．加えて，安全な移動動作やADLを獲得するための補装具の適用や環境調整などを検討する．

1）機能評価

（1）運動失調

四肢運動失調に対する検査の種類と方法を**表1**に示す．

定量的評価スケールとしては，脊髄小脳変性症に対してはICARSが使用される．点数が高いほど運動失調の重症度が高く，評価時間に10～15分程度を要する．また，簡便に評価できるSARA（**表2**）[1]もよく使用される．SARAは8項目から構成され，評価時間が4～5分と短い．また，SARAはICARSやバーセルインデックスと高い相関がある．

表1　四肢運動失調の検査

失調の徴候	検査	方法	評価のポイント
協働収縮不全 振戦 測定異常	鼻指鼻試験	患者は示指を自分の鼻先に当て，次にその指で検者の指先と，患者の鼻先を交互に触れる．検者の指の位置は，患者の示指が肘を伸ばしてちょうど届く位置として，1回ごとに位置を変え，速度を変えるように指示し，これに応じるかをみる	速度 正確さ 円滑さ 運動分解の有無 測定過大/過小 振戦の頻度と振幅
	指鼻試験	腕を伸ばした位置から自分の鼻先に触れる．最初は開眼で行い，次に閉眼で行って変化を確認する	
	膝打ち試験	座位にて，自分の膝を片側ずつ，手掌と手背で交互にすばやく叩く．最初はゆっくりと，次第に速度を増して行う	
	足趾手指試験	臥位にて，患者は母趾で検者の示指に触れる．患者が膝を曲げて到達できる位置とし，1回ごとに位置を変えて行い，反応をみる	
	踵膝試験	臥位にて，片側の踵で他側の膝に触れ，踵を向こう脛に沿ってまっすぐに下降し，足背に達したら，もとの位置に戻る．これを反復する	
	向こう脛叩打試験	片側の踵を他側の向こう脛の10 cm上にあげ，足趾を天井に向けて，反復して向こう脛を叩く	
測定異常	arm stopping test	臥位にて，腕を伸ばした位置から示指で自分の耳に触れる	測定過大/過小
	線引き試験	1枚の紙に10 cm間隔の2本の平行な縦線を引いておく．患者はこの縦線間に直行するように横線を左から右に引く	
反復拮抗運動不能症	手回内・回外試験	上肢を前方に挙上し手掌を上に向ける．できるだけ速く手の回内・回外を繰り返す	正確さ 速度 ペース
	foot pat	足底が床につくような姿勢の座位にて，踵をつけたまま足関節を背屈し，できるだけ速く足底で床を軽く叩く動作を行う	

ADL（activities of daily living；日常生活活動）

国際生活機能分類
（International Classification of Functioning, Disability and Health：ICF）

脊髄小脳変性症
（spinocerebellar degeneration：SCD）

ICARS
（International Cooperative Ataxia Rating Scale；国際協調運動評価尺度）
▶『神経障害理学療法学Ⅰ 第2版』巻末資料・表4参照．

MEMO
SARA
（Scale for the Assessment and Rating of Ataxia）
言語障害は構音障害と失語症に分けられる．

ここがポイント！
四肢運動失調の検査
検査の動作を速く行うことが，フィードフォワード制御が障害される小脳性運動失調の評価では重要である．検査の動作をゆっくり行うと，フィードバック制御も用いるため，運動失調が目立たない場合がある．

バーセルインデックス
（Barthel index：BI）
▶『神経障害理学療法学Ⅰ 第2版』Lecture 8・表3参照．

MEMO
向こう脛叩打試験
踵膝試験を行えない理解の難しい患者にも実施できる．

表2　SARA（Scale for the Assessment and Rating of Ataxia）

1）歩行	2）立位	5）指追い試験	6）鼻-指試験
以下の2種類で判断する．①壁から安全な距離をとって壁と平行に歩き，方向転換し，②帰りは介助なしで継ぎ足歩行（爪先に踵を継いで歩く） 0：正常．歩行，方向転換，継ぎ足歩行が困難なく10歩より多くできる（1回までの足の踏み外しは可） 1：やや困難．継ぎ足歩行は10歩より多くできるが，正常歩行ではない 2：明らかに異常．継ぎ足歩行はできるが10歩を超えることができない 3：普通の歩行で無視できないふらつきがある．方向転換がしにくいが，支えはいらない 4：著しいふらつきがある．時々壁を伝う 5：激しいふらつきがある．常に，1本杖か，片方の腕に軽い介助が必要 6：しっかりとした介助があれば10mより長く歩ける．2本杖か歩行器か介助者が必要 7：しっかりとした介助があっても10mには届かない．2本杖か歩行器か介助が必要 8：介助があっても歩けない	被検者に靴を脱いでもらい，開眼で，順に①自然な姿勢，②足を揃えて（親趾同士をつける），③継ぎ足（両足を一直線に，踵と爪先に間を空けないようにする）で立ってもらう．各肢位で3回まで再施行可能，最高点を記載する 0：正常．継ぎ足で10秒より長く立てる 1：足を揃えて，動揺せずに立てるが，継ぎ足で10秒より長く立てない 2：足を揃えて，10秒より長く立てるが動揺する 3：足を揃えて立つことはできないが，介助なしに，自然な肢位で10秒より長く立てる 4：軽い介助（間欠的）があれば，自然な肢位で10秒より長く立てる 5：常に片方の腕を支えれば，自然な肢位で10秒より長く立てる 6：常に片方の腕を支えても，10秒より長く立つことができない	被検者は楽な姿勢で座ってもらい，必要があれば足や体幹を支えてよい．検者は被検者の前に座る．検者は，被検者の指が届く距離の中間の位置に，自分の人差し指を示す．被検者に，自分の人差し指で，検者の人差し指の動きに，できるだけ速く正確についていくように命じる．検者は被検者の予測できない方向に，2秒かけて，約30cm，人差し指を動かす．これを5回繰り返す．被検者の人差し指が，正確に検者の人差し指を示すかを判定する．5回のうち最後の3回の平均を評価する 0：測定障害なし 1：測定障害がある．5cm未満 2：測定障害がある．15cm未満 3：測定障害がある．15cmより大きい 4：5回行えない	被検者は楽な姿勢で座ってもらい，必要があれば足や体幹を支えてよい．検者はその前に座る．検者は，被検者の指が届く距離の90％の位置に，自分の人差し指を示す．被検者に，人差し指で被検者の鼻と検者の指を普通のスピードで繰り返し往復するように命じる．運動時の指先の振戦の振幅の平均を評価する 0：振戦なし 1：振戦がある．振幅は2cm未満 2：振戦がある．振幅は5cm未満 3：振戦がある．振幅は5cmより大きい 4：5回行えない
スコア	スコア	スコア　右　　左 平均（右＋左）/2	スコア　右　　左 平均（右＋左）/2

3）座位	4）言語障害	7）手の回内・回外試験	8）踵-すね試験
開眼し，両上肢を前方に伸ばした姿勢で，足を浮かせてベッドに座る 0：正常．困難なく10秒より長く座っていることができる 1：軽度困難，間欠的に動揺する 2：常に動揺しているが，介助なしに10秒より長く座っていられる 3：時々介助するだけで10秒より長く座っていられる 4：ずっと支えなければ10秒より長く座っていることができない	通常の会話で評価する 0：正常 1：わずかな言語障害が疑われる 2：言語障害があるが，容易に理解できる 3：時々，理解困難な言葉がある 4：多くの言葉が理解困難である 5：かろうじて単語が理解できる 6：単語を理解できない．言葉が出ない	被検者は楽な姿勢で座ってもらい，必要があれば足や体幹を支えてよい．被検者に，被検者の大腿部の上で，手の回内・回外運動を，できるだけ速く正確に10回繰り返すよう命じる．検者は同じことを7秒で行い手本とする．運動に要した正確な時間を測定する 0：正常．規則正しく行える．10秒未満でできる 1：わずかに不規則．10秒未満でできる 2：明らかに不規則．1回の回内・回外運動が区別できない，もしくは中断する．しかし10秒未満でできる 3：きわめて不規則．10秒より長くかかるが10回行える 4：10回行えない	被検者をベッド上で横にして下肢が見えないようにする．被検者に，片方の足を上げ，踵を反対の膝に移動させ，1秒以内ですねに沿って踵まで滑らせるように命じる．その後，足を元の位置に戻す．片方ずつ3回連続で行う 0：正常 1：わずかに異常．踵はすねから離れない 2：明らかに異常．すねから離れる（3回まで） 3：きわめて異常．すねから離れる（4回以上） 4：行えない（3回ともすねに沿って踵を滑らせることができない）
スコア	スコア	スコア　右　　左 平均（右＋左）/2	スコア　右　　左 平均（右＋左）/2

項目5～8は，原疾患以外の理由により検査自体ができない場合は5とし，平均値，総得点に反映させない．

（Schmitz-Hübsch T, et al.：Neurology 2006；66〈11〉：1717-20[1]）

LECTURE 22

(2) 筋緊張

小脳性運動失調では，筋緊張の低下による四肢運動時の近位部の安定性および抗重力位での体幹の安定性の低下が生じる．一方，上位運動ニューロン障害を伴う運動失調では痙縮が生じる場合もあるため，modified Ashworth Scale（MAS）を用いて筋緊張の亢進を評価する．

modified Ashworth Scale（MAS）
▶ Lecture 24・表 8 参照.

(3) 感覚

感覚障害の部位と協調運動障害が生じている部位が一致していれば，感覚性運動失調と判断できる．感覚性運動失調であれば，視覚による代償で協調運動が改善されるため，開眼時と閉眼時で協調運動に差が生じる．一方，感覚障害がないにもかかわらず協調運動障害が生じている部位は，小脳性運動失調であると判断できる．

前庭障害では，平衡反応や立ち直り反応が障害されるため，姿勢変化時や歩行時の頭部や体幹の傾斜を観察する．前庭と小脳の連絡による障害であれば，平衡感覚障害に加えて体幹失調が生じる．

(4) 筋力

通常，運動失調では筋力低下は生じないが，運動失調により ADL レベルが低下している場合は，廃用性筋力低下が考えられるため，病歴や介入前の ADL レベルを把握し，徒手筋力テストを用いて筋力を評価する．定量的に筋力を評価するときは，ハンドヘルドダイナモメータを用いる．筋緊張の低下により随意運動開始の遅れる時間測定異常が存在する場合には，適切なタイミングでの筋力発揮が困難となる．このような患者では，筋力が維持されていたとしてもパフォーマンスが低下する可能性がある．

徒手筋力テスト（manual muscle testing：MMT）

LECTURE 22

(5) 関節可動域

多系統萎縮症など錐体外路症状を伴う運動失調では，パーキンソニズムによる筋強剛が生じる．また，大脳病変による運動失調では，錐体路症状として痙縮が生じることがある．これらを考慮し，四肢と体幹の関節可動域制限や柔軟性を評価する．

筋強剛
▶ Lecture 19 参照.

(6) 眼球運動

小脳性または前庭性運動失調では，注視方向性眼振，滑動性追従眼球運動，視運動性眼振，前庭動眼反射障害が併発する．眼球運動障害が生じると，移乗や歩行などの動的な運動における頭と眼球運動の協調運動が低下し，動作時の転倒リスクが増大する．そのため，眼振などの眼球運動障害が生じる動作や頭部運動の方向を聴取し，注意深く観察する．

滑動性追従眼球運動（smooth pursuit eye movement）

MEMO
小脳片葉から前庭神経核への出力（制御）障害により眼球運動障害が生じる．ただし，脳幹との重要な接続のために臨床症状だけでは脳幹病変と小脳病変を区別できない．

(7) 構音障害

小脳性疾患では，言語の音を作る動作（構音）に障害が生じる．通常会話が爆発性，断綴性，あるいは不明瞭となる失調性構音障害では，いわゆる「ろれつが回っていない」ような話し方となる．

2) 基本動作の評価

起き上がり，座位保持，立ち上がり，立位保持，歩行などの動作のうち，転倒リスクが高く，介助が必要になる動作については詳細に評価する．運動失調がある患者では，起立，着座，歩行時の方向転換などの動的な運動で転倒リスクが高まる．

(1) 起き上がり

小脳性運動失調患者は，腕組みをした背臥位からの起き上がり動作では，下肢が挙上し，頭部の挙上が不十分で起き上がることが困難となる（図 1）．また，座位姿勢へ移行する際に前方へ

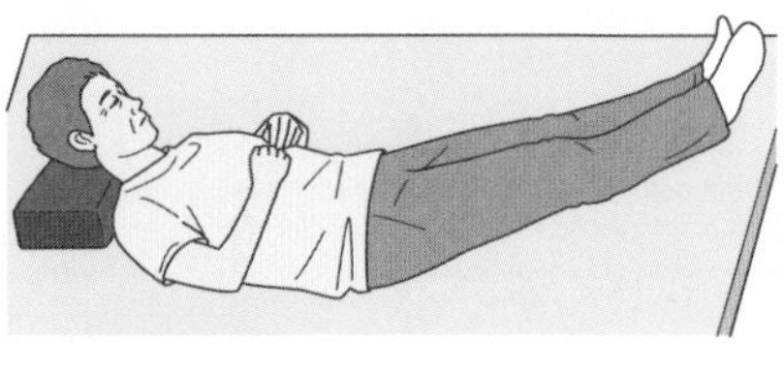

図 1　協働収縮不全があるため起き上がりが困難な症例
特に障害側の下肢の挙上が大きい．

MEMO
協働収縮とは，運動を行う際にさまざまな動きが一定の順序，調和を保って組み合わされていることをいう．

の重心移動が不足し，後方に転倒して起き上がりに失敗することも多い．

(2) 座位

ベッドに深く腰かけ，足部を床から浮かせた座位姿勢によって評価する．膝を開き，両手をベッドについて保持している場合，膝を閉じて腕組みをさせると体幹の動揺が出現する場合，体幹失調陽性と判断する．体幹失調の程度を標準化する検査として，古くから躯幹協調試験が利用されることが多い[2)]．また，外乱に対する応答や，リーチ動作時の協調性を評価する．

(3) 立ち上がり

立ち上がり動作は，前方重心移動（屈曲運動）と，上方重心移動（伸展運動）の相に分けられる．前方重心移動相で股関節の屈曲が不十分となり，後方へ転倒しやすい．後方への不安定性を代償するために，膝窩部を座面に押し当てることが多い（**図 2**）．一方，前方重心移動を促すために十分に屈曲させても，上方重心移動相への切り替えの開始が遅延して不安定になることが多い．

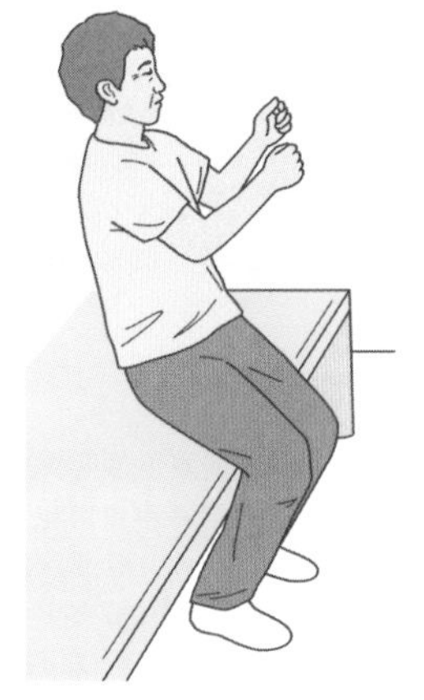

図 2　前方への重心移動が不十分で立ち上がりが困難な症例

(4) 立位

静的姿勢制御は，支持基底面や協調運動の難易度の調整によって評価する．足を揃えるように命じ，支持基底面を縮小させると全身が不規則に動揺する．動揺が明らかでない場合は，さらに足部の回内・回外の協調運動が求められる継ぎ足へ肢位を変更する（マン試験）．閉脚立位と継ぎ足は両脚での立位であるが，側方の不安定性が異なる．感覚性運動失調患者や前庭性運動失調患者が，視覚的代償によって立位バランスを調整しているときには，閉眼などで視覚情報が遮断されると身体の動揺が増大する．しかし，前庭性運動失調では，感覚性運動失調と異なり，ゆっくりとした動揺が増大する．一方，小脳性運動失調では，視覚情報によるバランス調整が困難な場合が多い．

動的姿勢制御は，リーチ動作時の協調性や外乱に対する応答などを評価する．動的な立位場面では，体幹の安定性に加えて，下肢の関節による協調的な制御が可能か観察する．

(5) 歩行

運動失調患者は，重心を安定させるために，足を大きく開いたワイドベース歩行や，酔った状態のような酩酊歩行（よろめき歩行）などが認められる．歩隔の短縮や継ぎ足（タンデム）歩行で動揺の増大が観察されるかを評価する．一側性の障害であれば，損傷側へ転倒することが多い．直線歩行だけでなく，方向転換時の動揺も評価する．

3) ADL の評価

バーセルインデックスと機能的自立度評価法が用いられる．体幹と下肢の運動失調患者は，移動，排泄，入浴において制限されることが多い．

4) 高次脳機能，精神機能の評価

小脳障害に起因する遂行機能障害，言語障害，空間性障害，人格障害の四症状を主症状とする病態として，小脳性認知情動症候群（CCAS）という概念が提唱されている[3)]．これらの症状は，運動学習や ADL の自立に影響するため個別的に評価する必要がある．

2. 理学療法の実際

1) 運動失調に対するトレーニング

運動失調に対する理学療法介入は，2 つの基本方針から成る．一つは運動軌跡の逸脱や加速度変化に対する同時収縮のような内的代償による運動制御戦略の構築，もう一つは補助具を用いた外的代償による運動制御における自由度の調整である．

MEMO

マン（Mann）試験

後ろ足の爪先と前足の踵をつけて，両足を一直線上に並べて姿勢を保持する平衡機能検査法の一つである．

MEMO

感覚性運動失調患者の歩行

どの程度足を上げているかを知覚することが困難となるため，足を高く持ち上げて，前に急に放り出し踵を強く床に叩きつけて歩くことが特徴である．

MEMO

ADL の評価

バーセルインデックスは評価項目が少なく簡便であるが，運動能力のみを反映しており，わずかな変化を検出しにくい．機能的自立度評価法（functional independence measure：FIM）は 13 の運動項目と 5 つの認知項目があり，評価に時間を要するが，バーセルインデックスよりも小さな変化を検出することができる．両者ともに点数が高ければ自立度が高い．

小脳性認知情動症候群（cerebellar cognitive affective syndrome：CCAS）

▶ Lecture 21・Step up 参照．

MEMO
リハビリテーションにおけるエラー
安定した運動を維持・継続できない誤りや問題のこと．例えば，立位保持時に不規則な体幹動揺は「エラー」として認知される．

ここがポイント！
感覚性および前庭性運動失調患者では，学習障害が併発する可能性は低いが，難易度が高すぎると適切な運動パターンを学習することが困難となるため，難易度の調整は必要である．

体重免荷トレッドミルトレーニング (body weight supported treadmill training：BWSTT)

足圧中心 (center of pressure：COP)

中枢パターン発生器 (central pattern generator：CPG)

LECTURE 22

ここがポイント！
重錘負荷は，動作速度の影響を考えて調整する．速い動作であれば，重いほうが制動がかかることを頭に入れておこう．

後効果 (after effect)

固有受容性神経筋促通法 (proprioceptive neuromuscular facilitation：PNF)

MEMO
視覚フィードバックを利用すると，最終目標までの精度は向上するが，動作が遅くなり，円滑さが低下することがある．

フレンケル (Frenkel) 体操

小脳性運動失調患者では，学習障害が併発しやすいため，理学療法士が難易度（患者が処理可能なエラー）を調整する．具体的には，「広いから狭い」支持基底面（両脚支持から片脚支持など）で，「遅いから速い」運動を，「低いから高い」重心位置で行うよう課題を設定する．

(1) バランストレーニング

運動失調の重症度を考慮して，初期では重心を低い位置から徐々に高い位置に，つまり四つ這い，座位，膝立ち，立位，継ぎ足，片脚立位など，徐々に難易度を上げてバランストレーニングを行う．難易度を上げる過程では，支持基底面内での身体の運動制御が可能かに着目する．

(2) 歩行トレーニング

失調歩行の課題特異的アプローチとして，体重免荷トレッドミルトレーニング（BWSTT）が行われる．BWSTT は，免荷量や速度などで難易度を調整でき，高頻度でトレーニングできる．

歩行可能な運動失調患者では，通常より速く歩くと，歩容や重心移動，足圧中心の軌跡の変化などが改善する．速い歩行（意識させない歩行）は，脊髄を含む下位レベルの中枢パターン発生器によって制御され，運動を円滑にすると考えられている．ただし，リズムや速度の変化，方向転換などは，小脳や大脳など上位レベルでの調節が関与するため，不安定になりやすい．

(3) 感覚情報の付与

a. 重錘負荷法

上肢では 200～400 g，下肢では 300～800 g，体幹では 1 kg の重錘バンドを装着する．ただし，関節の肢位，運動の範囲や速度を考慮し，標的動作を達成するために必要な負荷量を決定する．重錘がもたらす物理的負荷により多関節運動を制御しながら固有感覚入力を増加させ，意識下では大脳による運動制御を行わせ，誤差信号として処理しながら学習を進めるのに有効である．

b. 弾性緊縛帯装着法

失調による筋緊張の低下がある患者に対して，圧迫によって物理的に筋を緊張させ，感覚入力を増大させる方法である．感覚性運動失調に対しては，表在感覚の入力としても用いられる．また，近位関節や体幹への装着によって自由度を下げ，関節運動や体幹の安定性を高めながら，遠位関節の運動や基本動作練習などを展開する．圧迫により筋固有感覚の求心性活動および筋緊張が高められると，圧迫除去後も後効果が持続する場合がある．

c. 固有受容性神経筋促通法

徒手による抵抗によって固有感覚受容器に刺激を与えて，神経筋機構の反応を促通する手技である．小脳性運動失調の主動筋と拮抗筋間の不均衡に対する神経再教育に用いられる．手技に熟練が必要なため，自主練習ができない．

d. 視覚フィードバック，聴覚フィードバックの入力

運動失調患者は，フィードフォワード制御と体性感覚情報に基づいたフィードバック制御が困難な場合があるが，視覚情報や聴覚的リズムなどの外在的なフィードバックによって運動の修正が可能となる場合がある．一方，視覚情報への依存は，体性感覚によるフィードバック制御の学習効果を抑制する可能性があるため，徐々に視覚的代償を減少させることが重要である．

フレンケル体操は，主に固有受容感覚の障害による運動失調に対して考案された運動で，運動の複雑さ，運動のリズム，運動の速度，視覚情報による代償によって運動の難易度を段階的に高めることができ，小脳性運動失調に対しても適用される．単純

でゆっくりとした運動から複雑で速い運動への移行によって，運動の自由度を管理しながら，固有感覚や視覚によって運動を認知させることができる．

e．バイオフィードバックでの動作練習

運動時の表面筋電図や足圧中心の外在的フィードバックによって，バランス機能の改善が期待できる．運動失調患者に対して，外在的フィードバックを利用することで，運動軌跡の正確さや課題の目標を明確化することができる．

表面筋電図
(surface electromyography：sEMG)

MEMO
- 内在的フィードバック
本人が実施した運動による視覚や体性感覚から得る感覚情報である．
- 外在的フィードバック
外部から人為的に与えられる情報であり，理学療法士のハンドリングや口頭による動作指示がこれにあたる．

2）関節可動域運動

運動失調に合併する筋強剛，痙縮，不動による関節拘縮に対して，目的とする動作に必要な筋の柔軟性や関節可動域を向上させる必要がある．

3）筋力増強トレーニング

運動失調を同時収縮により制御しながら，目標とする動作を達成するために，主動筋と拮抗筋の筋力および筋力バランスは重要である．特に，拮抗筋が低緊張である場合には，筋力が発揮されるまでの時間が延長しやすく，運動の減速が遅延し企図振戦や測定異常が生じる．そのため，基本動作の獲得や維持のために，四肢および体幹の筋力強化は重要である．

4）基本動作トレーニング

運動失調患者の起き上がり，起立，着座動作においては，体幹や四肢近位部の不安定性による四肢遠位部の過剰な出力が生じ，動揺が大きくなる．その場合には，体幹や四肢近位部の徒手による固定や弾性包帯による圧迫で安定性を高めながら動作練習を進める．また，ハンドリングは動作の安定化とともに，適切な筋収縮のタイミングを誘導する．これら基本動作トレーニングは，介助量の減少，支持基底面の狭小化，軟らかい接地面など段階的に難易度を上げながら進める．

5）補装具や歩行補助具の適用

股関節装具や短下肢装具などの下肢装具は，外的代償として自由度を制限する目的で使用され（**図3**），協調運動が損なわれた関節に対して，安定した動作を獲得させる．また，歩行器などの歩行補助具は，免荷と支持基底面の拡大の観点から支持性と安定性を向上させ，介助を加えると運動速度を調整しやすい．重度運動失調歩行に対して，安全な移動手段の獲得のために，一定以上の速度が出ないように設定された制動つき歩行器の適用を考慮する．

MEMO
自由度の制限
動作時にコントロールする関節を減少させること．

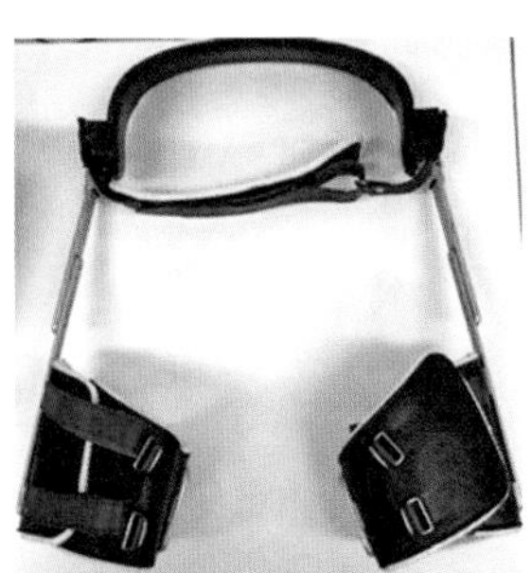

図3　股関節装具
股関節の内転・回旋運動を制限することで，歩行時の支持や振り出しを容易にし，動的バランスを向上させる．

6）ADL トレーニングと環境調整

小脳は外部環境の変化に適応する能力にかかわるため，小脳性運動失調患者は練習場面で可能な動作が，病棟内や自宅では不安定になりやすい．そのため，自宅での環境を再現した段差や手すりの位置などでの ADL トレーニングが必要である．また，運動失調患者において，居住環境を改善することは最も即時的効果が期待できる．理学療法士は，転倒に注意しながら，日常生活での運動の機会が確保できるよう環境を調整する．

3．症例提示

1）概要

60 歳代前半，男性．右小脳出血．悪心と意識障害の症状があり，緊急搬送された．CT にて右小脳虫部から半球部にかけて広範囲の出血とともに脳幹圧迫と脳室縮小を認めたため，同日に開頭血腫除去術を施行した（**図4**）．発症 6 日目から理学療法介入となるが，発症 13～18 日目に敗血症のため中断された．19 日目から理学療法を再開した．発症 21 日目には集中治療管理が終了した．発症 26 日目から積極的な歩行トレーニングを開始した．右上下肢の小脳性運動失調によるバランス障害を主体とする歩行障害を呈していた．

MEMO
敗血症（sepsis）
感染により惹起された全身性炎症反応．制御不能な宿主反応により，生命維持を脅かす臓器障害が生じる．

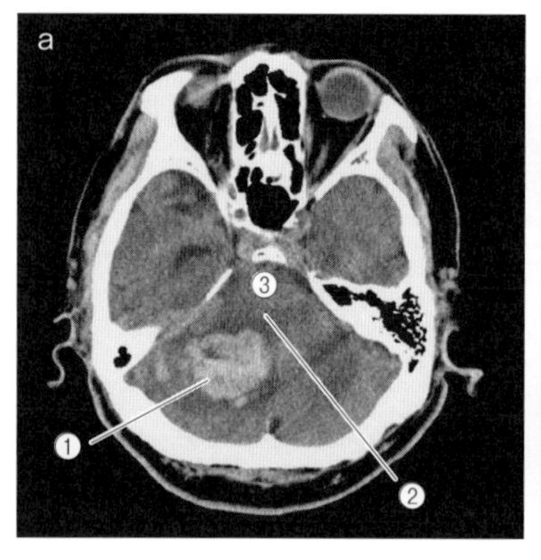

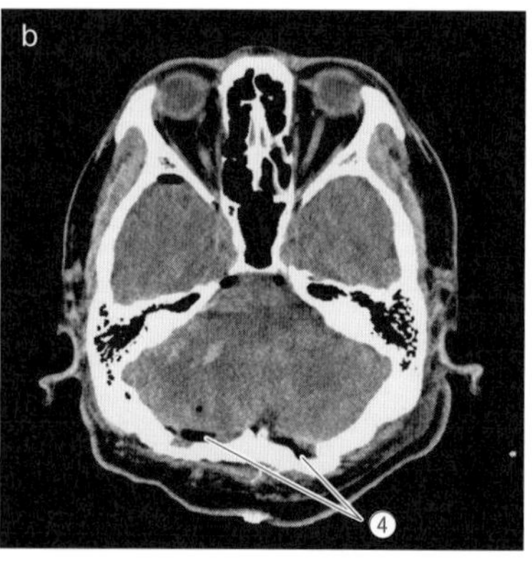

図 4　発症日の頭部 CT

a：術前；右小脳半球に広範囲の出血を認め（①），第四脳室（②）と脳幹（③）の圧排を認める．右小脳半球と小脳虫部を中心とした失調症状が出現することが予測される．

b：術後（開頭血種除去術後）；血腫は除去されており，第四脳室や脳幹の圧排は改善されている．術後の影響と考える軽度の気脳症（④）を認める．

ここがポイント！
画像所見と臨床症状を合わせて確認することで，機能障害がどこまで及んでいるか考える必要がある．

2）理学療法評価

初期（術後 6〜7 日目）の理学療法評価の結果を**表 3** に示す．右優位の両側性運動失調症状が特徴的なバランス障害により，基本動作全般に介助を要した．

歩行トレーニングを術後 26 日目から開始したが，運動失調の程度は変化がなく，介助があってもほとんど歩行困難であった．

3）統合と解釈

（1）国際生活機能分類（ICF）を用いた介入初期の問題点の抽出

問題点を抽出するため，ICF を用いて全体像を把握した（**図 5**）．

（2）症状と予後予測

右小脳虫部から半球にかけて，広範囲の出血と開頭血腫除去術後の脳浮腫により，めまい，右上下肢の運動失調，体幹失調に加えて，左上下肢の軽度運動失調を認める．右小脳半球によるエラー学習の障害は，同側上肢の巧緻動作や歩行時の下肢の接地や振り出しなど，拮抗筋によるすばやい切り換え動作を困難にすると考えられる．

一般的に，脳出血による脳浮腫は 1〜2 週間後にピークを迎え，1 か月後に改善する．よって，左上下肢の運動失調は，脳浮腫の軽減とともに早期（1 か月以内）に改善すると予測される．右小脳損傷による高次脳機能障害への影響はなく，動作を安定させるための代償手段を用いた ADL の自立は可能と考えた．

（3）本人の希望

安定して歩きたい．

気をつけよう！
意識レベルが低下している場合は，評価の正確性が失われるため，評価前には，必ず意識レベルを確認すること．

調べてみよう
眼球運動の評価方法について調べてみよう．

気をつけよう！
新しく発生した機能障害か，すでにあった機能障害かを把握するために，既往歴や発症前の ADL を確認する必要がある．

MEMO
小脳の損傷により言語障害や高次脳機能障害が発生する．詳細な評価が必要と判断した場合は，作業療法士や言語聴覚士と連携して情報を共有する必要がある．

表 3　症例の理学療法初期評価

意識レベル		JCS：Ⅰ-1
バイタルサイン		問題なし
コミュニケーション		理解良好，従命可能
関節可動域		制限なし
感覚		表在，深部感覚ともに鈍麻なし
筋力（MMT）		上下肢ともに 4〜5 レベル
眼球運動		方向固定性の前庭性眼振（＋），姿勢変化時にめまい（＋）
協調性（SARA）29.5/40	1）歩行	8：介助があっても歩けない
	2）立位	6：常に片方の腕を支えても，10 秒より長く立つことができない
	3）座位	4：ずっと支えなければ 10 秒より長く座っていることができない
	4）言語障害	2：言語障害があるが，容易に理解できる
	5）指追い試験	右 3，左 2（平均 2.5）
	6）鼻-指試験	右 3，左 2（平均 2.5）
	7）手の回内・回外試験	右 3，左 1（平均 2）
	8）踵-すね試験	右 3，左 2（平均 2.5）
基本動作	寝返り	修正自立
	起き上がり	修正自立
	起立	重度介助
FIM		Total：31/126，運動：22/91，認知：9/35

JCS：Japan Coma Scale，MMT：徒手筋力テスト，SARA：Scale for the Assessment and Rating of Ataxia，FIM：機能的自立度評価法．

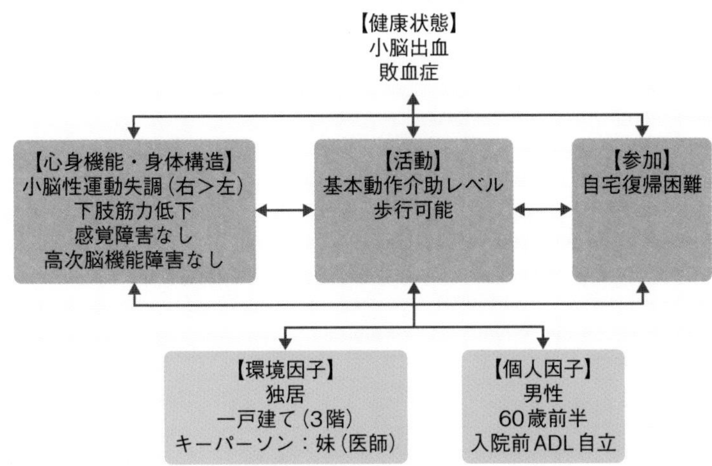

図5　初回評価における国際生活機能分類（ICF）の概要

(4) 目標設定

予後予測に基づき，基本動作と移動能力の向上による自宅退院を目標とした．立位や歩行の安定性を獲得するとともに，独居であることを考慮して，自宅環境の整備や公的サービスの導入が必要となる．

- **短期**（1か月）：基本動作の獲得と屋内移動に向けた立位姿勢の安定．
- **長期**（6か月）：安全な移動手段の獲得による自宅生活の自立．

4) 理学療法プログラム

(1) 基本方針

運動失調を認知させ，めまいが生じないように頭部と体幹の揺れを減少させた課題特異的アプローチによる高頻度のトレーニングを適用する．小脳によるエラー学習の障害を考慮して，すばやい四肢運動時の動揺に対して，物理的負荷により多関節の運動を制御しながら段階的に難易度を上げることが運動課題となる．

さらに，術後の敗血症治療の安静期間による廃用性筋力低下，運動耐容能の改善を目的として，立位や歩行などの全身性の運動を積極的に取り入れる．

(2) 離床における注意点

脳血管障害による脳血流自動調節能の破綻を考慮して，運動時のバイタルサイン（特に血圧）の変化に十分に注意する．めまい症状による気分不良は頻発するため，急激な姿勢（頭位）変化を避け，離床の際にはゆっくりとした動作から開始する．

(3) 歩行トレーニング

患者は「立っていることが怖い」「脚を動かすことはもっと怖い」と訴え，恐怖心が強かったため，歩行トレーニングの動機づけとして，恐怖心のコントロールが必要であった．最初は，免荷式歩行リフトを用いて管理すべき荷重量を減少させ，重心動揺範囲を減少し，立位制御の難易度を下げた．次に，足部に重錘を負荷し，遊脚の制御の難易度を下げた．歩行開始後の表面筋電図を用いて，拮抗筋の制御パターンの変化を評価した（**図6**）．

5) 経過

歩行トレーニング開始時は，高頻度のトレーニングを実現するために，免荷式歩行リフトを用いた．過度なサポートによって姿勢制御を妨げないように，免荷量や上肢の支持を段階的に減少させ，徐々に身体の動揺（エラー量）を増加させた（**図7**）．

歩行開始3週後には，右上下肢の重度な運動失調が残存していたにもかかわらず，監視下で歩行が可能となった．SARAの四肢協調性項目では，右は変化がなかった

試してみよう
評価をするときは，ICFを活用して症例の現状を整理してみよう．

LECTURE 22

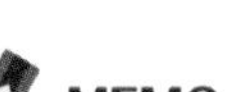
MEMO
脳血流自動調節能
全身の血圧が変化しても脳血流を一定に保とうとする機構のこと．脳血管障害の急性期では，この調節機能が破綻するため，血圧低下による脳血流低下が生じ，意識レベルが低下する．

MEMO
免荷式歩行リフト
リフトで身体を吊り上げているため，患者がバランスを崩しても転倒のリスクが軽減できる．トレッドミルとは異なり，地上での歩行トレーニングにおける負荷量を調整できる．

MEMO

表面筋電図(surface electromyography：sEMG)

筋細胞(筋線維)から発生する活動電位を可視化できる機器である．侵襲がなく，簡単に計測可能で，動作における筋活動を定量的に評価できる．

調べてみよう

健常者歩行の筋活動パターンを調べておこう．

試してみよう

表面筋電図を測定することで，観察だけでは得られない情報が入手できるため，実際に測定してみよう．

LECTURE 22

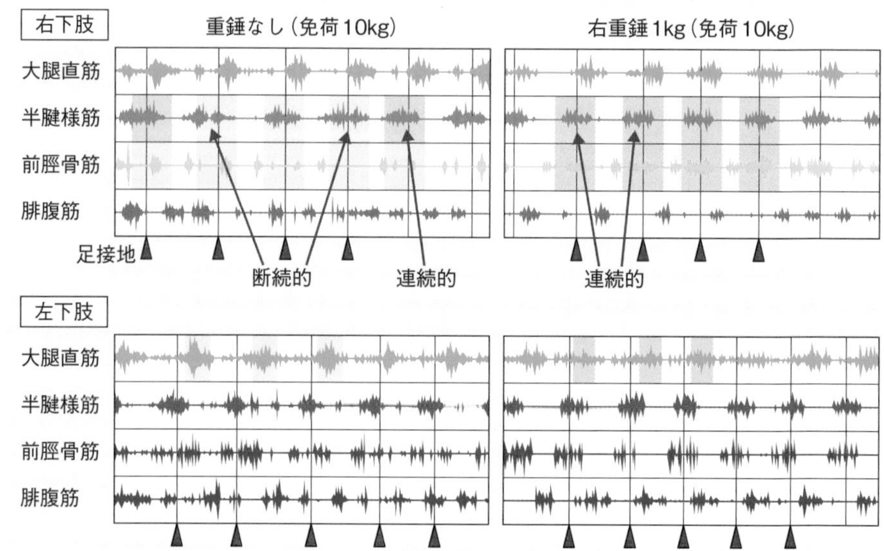

図6　表面筋電図を用いた歩行時の下肢制御の変化

ピンクは良筋活動パターン，ブルーは不良筋活動パターンのもの．

下肢協調運動障害に対する重錘の効果は，遊脚後期において下肢を後下方へ減速させるように運動を誘導し，半腱様筋の連続的で安定した筋活動を促通することにより示された．右下肢接地の安定化とともに，左立脚期の大腿直筋の過剰な筋活動も軽減した．

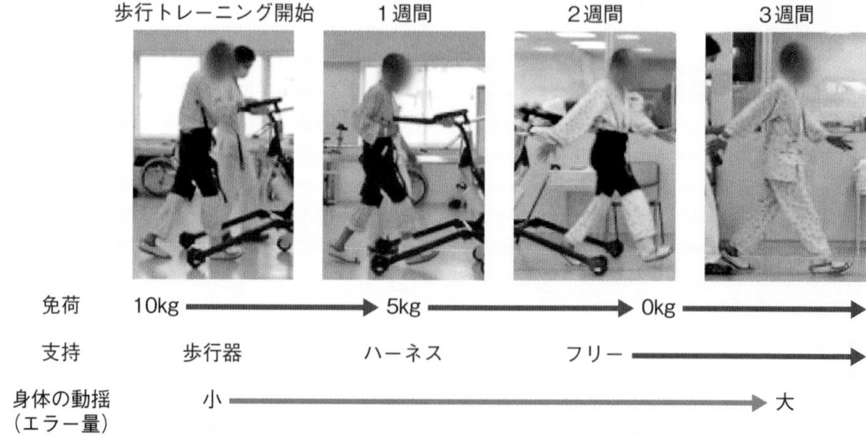

図7　歩行トレーニングにおける段階的な難易度の調整

が，左は0に改善した．機能的自立度評価法の運動項目スコアは57/91，認知項目スコアは31/35に増加し，病棟内ADLが改善した．歩行開始4週後に回復期リハビリテーション病院へ転院となった．

■引用文献

1) Schmitz-Hübsch T, du Montcel ST, et al.：Scale for the assessment and rating of ataxia：development of a new clinical scale. Neurology 2006；66 (11)：1717-20.

2) 内山 靖，松田尚之ほか：運動失調症の躯幹協調能と歩行・移動能力．総合リハビリテーション 1990；18 (9)：715-21.

3) Schmahmann JD, Sherman JC：The cerebellar cognitive affective syndrome. Brain 1998；121 (Pt 4)：561-79.

■参考文献

1) 日本神経学会・厚生労働省「運動失調症の医療基盤に関する調査研究班」監：脊髄小脳変性症・多系統萎縮症診療ガイドライン 2018.
https://neurology-jp.org/guidelinem/sd_mst/sd_mst_2018.pdf

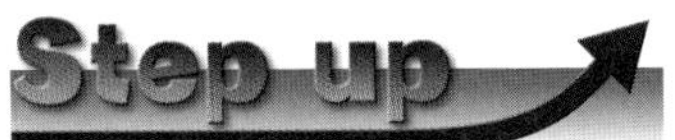

脊髄小脳変性症の病期に応じたリハビリテーションと運動学習

脊髄小脳変性症は進行性の疾患のため，病期に応じたリハビリテーションを実践する必要がある（表 1）．脊髄小脳変性症は病型が多く，病期ごとのリハビリテーションの基準がない．そのため，移動，特に歩行能力に応じたリハビリテーションや，病期ごとの運動学習理論に基づいた介入が行われる．

1）病期（移動能力）に応じたリハビリテーション

（1）自立歩行可能期

活動量を維持しながら，自立歩行可能な期間を少しでも長く継続することを目標とする．効率の良い動作の指導や生活環境整備の指導，筋力増強，心肺機能を高めるためのエルゴメータなどのフィットネス導入を考慮する．就労などの社会参加を促しながら，リハビリテーションや自主練習を継続できるように支援する．

（2）監視・介助歩行期

歩行が不安定になり，移動に介助が必要な時期には，基本動作の反復練習を行う．日常生活での転倒予防のため，ADL を再評価し，安全な動作方法の検討と環境調整を行う．また，公的サービスを導入し，歩行補助具の再検討，手すりの設置など環境を調整し動線を工夫する．この時期には，活動量の低下による筋力低下が進行するため，筋力増強トレーニングの継続は重点的に行う必要がある．

（3）車椅子期

介助量の軽減や全身合併症の予防，寝たきり予防へと目標が移行する．歩行トレーニングは困難となっても，介助下での立位もしくは座位などの抗重力運動を増やすことは，筋力低下の予防や心肺機能の維持にも望ましい．さらに進行すると，書字困難や構音障害によるコミュニケーション障害や，嚥下機能の低下による誤嚥性肺炎のリスクが高まるため，合併症予防のためのポジショニング（座位・臥位姿勢）や呼吸リハビリテーションが中心となる．加えて，拘縮予防のための関節可動域運動も行われる．リハビリテーション関連職がかかわる時間には限りがあるため，家族や介護者への指導とともに他職種との連携を図ることがさらに重要となる．

LECTURE 22

2）病期ごとの運動学習モデルと課題設定

小脳が損傷するとエラー学習障害が生じる．図 1[1] は，病期に応じた小脳での学習障害とその他の脳領域における運動学習システムとの関係を示している．発症早期の運動失調症状の場合，顕在学習や使用依存性の学習，強化学習などが代償的にはたらく．しかし，後期の運動失調症状では，その他の学習の代償メカニズムが効果的に駆動されなくなる．

運動失調患者のリーチ運動における運動軌跡について，軽度運動失調（ICARS<40）では，急激な外乱を加えて

表 1　病期に応じたリハビリテーション

病期	自立歩行可能期	監視・介助歩行期	車椅子期
目的	● 身体機能の向上 ● 就労の継続	● 身体機能の維持 ● 転倒の予防	● 身体機能の維持 ● 転倒の予防 ● 合併症の予防 ● 拘縮の予防
介入	● 筋力増強トレーニング ● バランストレーニング ● 全身持久力トレーニング ● 応用歩行トレーニング	● 筋力増強トレーニング ● バランストレーニング ● ADL トレーニング	● 筋力増強トレーニング ● ADL トレーニング ● 座位・立位トレーニング ● 関節可動域運動 ● 座位・臥位ポジショニング
指導	● 活動量の維持・向上	● 転倒に対する認識の向上 ● 家族（介護者）との自主練習	● 臥位ポジショニング ● 車椅子座位ポジショニング ● 移乗方法などの介助方法の指導
補装具，環境調整	● 特に必要なし ● バリアフリーに向けた準備	● 短下肢装具，サポーター ● 歩行補助具 ● 手すりの設置 ● ヘルパーの依頼	● 褥瘡対策マット導入 ● 車椅子，クッションの再検討

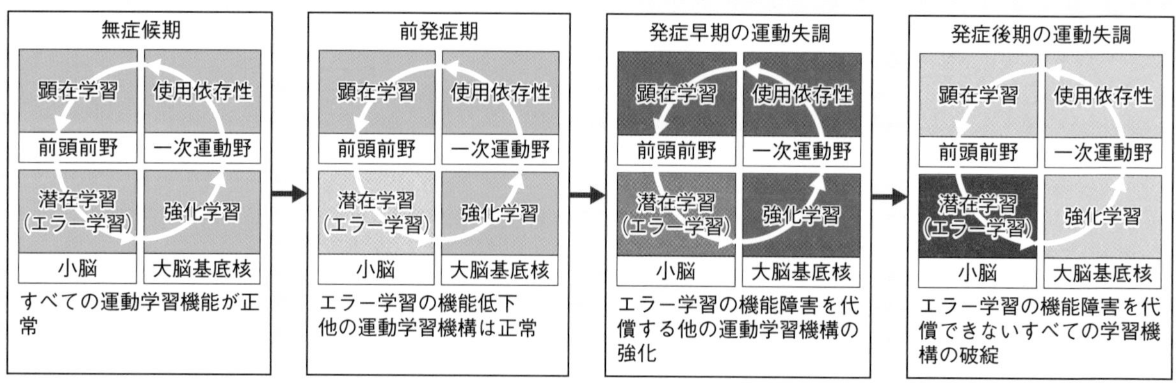

図 1　脊髄小脳変性症の運動学習における相互作用モデル

（Donchin O, Timmann D：Brain 2019；142〈3〉：492-5[1] をもとに作成）

小脳障害により代償的に高められる複数の学習機構は，運動失調の病期の進行に伴って運動のバラつきが増大すると，全体的に機能低下をきたす．

も反復すると最終の課題達成が可能である．しかし，重度運動失調（ICARS≧40）では，急激な外乱に対して運動軌跡の修正が困難となる．また，外乱の強さを段階的に増やすと，最終の運動軌跡は修正されやすい（図 2）[2]．これらの知見から，脊髄小脳変性症などの進行性の疾患に対して，発症早期から外乱による運動課題を反復させながら，移動能力やバランス機能をできる限り向上させる．一方，発症後期では，外乱によるエラーの量を調整した運動課題を設定する必要があることが示唆される．

小脳出血や小脳梗塞など，急激に重度運動失調症状を呈した患者において，エラー学習は困難である．そのため，運動課題の設定では，エラーを生じさせない運動から段階的にエラーを増加させるべきである．

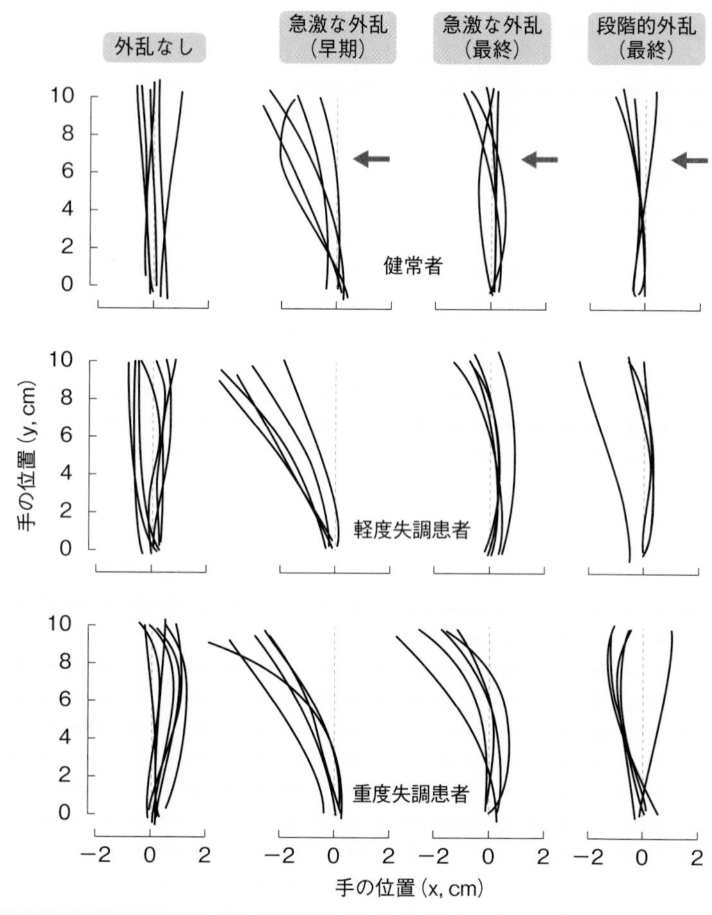

図 2　運動失調の重症度による難易度設定方法の違い

（Criscimagna-Hemminger SE, et al.：J Neurophysiol 2010；103〈4〉：2275-84[2] をもとに作成）

リーチ運動における運動軌跡．健常者や軽度失調患者は，急激な外乱を加えても徐々に修正できる．一方，重度失調患者は，反復しても修正できない．しかし，ゆっくりと段階的な外乱を加えた場合は修正しやすい．

LECTURE 22

■引用文献

1）Donchin O, Timmann D：How to help cerebellar patients make the most of their remaining learning capacities. Brain 2019；142（3）：492-5.

2）Criscimagna-Hemminger SE, Bastian AJ, et al.：Size of error affects cerebellar contributions to motor learning. J Neurophysiol 2010；103（4）：2275-84.

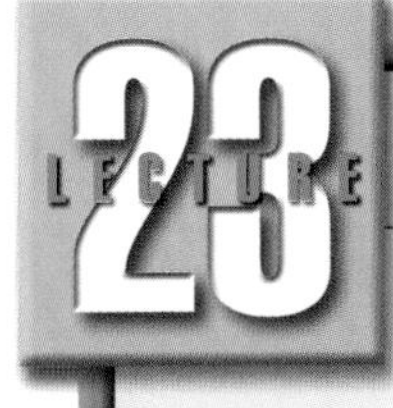

脊髄損傷の病態

到達目標

- 脊髄損傷の原因について理解する.
- 外傷性脊髄損傷の疫学について理解する.
- 脊髄横断面における機能局在，傷害領域と麻痺型を理解する.
- 脊髄損傷の随伴症状と合併症について理解する.

この講義を理解するために

この講義では，脊髄損傷に対する理学療法の考え方を学ぶために，その基礎となる病態について学習します．脊髄損傷の随伴症状は，運動麻痺や知覚麻痺だけでなく，呼吸障害，膀胱直腸障害，自律神経機能障害と多岐にわたります．実際の理学療法を円滑に進めていくためには，これら随伴症状のマネジメントに加え，褥瘡や関節拘縮，深部静脈血栓症，異所性骨化などの合併症の予防が重要となります．

脊髄損傷の病態を学ぶにあたり，以下の項目をあらかじめ学習しておきましょう．

□ 脊髄の機能解剖や神経生理について復習しておく（Lecture 3 参照）．
□ 完全麻痺と不全麻痺について学習しておく．
□ 運動性下行路について復習しておく（Lecture 2，18 参照）．

講義を終えて確認すること

□ 脊髄損傷の原因（内因性，外因性）が理解できた．
□ フランケル分類と改良フランケル分類，ASIA 機能評価尺度（AIS）が理解できた．
□ 外傷性脊髄損傷の疫学について理解できた．
□ 脊髄横断面における機能局在，傷害領域と麻痺型が理解できた．
□ 脊髄損傷の随伴症状と合併症について理解できた．

講義

MEMO

脊椎（脊柱）の領域
- 頸椎（Cervical：C1～C7）：首
- 胸椎（Thoracic：T1～T12）：胸
- 腰椎（Lumbar：L1～L5）：腰
- 仙椎（Sacral：S1～S5）：骨盤

各領域は，C, T, L, S で表記される.

覚えよう！

- **自律神経系**

無意識的にはたらき，呼吸，循環，体温調節，排泄，消化などの生命維持に関与し，身体の恒常性（ホメオスタシス）を保っている.
- **交感神経系**

胸腰髄の側角から始まり，交感神経節を経て効果器官に分布し，身体を活動（緊張，興奮）させてエネルギーを消費する方向にはたらく.
- **副交感神経系**

脳幹の脳神経核と仙髄（S2～S4）から始まり，副交感神経節を経て効果器官に分布し，身体を休息（リラックス）させてエネルギーを補充する方向にはたらく.

調べてみよう

自律神経系（交感神経系と副交感神経系）の特徴やはたらき，経路や各効果器官への作用，反射や症状を復習してみよう.

MEMO

- **褥瘡**

「身体に加わった外力は骨と皮膚表層の間の軟部組織の血流を低下，あるいは停止させる．この状況が一定時間持続されると組織は不可逆的な阻血性障害に陥り褥瘡となる」と定義される[1].
- **骨萎縮**

麻痺肢の不動や筋ポンプ作用の欠如，荷重が行われないことにより廃用性の骨萎縮が起こる.
- **異所性骨化**

本来は骨組織が存在しない部位（筋，筋膜，靱帯，関節包など）に骨形成が起こる現象．受傷後1～6か月くらいに発症することが多い．発生部位は，股関節が最も多く，次いで膝関節，肘関節である．症状は，関節周囲の腫脹，発赤，熱感であり，血液検査では ALP（アルカリホスファターゼ）が高値となる．症状の進行に伴い関節可動域制限が出現する.

1．概説

1）脊髄と脊椎の構造と機能

脊髄は，脳と延髄を介してつながる中枢神経であり，頸髄 8 髄節，胸髄 12 髄節，腰髄 5 髄節，仙髄 5 髄節，尾髄 1 髄節から成る．直径は 1.5 cm，長さは 45 cm 前後で，多数の神経細胞と神経線維により形成され，脳と筋肉や皮膚，臓器などの末梢器官を結ぶ神経の伝導路である.

脊髄の下端は，成人では第 1～2 腰椎の高さで円錐状に終わり，それ以下は末梢神経で馬尾神経といわれる神経根の集まりとなる.

脊椎は，7 個の頸椎，12 個の胸椎，5 個の腰椎，仙骨，尾骨が柱状に連なって形成され，支持性と可動性を有し，脊髄の保護のために重要な役割を担っている.

脊髄神経は，脊髄から発する末梢神経であり，頸神経 8 対，胸神経 12 対，腰神経 5 対，仙骨神経 5 対，尾骨神経 1 対の計 31 対から成っている.

2）脊髄損傷による随伴症状

脊髄が損傷されることによって起こる随伴症状は，神経学的損傷レベルより下位の運動麻痺や知覚麻痺，膀胱直腸障害（排尿障害，排便障害）に加え，頸髄ならびに第 5～6 胸髄以上の脊髄損傷では血管運動神経障害（起立性低血圧），体温調節障害（発汗障害），自律神経過緊張反射に代表される自律神経機能障害があげられる．特に，頸髄損傷では呼吸障害への対応も重要となり，単一疾患ではなく複合疾患としてとらえるべきである.

合併症としては，褥瘡，関節拘縮，深部静脈血栓症や肺塞栓症，骨萎縮や異所性骨化などがあげられ，円滑にリハビリテーションを進めていくうえでこれらの予防はきわめて重要となる.

3）脊髄損傷の原因

内因性（変性疾患や腫瘍，脊椎疾患など）のものと，外因性（交通事故や転落，転倒，スポーツなど）のものに大別される（**表 1**）.

2．完全麻痺と不全麻痺

1）完全麻痺

脊髄横断面では上行路，下行路がすべて傷害され，神経学的損傷レベルより下位の運動，知覚が完全に麻痺している状態である.

表 1　脊髄損傷の原因

内因性
● 変性疾患：筋萎縮性側索硬化症（ALS），多発性硬化症，脊髄空洞症など ● 腫瘍：脊髄腫瘍，脊椎腫瘍など ● 脊椎疾患：後縦靱帯骨化症，頸椎椎間板ヘルニア，変形性脊椎症など ● 血管障害：脊髄動静脈奇形，脊髄出血，脊髄梗塞，前脊髄動脈症候群など ● 炎症：化膿性脊椎炎，脊髄炎，髄膜炎など
外因性
● 交通事故，高所転落，転倒，打撲，下敷，スポーツ，自殺企図，銃創，切創，刺創など

2) 不全麻痺

脊髄横断面では上行路，下行路が部分的に傷害され，仙髄機能が温存されている状態である．具体的には，母趾の屈曲が可能（S1），肛門周囲の知覚残存（S2～S4），肛門括約筋の収縮（S2～S4）のうち１つでも認められている状態である．

3) フランケル分類

フランケル分類（**表2**）[2]は，機能障害ならびに歩行能力を含む簡便な評価法として広く用いられている．しかし，臨床ではフランケル分類Ｄであっても実用的な歩行獲得に至らない例から独歩獲得に至る例まで幅広く存在する．そこで，フランケル分類のＢ，Ｃ，Ｄを細分化した改良フランケル分類が考案された（**表3**）[3]．

覚えよう！

頸髄損傷では，神経学的損傷レベルにより，上肢帯の特徴的な拘縮肢位を呈しやすい．
- C4：肩甲骨挙上位．
- C5：肩甲骨挙上位，肩関節外転位，肘関節屈曲位，前腕回外位．
- C6：肩関節外転・外旋位，肘関節屈曲位，前腕回外位，手関節背屈位，手指屈曲位．
- C7：手指伸展位．

下肢では，頸髄損傷，胸・腰髄損傷ともに股関節屈曲・外旋位，膝関節屈曲位，足関節内反・底屈位を呈しやすい．

フランケル（Frankel）分類

ここがポイント！

損傷高位（レベル）の表記
機能が残存している最下位の髄節で示す．運動機能は，当該髄節が筋力３以上，かつ１髄節上が筋力５であるレベルとする．例えば，肘関節の屈曲筋力５，手関節の背屈筋力３の場合はC6となる．また，肘関節の屈曲筋力５，手関節の背屈筋力１の場合はC5となる．

表２　フランケル分類

A．完全麻痺，運動知覚喪失 (motor, sensory complete)	神経学的損傷高位より下位の運動・知覚完全麻痺
B．運動喪失，知覚残存 (motor complete, sensory only)	神経学的損傷高位より下位の運動完全麻痺，知覚はある程度残存
C．実用性のない運動不全 (motor useless)	神経学的損傷高位より下位の運動機能はわずかに残存しているが，実用性はなし
D．実用性のある運動不全 (motor useful)	神経学的損傷高位より下位の実用的な運動機能が残存．補助具の要否にかかわらず歩行可能
E．回復（recovery）	運動・知覚麻痺，膀胱直腸障害など神経学的症状を認めないもの．深部反射の亢進はあってよい

（Frankel HL, et al.：Paraplegia 1969；7〈3〉：179-92[2]）

表３　改良フランケル分類（頸髄損傷横断面評価表）

A　motor, sensory complete　完全麻痺
仙髄の知覚（肛門周辺）脱失と運動（肛門括約筋）完全麻痺
B　motor complete, sensory only　運動完全麻痺（下肢自動運動なし），感覚不全
B1　触覚残存（仙髄領域のみ） B2　触覚残存（仙髄だけでなく下肢にも残存） B3　痛覚残存（仙髄あるいは下肢）
C　motor useless　運動不全で有用でない（歩行できない）
C1　下肢筋力　1，2（仰臥位で膝立てができない） C2　下肢筋力　3程度（仰臥位で膝立てができる）
D　motor useful　運動不全で有用である（歩行できる）
D0　急性期歩行テスト不能例 下肢筋力4，5であり歩行できそうだが，急性期のため正確な判定困難 D1　車椅子併用例 屋内の平地であれば10 m以上歩ける（歩行器，装具，杖を利用してよい）が，屋外，階段は困難で日常的には車椅子を併用する ＊ 10 m以下の歩行であればC2と判定 D2　杖独歩例あるいは中心性損傷例 杖独歩例：杖，下肢装具など必要であるが屋外歩行も安定し車椅子不要 中心性損傷例：杖，下肢装具など不要で歩行は安定しているが，上肢機能が悪いため，入浴や衣服着脱などに部分介助を必要とする D3　独歩自立例 筋力低下，感覚低下はあるも独歩で上肢機能も含めて日常生活に介助不要
E　normal　正常
神経学的脱落所見なし（自覚的しびれ感，反射亢進はあってよい）
備考 膀胱機能は包含せず（通常D以上では自排尿である） 左右差のある場合には，左右各々を評価する（左B2，右C1など） 判定に迷うときには悪いほうに入れる D0群は実際はD1，D2，D3のいずれかであるので，予想できればD0（D1）やD0（D2）と記載する

（総合せき損センター：1994年1月使用開始，2000年10月改訂，植田尊善：理学療法2004；21〈8〉：1026-34[3]）

ASIA (American Spinal Injury Association；アメリカ脊髄損傷協会)
ASIA 機能評価尺度 (ASIA Impairment Scale：AIS)
神経学的損傷レベル (neurological level of injury：NLI)

主要筋群 (key muscle)
▶ Lecuture24・表 2 参照.

ここがポイント！
骨傷を認めない頸髄損傷 (非骨傷性頸髄損傷) の特徴[9]
①X 線にて頸椎の脱臼，骨折を認めない．
②過伸展損傷 (hyperextension injury) を受傷機転とすることが多い．
③加齢に伴う頸椎変性疾患をすでに有する中高齢者に好発する．
④頸髄横断面における傷害領域は中心部損傷となる頻度が高い．
⑤麻痺の回復は下肢，上肢の順にみられ，手指が最も遅れる．

4) ASIA 機能評価尺度 (AIS)

ASIA 機能評価尺度 (AIS；**表 4**)[4] は，機能障害の重症度を分類するものであり，神経学的損傷レベルの判定と完全麻痺か不全麻痺かを判定する仙髄領域の評価が必須となる．また，運動機能の評価は，上肢と下肢それぞれ 5 髄節の主要筋群 (key muscle) で行う．

3. 外傷性脊髄損傷の疫学

全国調査における外傷性脊髄損傷の受傷時年齢は，20 歳に小さなピーク，59 歳に大きなピークを有する 2 峰性を示していた．受傷原因は，若年者ではスポーツ，高齢者では転倒が多かった (**表 5**)[5]．頸髄損傷では交通事故，高所転落，転倒が 3 大受傷原因であり，胸腰仙髄馬尾損傷では高所転落，交通事故，打撲・下敷が 3 大受傷原因であった．男女比は 4：1 と圧倒的に男性に多く，損傷レベルは頸髄損傷と胸腰仙髄馬尾損傷の比が 3：1，頸髄損傷では半数以上の 55.8% が単純 X 線上で骨傷を認めないものであった．

フランケル分類では，E (回復) を除く割合が，A (完全麻痺，運動知覚喪失) 33.7%，B (運動喪失，知覚残存) 16.1%，C (実用性のない運動不全) 26.6%，D (実用性のある運動不全) 23.6% であった[5]．また，全国脊髄損傷データベース研究会の報告では，AIS の D が 23.9% であり，その割合は頸髄損傷 27.7%，胸髄損傷 8.9%，腰仙髄馬尾損傷 29.8% であった[6]．

近年の福岡県における報告では，受傷時年齢が 70 歳代にピークを有する 1 峰性であり，フランケル分類の E を除く割合 (%) が A・B・C・D＝14.8・10.2・32.4・42.6 であった[7]．また，受傷原因は，平地での転倒 (28.3%) が最も多かった[8]．

表 4　ASIA 機能評価尺度 (AIS)

A. 完全麻痺 (complete)	仙髄領域 S4〜S5 の運動・知覚機能の完全喪失
B. 不全麻痺 (incomplete)	仙髄領域 S4〜S5 を含む神経学的損傷レベルより下位の知覚機能は残存しているが，運動機能は完全麻痺 (左右とも運動レベルより下位に 3 レベルを超えて残存しない)
C. 不全麻痺 (incomplete)	神経学的損傷レベルより下位の運動機能が残存するが，麻痺域の主要筋群の半数以上が筋力 3 未満
D. 不全麻痺 (incomplete)	神経学的損傷レベルより下位の運動機能が残存し，麻痺域の主要筋群の半数以上が筋力 3 以上
E. 正常 (normal)	運動，知覚ともに正常

(Kirshblum SC, et al.：J Spinal Cord Med 2011；34〈6〉：535-46[4])

表 5　脊髄損傷者の受傷原因と平均年齢 (1990〜1992)

原因	1990	1991	1992	計	受傷時年齢
交通事故	1,547	1,308	1,408	4,263 (43.7%)	44.4 歳
高所転落	1,012	912	894	2,818 (28.9%)	53.2
転倒	407	417	436	1,260 (12.9%)	61.7
打撲・下敷	209	169	159	537 (5.5%)	48.3
スポーツ	182	174	172	528 (5.4%)	28.5
自殺企図	60	63	44	167 (1.7%)	31.9
その他	48	54	77	179 (1.9%)	47.3
計	3,465	3,097	3,190	9,752 (100%)	48.6

(新宮彦助：日本パラプレジア医学会雑誌 1995；8：26-7[5])

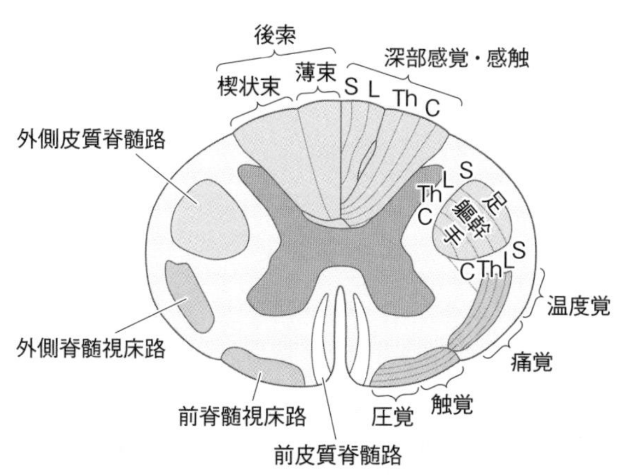

図 1 脊髄の上行路・下行路の局在
（半田 肇監訳：神経局在診断―その解剖，生理，臨床．第 3 版．文光堂；1991. p.47[10]）

4. 脊髄横断面における機能局在（図 1）[10]

脊髄は，知覚（脊髄視床路や後索など）を伝える上行路と運動（外側皮質脊髄路など）を伝える下行路がそれぞれ配置されるため，傷害される位置により症状は変化する．

1）前脊髄視床路

前方から圧覚，触覚（粗大なもの）の順で存在し，反対側から入力された知覚を交差し上行する．髄節の配置は，内側から頸髄部，胸髄部，腰髄部，仙髄部である．

2）外側脊髄視床路

前方から痛覚，温冷覚の順に存在し，反対側から入力された知覚を交差し上行する．髄節の配置は，内側から頸髄部，胸髄部，腰髄部，仙髄部である．

3）後索（薄束，楔状束）

同側の触覚（精密なもの：識別性触覚），位置覚，振動覚といった深部感覚が存在する．

4）外側皮質脊髄路

同側へ随意運動（巧緻性のある運動）を伝える．髄節の配置は，内側から頸髄部，胸髄部，腰髄部，仙髄部である．

5. 脊髄横断面の傷害領域と麻痺型

1）中心部型

加齢に伴う頸椎の変化，脊柱管狭窄症や後縦靱帯骨化症をすでに有する中高齢者に多い．知覚は触覚と深部感覚は保たれるが，温痛覚が障害される．運動麻痺は，下肢よりも上肢に強く，痙性麻痺を呈するが，歩行は他の麻痺型に比べ獲得されやすい．しかし，上肢の運動麻痺が重篤な場合は，起居動作や食事・更衣・整容・排泄動作の獲得に難渋することがある．

2）前部型

神経学的損傷レベルより下位の運動麻痺を呈する．知覚は，触覚（識別性触覚），位置覚，振動覚は保たれるが，温痛覚が障害される．運動麻痺が重篤でも痛覚が残存している場合は，歩行獲得の可能性が高いとされる．痛覚の局在は，脊髄前角，前根に近接しており，痛覚の温存は近接している局在機能の回復を示唆するためである．

3）半側型

損傷側の損傷レベルでは，全感覚が消失し，同側下位の深部感覚（位置覚，振動

気をつけよう！
理学療法士は，神経学的所見から機能障害の重症度（フランケル分類，AIS）を把握することはできるが，運動・知覚麻痺を伴った身体を体感することはできず，脊髄損傷者の精神的なショックの大きさは計り知れない．したがって，心がけるべきことは，①私たちの言葉は告知的になりうることを十分に認識すること，②評価結果と方針を説明する際には安易な励ましを避けること，③運動・知覚麻痺を伴った身体で「今をどのように感じているのか？」彼らの声に耳を傾けて，理学療法を進めていくことである．

ここがポイント！
脊髄横断面の傷害領域と麻痺型は，あくまでも典型例を示しているだけであり，臨床現場ではさまざまな患者に遭遇する．不全麻痺では，神経学的損傷レベルより下位の運動機能が喪失している患者から，運動機能が良好で歩行が自立する患者まで存在する．中心部型では，運動麻痺の左右差が小さい患者から大きい患者まで存在する．このように，神経学的損傷レベルと機能障害の重症度，脊髄横断面の傷害領域と麻痺型により，不全麻痺の臨床像は千差万別である．

覚），触覚（識別性触覚）が障害される．反対側では，触覚は保たれるが温痛覚が障害される．運動麻痺は，損傷側の損傷レベルより下位に起こり，痙性麻痺を呈する．

4）後部型

最もまれな損傷である．運動機能は保たれるが，触覚（識別性触覚）と深部感覚（位置覚，振動覚）が障害されるため，脊髄性運動失調を認める．

6．随伴症状

1）呼吸障害

脊髄損傷における呼吸障害は，呼吸筋麻痺に伴う換気不全（拘束性換気障害）が主因である（**図2**）．横隔膜（C3〜C5）は最も大切な吸気筋であり，安静吸気の70％を担っている．頸髄損傷では，吸気筋である外肋間筋（T1〜T12）の麻痺が起こるが，横隔膜が残存していれば予備吸気量の減少は比較的少ない．一方，呼気筋では，内肋間筋（T1〜T12）と腹筋群（T5〜T12）の麻痺が起こり，予備呼気量は著しく低下する．四肢麻痺患者の肺活量は健常者の約50％，予備呼気量は約20〜30％まで減少し，残気量は140〜190％まで増加すると報告されている（**図3**）[11-14]．強制呼気が必要とされる咳やくしゃみは，内肋間筋と腹筋群の麻痺により著しく弱くなる．

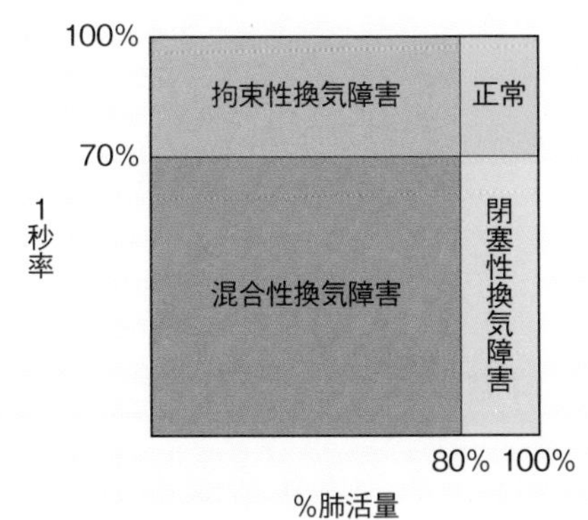

図2　換気障害の分類

自律神経系では，交感神経が遮断されることで副交感神経系の迷走神経が優位な状態となり，気道内分泌物は増加する．消化器系では，麻痺性イレウスによりガスが充満し，横隔膜の収縮（動き）が制限され吸気を妨げる．

2）排尿障害

排尿機能は，腎臓で生成された尿を膀胱にためる蓄尿機能と，膀胱から尿道を通り排出する尿排出機能から成り，下腹神経（交感神経，T11〜L2），骨盤神経（副交感神

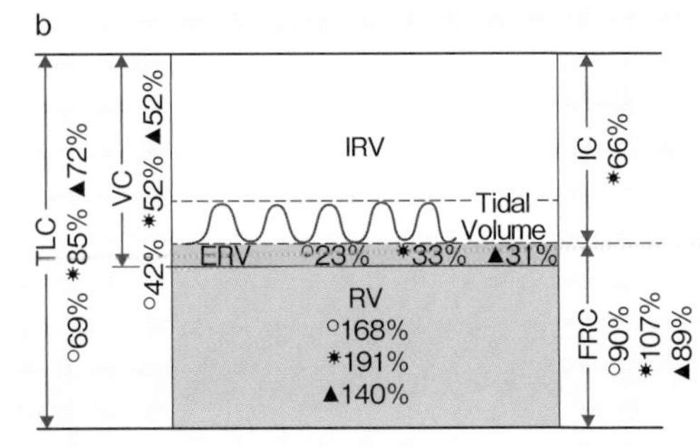

図3　健常者（a）と四肢麻痺患者（b）の肺気量の比較

四肢麻痺患者では，VC，ERV の低下と RV の増加が著しい．

▲：Estenne, 1987[11]，○ Fugl-Meyer, 1971[12]，＊ Hass,1965[13]．

（石田博厚監訳，丸川征四郎訳：胸部理学療法―ICU における理論と実際．総合医学社：1991．p.243[14]）

肺活量（vital capacity：VC）：最大吸気位から最大呼気位までの容量，最大吸気量（inspiratory capacity：IC）：1回換気量（tidal volume：TV）＋吸気予備量（inspiratory reserve volume：IRV），機能的残気量（functional residual capacity：FRC）：呼気予備量（expiratory reserve volume：ERV）＋残気量（residual volume：RV），全肺気量（total lung capacity：TLC）：1回換気量＋吸気予備量＋呼気予備量＋残気量．

調べてみよう

呼吸筋の横隔膜，外肋間筋（吸気筋）と内肋間筋，腹筋群（呼気筋）の起始，停止，走行，作用について解剖学を復習してみよう．同様に，呼吸補助筋（吸気筋）の僧帽筋，胸鎖乳突筋（副神経，C2，C3），斜角筋群（C2〜C8），大・小胸筋（C5〜T1），前鋸筋（C5〜C7），広背筋（C6〜C8），腰方形筋（T12〜L3）についても解剖学を復習してみよう．

覚えよう！

- **気管支への自律神経系の作用**
交感神経系は，気管支を拡張し，気道内分泌物を減少させる．副交感神経系は，気管支を収縮し，気道内分泌物を増加させる．
- **消化管への自律神経系の作用**
交感神経系は，蠕動運動を抑制し，分泌物を低下させる．副交感神経系は，蠕動運動を促進し，分泌物を増加させる．

MEMO

イレウス（腸閉塞）

なんらかの原因により腸管内容物（食物，胃液，腸液，ガスなど）の肛門側への移動が障害される状態．

MEMO

- **下腹神経（交感神経）**
膀胱の蓄尿機能に関与している．蓄尿時には排尿筋が弛緩，内尿道括約筋が収縮する．また，畜便時には内肛門括約筋が収縮する．
- **骨盤神経（副交感神経）**
排尿筋の収縮を惹起し，排尿の開始に関与している．排尿時には排尿筋が収縮，内尿道括約筋が弛緩する．また，排便時には内肛門括約筋が弛緩する．
- **陰部神経（体性神経）**
外尿道括約筋を支配し，排尿の随意的中断や，急激な腹圧荷重時の尿失禁防止に関与している．外尿道括約筋は随意筋であり，一時的に排尿を中止（我慢）できる．外肛門括約筋は随意筋であり，一時的に排便を中止（我慢）できる．

表6　急性期の尿誘導法

尿誘導法	長所	短所
無菌的間欠導尿法	●急性期脊髄損傷者の尿誘導の5原則をすべて満たしている理想的な方法である ●患者に排尿練習の重要さ，定期的に行う排尿，水分摂取などの習慣を理解させやすい	●正確に行わないと，麻痺した膀胱を過伸展させるおそれがある ●ある程度，水分の摂取を制限する必要がある
無菌的（閉鎖的）持続留置カテーテル法	●膀胱を過伸展させることが少ない ●手間がかからず多忙な病院に適する ●4週間ぐらいまでは尿路を無菌的に保つことができる	●カテーテルを抜去する時期の判断が難しく，排尿練習の開始が遅れがちになる ●長期になると感染を生じやすく前立腺炎や尿道合併症を起こす可能性がある ●カテーテルを抜去してから，あらためて無菌的間欠導尿などを行い，段階的にカテーテルフリーの状態にする必要がある
経皮的膀胱瘻	●膀胱の過伸展を防ぐことができる ●いつでも膀胱瘻を閉鎖して本来の尿道からの排尿に切り換えることができる ●前立腺炎や尿道の合併症をほぼ完全に防止できる	●膀胱感染は避けられず，膀胱洗浄やカテーテル交換などの処置が必要である ●カテーテル抜去の判断の時期が難しい
単純留置カテーテル法		●すべての点において好ましくない方法である ●さまざまな合併症を高率に伴うので絶対に避けなければならない

（神奈川リハビリテーション病院脊髄損傷マニュアル編集委員会：脊髄損傷マニュアル―リハビリテーション・マネージメント．第2版．医学書院；1996．p.34-48[15] をもとに作成）

経，S2～S4），陰部神経（体性神経，S2～S4）が関与している．これら3つの神経が膀胱排尿筋（蓄尿時に弛緩，排尿時に収縮）と尿道括約筋（蓄尿時に収縮，排尿時に弛緩）の協調が保たれ，円滑な排尿と尿失禁を防ぐことを可能にしている．高位中枢に関しては，仙髄排尿中枢（S2～S4）を橋排尿中枢が制御しており，さらに橋排尿中枢は上位の大脳皮質から制御を受けている．完全麻痺では，神経学的損傷レベルで上下の神経伝導は遮断されており，大脳皮質を介する機能は消失するため，尿意を感じることはできない．

脊髄ショック期では，排尿反射が消失して尿閉となり，膀胱排尿筋の収縮はみられない．脊髄ショック期を過ぎると，仙髄排尿中枢（S2～S4）より上位の損傷では核上型の神経因性膀胱（自動膀胱，反射性膀胱）を呈し，反射性尿失禁が起こる．仙髄排尿中枢（S2～S4）より下位の損傷では核・核下型の神経因性膀胱（自律膀胱・弛緩性膀胱）を呈し，溢流性尿失禁が起こる．

脊髄ショック期の尿路管理は，尿誘導の5原則に従って行い，具体的には無菌的間欠導尿法，無菌的（閉鎖的）持続留置カテーテル法，経皮的膀胱瘻，単純（非無菌的あるいは開放式）留置カテーテル法があげられる（**表6**）[15]．

脊髄ショック期を過ぎると，上部尿路腎機能障害の予防，尿路合併症の予防，排尿に関連したQOL（生活の質）の向上を目的に尿路管理を行っていく．適切な尿路管理法の条件としては，①膀胱内を低圧に保つ，②異物を用いない，③長期にわたって安定している，④尿禁制が保たれる，⑤介助者の負担が少ないことがあげられる．具体的には，自己または介助者による間欠導尿が安全かつ有用である．長所としては，異物を留置しない，残尿が生じない，低圧で排尿できる，その結果として尿路感染や膀胱壁の硬化をきたさないなどがあげられる．短所としては，手技の習得を要する，道具が必要であるなどがあげられる．さまざまな理由で間欠導尿が行えない場合は，尿道括約筋切開術，膀胱皮膚瘻，留置カテーテルなどが検討される[16]．

ここがポイント！

尿誘導の5原則[15]

①麻痺膀胱を過伸展させない．
②排尿練習を早期から始める．
③本来，無菌状態である尿路に細菌をもち込まない．
④麻痺した尿路粘膜に機械的損傷を与えない．
⑤なるべく早くカテーテルフリーにする．

ここがポイント！

●**ショック（shock）**
なんらかの原因により循環不全をきたし，臓器や組織への血流量不足による虚血のため正常な細胞活動を維持できない状態をいう．

●**脊髄ショック（spinal shock）**[17]
脊髄損傷受傷直後に脊髄ショックとよばれる時期があり，損傷レベル以下の反射の消失，弛緩性麻痺，尿閉，自律神経麻痺による徐脈，血圧低下，低体温を示す．これは上行性・下行性伝導路の遮断，運動ニューロンと介在ニューロンのシナプス機能の脱落によるもので，数日～数か月続く．このショック期を過ぎると，弛緩性麻痺のままか，屈曲反射から痙性が出現し痙性麻痺となる．不全麻痺の場合は随意運動も回復してくる．脊髄ショック期には，呼吸器合併症，尿路感染症，褥瘡などを起こしやすく，合併症には細心の注意を要する．

MEMO

●**上部尿路**：左右一対の腎臓，尿管．
●**下部尿路**：膀胱，尿道．

QOL（quality of life；生活の質）

MEMO

●**禁制**：正常な排尿機能や排便機能をもち合わせている状態．
●**失禁**：禁制の反対語．

LECTURE 23

MEMO

- **起立結腸反射**：朝起きて立ち上がると，大腸の蠕動運動が生じる．
- **胃結腸反射**：朝食後，腸運動が亢進し，糞便が直腸内に移動して直腸内圧が上昇する．
- **直腸肛門反射**：便が直腸にたまり直腸の壁が刺激されると，内肛門括約筋と外肛門括約筋が弛緩して便が通るようになる．

MEMO

- **大内臓神経**（T5〜T9，交感神経）：腹腔神経節を経て胃，肝臓，副腎に分布．
- **小内臓神経**（T10〜T12，交感神経）：上腸間膜神経節を経て小腸，大腸に分布．
- **腰内臓神経**（L1〜L3，交感神経）：下腸間膜神経節を経て直腸，膀胱，生殖器に分布．

MEMO

- **心臓への自律神経系の作用**：交感神経系は，心筋の収縮力と心拍数を増加させる．副交感神経系は，心筋の収縮力と心拍数を減少させる．
- **血管への自律神経系の作用**：交感神経系は血管を収縮させるが，副交感神経系はほとんど作用しない．
- **血圧への自律神経系の作用**：交感神経系は血圧を上昇させるが，副交感神経系は低下させる．

LECTURE 23

ここがポイント！

起立性低血圧への対応

①圧迫による静脈還流量の増加を図る．
→腹帯，弾性ストッキング，弾性包帯などを使用する．
②ベッド上での対応：段階的なティルトアップにより，座位への順応を図る．
③長座位での対応：頭低位をとることが基本となる．前屈位になると，腹部圧迫による静脈還流量の増加も期待できる．改善が不十分な場合は，背臥位となる．下肢を挙上することで静脈還流量の増加を図る．
④車椅子座位での対応：長座位と同様に頭低位をとることが基本となる．前屈位で改善が不十分な場合は，車椅子ごと後方に傾け，前輪（キャスター）を上げた状態をとる．下肢を挙上すると，症状は軽減されやすい．

表 7　排便方法の特徴，利点，欠点

	特徴	利点	欠点
トイレ	自宅のトイレが使用できる場合や便座への移乗や摘便ができる場合に使用する	自然な排便方法である	車椅子が入れるように自宅トイレの改修が必要な場合がある
シャワーキャリー	自宅のトイレへの移乗はできないが，座位を保持できる場合に使用する	ベッド上の排便より排便時間の短縮が可能である トイレに直接座るより座位が安定してとれる	自力で移乗が困難な場合，介助量が多い
ポータブルトイレ	自宅のトイレが使用できない場合に使用する	自宅改修が不要であり，準備が容易である	摘便の動作や介助が必要な場合，行いにくい
ベッド上ビニール排便	側臥位の保持が可能で，摘便による排泄が必要な脊髄損傷者に用いるベッド上での排便方法	上肢の障害がない場合，自力でもベッド上の排便が可能 後始末が簡便にできる	ビニール排便の方法を習得することが必要である 排泄に時間を要することがある

（神奈川リハビリテーション病院脊髄損傷リハビリテーションマニュアル編集委員会編：脊髄損傷リハビリテーションマニュアル．第3版．医学書院；2019．p.67[18]）

3）排便障害

脊髄ショック期では，胃腸管の蠕動不全による麻痺性イレウスのため，一時的に腹部膨満となる．この時期を過ぎると，脊髄反射が回復して排ガスがみられるようになる．完全麻痺では，神経学的損傷レベルで上下の神経伝導は遮断されており，大脳皮質を介する機能は消失するため，便意を感じることはできないが，脊髄を介する反射（起立結腸反射，胃結腸反射，直腸肛門反射）を利用することは可能である．

排尿練習と同様に，排便練習も早期から始める．規則的な食生活，排便を実施する時間，排便間隔の調整，排便の誘発，自助具の検討，肛門洗浄機の使用，排便方法（姿勢），下剤・座薬の使用，トイレ環境の整備などを検討する（**表 7**）[18]．

4）自律神経機能障害

（1）血管運動神経障害（起立性低血圧）

頸髄ならびに第5〜6胸髄以上の脊髄損傷では，腹腔内臓器や下肢など広範囲にわたり血管運動神経麻痺が起こる．背臥位から座位または立位へと姿勢変換した際には，重力の影響で血液が下方に移動するが，血管運動神経麻痺のため静脈還流は減少する．そのため，心拍数が低下し，血圧も低下する．

（2）体温調節障害（発汗障害）

頸髄ならびに第5〜6胸髄以上の脊髄損傷では，胸腰髄の側角から始まる交感神経が障害されることで，体幹や下肢など広範囲にわたり発汗作用と立毛筋の収縮が著しく低下する．外気温が高いときは，発汗による熱放散の促進が不十分なため，うつ熱状態になりやすい．外気温が低いときは，皮膚血管と立毛筋の収縮による熱放散の抑制と筋収縮（震え）による熱産生が不十分なため，体温の維持が困難になりやすい．

夏季の対応としては，動脈が比較的表層に近い頸部，腋窩，鼠径部などを冷却することが基本となる．麻痺部では凍傷に十分に注意する．屋内では，室温を下げる．屋外では，帽子を被る，霧吹きなどで熱放散を促す，日陰や室温の低い屋内へ移動する．冬季の対応としては，室温と衣服の調節が必要となる．外出時は，膝かけやレッグウォーマーなどで保温する．

（3）自律神経過緊張反射

脊髄が損傷されると，交感神経は，自律神経系の高位中枢（脳幹，視床下部）からの支配が遮断される．一方，副交感神経系の迷走神経は，損傷を免れている．頸髄ならびに第5〜6胸髄以上の脊髄損傷では，麻痺部への刺激により自律神経反射が起こると，交感神経は上位中枢からの抑制が遮断されているために，刺激を取り除かない限り急激な血圧の上昇（発作性高血圧）を主徴とする反射が継続し，脳出血を起こす可能性があり，注意が必要である．

他の症状としては，頭痛，発汗，紅潮，徐脈，鳥肌，鼻閉などがあげられる．これらの症状を尿意や便意の代わりとして活用している脊髄損傷者もいるため，症状の軽いうちに対処（導尿，摘便）することが肝要である．

代表的な麻痺部への刺激としては，膀胱の充満，膀胱炎，前立腺炎，導尿時のカテーテル，直腸内の便塊，乱暴な摘便処置，褥瘡，麻痺部の傷などがあげられる．そのため，急性期から適切な排尿・排便管理ならびにスキンケアを行うことが重要である．発作性高血圧が起こった場合は，背臥位から座位へと姿勢を変換する．注意すべきは，血管運動神経障害（起立性低血圧）とは逆の対応をとることである．患者にとっては，どちらも不快な症状であり，理学療法士がその症状から原因を見極めて対応する．導尿や摘便などの処置が必要な場合は，速やかに看護師へ連絡する．

MEMO

- **汗腺への自律神経系の作用**：交感神経系は発汗を促進させるが，副交感神経系はほとんど作用しない．
- **立毛筋への自律神経系の作用**：交感神経系は立毛筋を収縮させるが，副交感神経系はほとんど作用しない．
- **鳥肌**：立毛筋の収縮．

■引用文献

1）立花隆夫，今福信一ほか：創傷・熱傷ガイドライン委員会報告―2 褥瘡診療ガイドライン．日皮会誌 2011；121（9）：1791-839.

2）Frankel HL, Hancock DO, et al.：The value of postural reduction in the initial management of closed injuries of the spine with paraplegia and tetraplegia. I. Paraplegia 1969；7（3）：179-92.

3）植田尊善：頸髄損傷の医学的治療の最新動向―総合せき損センター自験例を中心に．理学療法 2004；21（8）：1026-34.

4）Kirshblum SC, Burns SP, et al.：International standards for neurological classification of spinal cord injury（revised 2011）. J Spinal Cord Med 2011；34（6）：535-46.

5）新宮彦助：日本における脊髄損傷疫学調査第3報（1990-1992）．日本パラプレジア医学会誌 1995；8：26-7.

6）労働者健康福祉機構 全国脊髄損傷データベース研究会編：脊髄損傷の治療から社会復帰まで―全国脊髄損傷データベースの分析から．保健文化社；2010．p.9-22

7）坂井宏旭，出田良輔ほか：高齢者の脊髄損傷―疫学調査，脊髄損傷データベース解析および脊髄損傷医療の課題．Monthly book medical rehabilitation 2015；181：9-18.

8）坂井宏旭，植田尊善ほか：福岡県における脊髄損傷の疫学調査．Bone Joint Nerve 2011；1（3）：475-80.

9）藤原桂樹，河野譲二：非骨傷性頸髄損傷．越智隆弘，菊地臣一編：脊椎・脊髄損傷．NEW MOOK 整形外科 4．金原出版；1998．p.169-80.

10）半田 肇監訳：神経局在診断―その解剖，生理，臨床．第3版．文光堂；1988．p.47.

11）Estenne M, De Troyer A：Mechanism of the postural dependence of vital capacity in tetraplegic subjects. Am Rev Respir Dis 1987；135（2）：367-71.

12）Fugl-Meyer AR：Effects of respiratory muscle paralysis in tetraplegic and paraplegic patients. Scand J Rehabil Med 1971；3（4）：141-50.

13）Hass A, Lowman EW, et al.：Impairment of respiration after spinal cord injury. Arch Phys Med Rehabil 1965；46：399-405.

14）石田博厚監訳，丸川征四郎訳：胸部理学療法―ICU における理論と実際．総合医学社；1991．p.243.

15）神奈川リハビリテーション病院脊髄損傷マニュアル編集委員会：脊髄損傷マニュアル―リハビリテーション・マネージメント．第2版．医学書院；1996．p.34-48.

16）百瀬 均：尿路管理の経年変化，自己管理上のチェックポイント．住田幹男，田中宏太佳ほか編：脊損慢性期マネジメントガイド．日本せきずい基金；2010．p.27-32.

17）細田多穂，柳澤 健編：理学療法ハンドブック．第3巻 疾患別・理学療法プログラム．改訂第3版．協同医書出版社；2000．p.418.

18）神奈川リハビリテーション病院脊髄損傷リハビリテーションマニュアル編集委員会編：脊髄損傷リハビリテーションマニュアル．第3版．医学書院；2019．p.66-71.

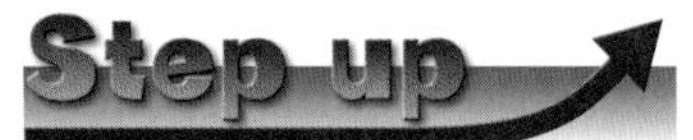

褥瘡対策チームにおける理学療法士の役割

褥瘡は，その予防が最も重要であることは自明であるが，発生要因が多岐にわたることからも，多職種連携によるチームアプローチが大切である．脊髄損傷における好発部位は，麻痺部の骨突出部（坐骨部，仙骨部，尾骨部，大転子部など）である．坐骨部と尾骨部は，車椅子座位やベッド上座位で発生しやすい．仙骨部は背臥位，大転子部は側臥位や座幅の狭い車椅子で発生しやすい．

褥瘡対策チームの目的は，褥瘡発生の予防と，褥瘡のある患者の治療やケアをチームで検討し，その対策を効果的に推進することである．理学療法士の強みは，障害の重症度と姿勢，脊髄損傷者特有の動作を分析し，ベッド，車椅子，トイレなど，さまざまなADL場面を想定して，褥瘡および周辺部位の接触圧を確認しながら，患者へのフィードバックを含めた褥瘡予防・管理を実施できることにある[1]．

1）褥瘡の発生要因

個体要因としては，ADL能力低下，関節拘縮，病的骨突出，低栄養，浮腫，尿失禁，便失禁などがあげられる．脊髄損傷による運動麻痺は，ADL獲得に大きく影響し，麻痺部の関節拘縮や筋萎縮による病的骨突出を起こしやすい．また，知覚麻痺のため骨突出部の圧迫による痛みを感じにくく，膀胱直腸障害により尿失禁と便失禁を起こしやすい．脊髄損傷は，きわめて褥瘡の発生リスクが高く，急性期のみならず生涯にわたって徹底した褥瘡予防・管理が必要な疾患といえる．環境要因（ケア要因）としては，スキンケア，体圧分散マットレス，体位変換，ティルトアップ，車椅子やクッションを含めた座位保持，リハビリテーション，栄養補給，介護力などがあげられる．

褥瘡対策チームでは，各々の要因を多職種で共有し，多角的・多面的な評価をもとにアプローチしていく必要がある．リハビリテーション，体位変換，体圧分散マットレスにおける推奨度は，「褥瘡予防・管理ガイドライン（第4版）」[2]を参照されたい．

LECTURE 23

2）脊髄損傷者の特徴

脊髄損傷者に生じる褥瘡では，たとえ残存機能に見合ったADLを獲得しても，永続する運動麻痺や知覚麻痺，膀胱直腸障害など，褥瘡の発生にかかわる個体要因を除去することはできない．就労や就学している場合は，必然的に長時間の車椅子座位が強いられることとなり，生活スタイルそのものが褥瘡の発生リスクを高くしている．そのため，一度褥瘡が治癒しても再発を繰り返すケースが多い．

褥瘡手術を受け治癒した患者のうち，褥瘡再発により再手術になった患者は，頸髄損傷13.6%，胸髄損傷42.5%，腰髄損傷33.3%と非常に高率であったと報告されている[3]．再発褥瘡の深達度は，NPUAP（National Pressure Ulcer Advisory Panel；アメリカ褥瘡諮問委員会）分類（Lecture 26・**表3**参照）のステージⅢ・Ⅳと深く，難治性であることが多いのも特徴と述べている．褥瘡の深達度分類は，「褥瘡予防・管理ガイドライン」[4]を参照されたい．

■引用文献

1）羽田晋也：褥瘡対策チーム．大阪府理学療法士会誌 2016；44：20-5.
2）日本褥瘡学会 教育委員会 ガイドライン改訂委員会：褥瘡予防・管理ガイドライン（第4版）．褥瘡会誌 2015；17（4）：487-557.
3）菅井亜由美，羽田晋也：脊髄損傷患者の褥瘡Ⅰ度Ⅱ度の褥瘡対応と再発予防のための患者教育．褥瘡会誌 2006；8（30：378.
4）日本褥瘡学会編：褥瘡予防・管理ガイドライン．照林社；2009．p.21.

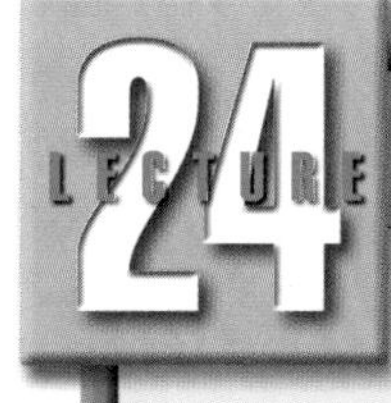

脊髄損傷の評価

到達目標

- 脊髄損傷の神経学的評価を理解する.
- 脊髄損傷の神経学的損傷レベルを理解する.
- 脊髄損傷高位別の最終獲得機能を理解する.
- 急性期における頸髄損傷の予後予測について理解する.

この講義を理解するために

この講義では，脊髄損傷に対する理学療法の実際を学ぶために，その基礎となる評価について学習します. ADL（日常生活活動）の評価では，脊髄障害に特異的な尺度であるSCIM（脊髄損傷自立度評価法）について学びます. 実際の理学療法を進めていくうえでは，神経学的評価と損傷高位別の最終獲得機能，歩行能力の予後予測が重要となります.

脊髄損傷の評価を学ぶにあたり，以下の項目をあらかじめ学習しておきましょう.

□ フランケル分類と改良フランケル分類，ASIA 機能評価尺度を復習しておく（Lecture 23 参照）.
□ 脊髄損傷の分類（完全麻痺，不全麻痺）について復習しておく（Lecture 23 参照）.
□ 脊髄損傷の随伴症状と合併症について復習しておく（Lecture 23 参照）.
□ 運動機能と ADL の関係性を整理しておく.

講義を終えて確認すること

□ 脊髄損傷の神経学的評価（知覚スコア，運動スコア，神経学的損傷レベル）について理解できた.
□ C6 レベルにおける最終獲得機能の違いについて理解できた.
□ 脊髄損傷高位別の最終獲得機能が理解できた.
□ ISMG（International Stoke Mandeville Games）が理解できた.
□ 急性期における頸髄損傷の予後予測について理解できた.
□ SCIM が理解できた.

ADL (activities of daily living；日常生活活動)

フランケル (Frankel) 分類，改良フランケル分類
▶ Lecture 23・表 2，3 参照.

ASIA (American Spinal Injury Association；アメリカ脊髄損傷協会)

ASIA 機能評価尺度 (ASIA Impairment Scale：AIS)
▶ Lecture 23・表 4 参照.

ISNCSCI (International Standards for Neurological Classification of Spinal Cord Injury；脊髄損傷の神経学的分類のための国際基準)
ISCoS (International Spinal Cord Society；国際脊髄学会)
触覚 (light touch：LT)
痛覚 (pin prick：PP)

1．神経学的評価と ADL（日常生活活動）

完全麻痺の場合は，神経学的損傷レベルにより，おおむね獲得可能な ADL を推察することができる．特に頸髄損傷では，わずか 1 髄節の差で獲得可能な ADL が大きく変わってくるため，理学療法評価は慎重かつ詳細に実施しなければならない．不全麻痺の場合は，機能障害の重症度（フランケル分類，改良フランケル分類，ASIA 機能評価尺度〈AIS〉）により，麻痺の回復を念頭において理学療法を進めていく．

1) ASIA/ISNCSCI による神経学的評価（図 1）[1)]

アメリカ脊髄損傷協会（ASIA）で開発された脊髄損傷の神経学的分類のための国際基準（ISNCSCI）を**図 1**[1)] に示す．

(1) 知覚スコア

触覚（LT）と痛覚（PP）を検査する．ASIA/ISNCSCI のワークシートの中央にある人体図には，C2～S4-S5 髄節が支配する 28 領域の key sensory point が示されている（**表 1**）．頬の感覚を基準として，正常（2），鈍麻または過敏（1），消失（0），検査不能（NT）で評価する．触覚と痛覚の最高点は，左右ともに 56 点，合計 112 点となる．知覚レベルの判定は，触覚と痛覚がともに正常な最も尾側とし，左右それぞれ行う．

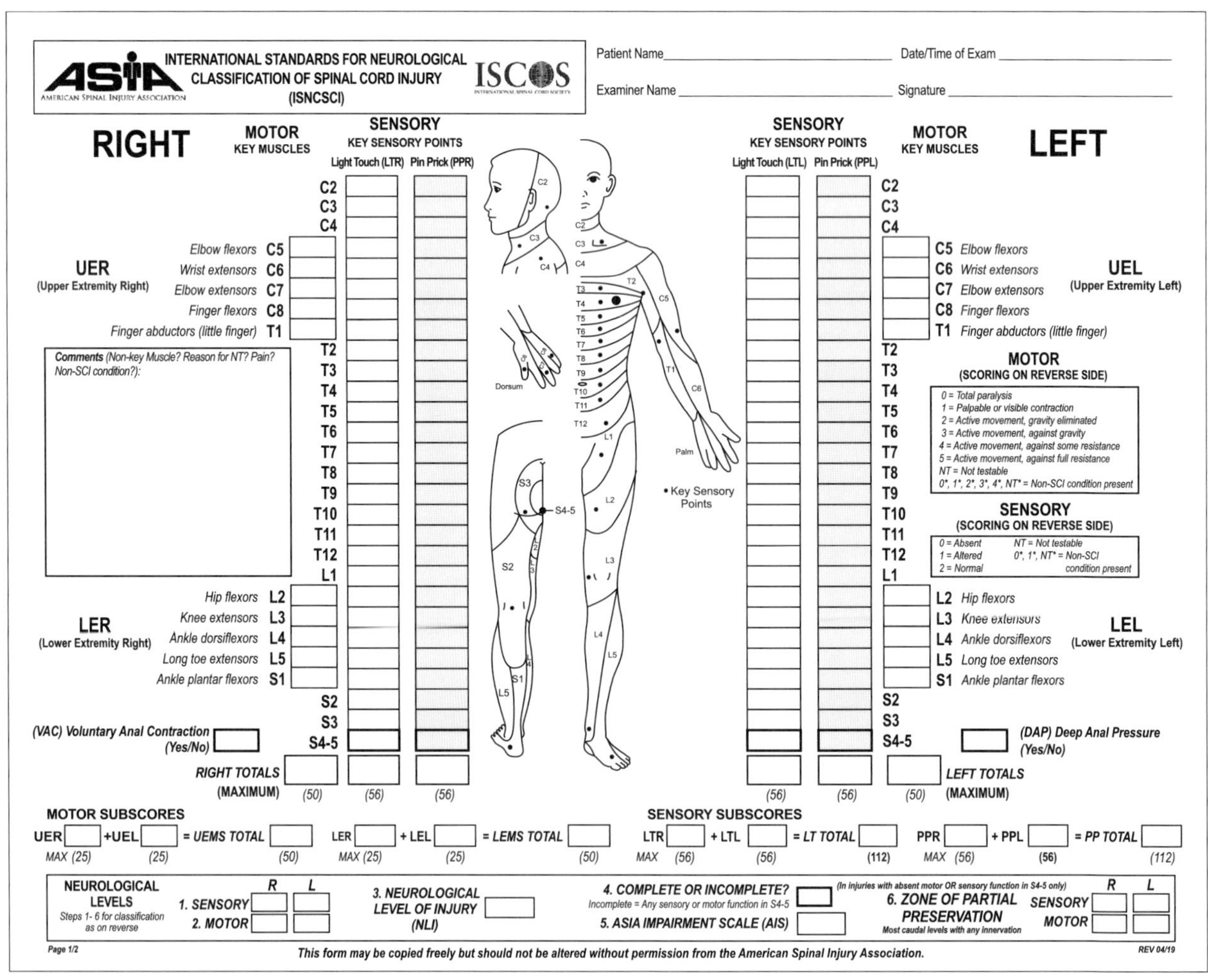

ASIA AMERICAN SPINAL INJURY ASSOCIATION
INTERNATIONAL STANDARDS FOR NEUROLOGICAL CLASSIFICATION OF SPINAL CORD INJURY (ISNCSCI)
ISCOS INTERNATIONAL SPINAL CORD SOCIETY

Patient Name ________ Date/Time of Exam ________
Examiner Name ________ Signature ________

RIGHT — MOTOR KEY MUSCLES — SENSORY KEY SENSORY POINTS: Light Touch (LTR) / Pin Prick (PPR)

C2, C3, C4
UER (Upper Extremity Right): Elbow flexors C5; Wrist extensors C6; Elbow extensors C7; Finger flexors C8; Finger abductors (little finger) T1
Comments (Non-key Muscle? Reason for NT? Pain? Non-SCI condition?):
T2, T3, T4, T5, T6, T7, T8, T9, T10, T11, T12, L1
LER (Lower Extremity Right): Hip flexors L2; Knee extensors L3; Ankle dorsiflexors L4; Long toe extensors L5; Ankle plantar flexors S1
S2, S3, S4-5
(VAC) Voluntary Anal Contraction (Yes/No)
RIGHT TOTALS (MAXIMUM) (50) (56) (56)

LEFT — SENSORY KEY SENSORY POINTS: Light Touch (LTL) / Pin Prick (PPL) — MOTOR KEY MUSCLES

C2, C3, C4
UEL (Upper Extremity Left): C5 Elbow flexors; C6 Wrist extensors; C7 Elbow extensors; C8 Finger flexors; T1 Finger abductors (little finger)
T2, T3, T4, T5, T6, T7, T8, T9, T10, T11, T12, L1
LEL (Lower Extremity Left): L2 Hip flexors; L3 Knee extensors; L4 Ankle dorsiflexors; L5 Long toe extensors; S1 Ankle plantar flexors
S2, S3, S4-5
(DAP) Deep Anal Pressure (Yes/No)
LEFT TOTALS (MAXIMUM) (56) (56) (50)

MOTOR (SCORING ON REVERSE SIDE)
0 = Total paralysis
1 = Palpable or visible contraction
2 = Active movement, gravity eliminated
3 = Active movement, against gravity
4 = Active movement, against some resistance
5 = Active movement, against full resistance
NT = Not testable
0*, 1*, 2*, 3*, 4*, NT* = Non-SCI condition present

SENSORY (SCORING ON REVERSE SIDE)
0 = Absent　NT = Not testable
1 = Altered　0*, 1*, NT* = Non-SCI condition present
2 = Normal

MOTOR SUBSCORES
UER ___ + UEL ___ = UEMS TOTAL ___ MAX (25) (25) (50)
LER ___ + LEL ___ = LEMS TOTAL ___ MAX (25) (25) (50)

SENSORY SUBSCORES
LTR ___ + LTL ___ = LT TOTAL ___ MAX (56) (56) (112)
PPR ___ + PPL ___ = PP TOTAL ___ MAX (56) (56) (112)

NEUROLOGICAL LEVELS (Steps 1-6 for classification as on reverse)　R　L
1. SENSORY
2. MOTOR
3. NEUROLOGICAL LEVEL OF INJURY (NLI)
4. COMPLETE OR INCOMPLETE? Incomplete = Any sensory or motor function in S4-5
5. ASIA IMPAIRMENT SCALE (AIS)
6. ZONE OF PARTIAL PRESERVATION (In injuries with absent motor OR sensory function in S4-5 only) Most caudal levels with any innervation　R　L　SENSORY　MOTOR

Page 1/2
This form may be copied freely but should not be altered without permission from the American Spinal Injury Association.
REV 04/19

図 1　ASIA/ISNCSCI のワークシート
（American Spinal Injury Association〈ASIA〉: International Standards for Neurological Classification of Spinal Cord Injury〈ISNCSCI〉Worksheet[1)]）

表 1 key sensory point

C2：大後頭隆起 C3：鎖骨上窩 C4：肩鎖関節先端 C5：前肘窩外側 C6：母指基節骨の背側面 C7：中指基節骨の背側面 C8：小指基節骨の背側面	T1：前肘窩内側 T2：腋窩 T3：第 3 肋間部 T4：第 4 肋間部 T5：第 5 肋間部 T6：剣状突起の高さ T7：T6 と T8 の中間 T8：T6 と T10 の中間 T9：T8 と T10 の中間 T10：臍の高さ T11：T10 と T12 の中間 T12：鼠径靱帯中央	L1：T12 と L2 の中間 L2：大腿中央前面 L3：大腿骨内顆 L4：内果 L5：第 3 中足趾節関節背側 S1：踵部外側 S2：膝窩部中央 S3：坐骨結節 S4-S5：肛門周囲

表 2 主要筋群（key muscle）

上肢	C5：肘関節の屈曲	上腕二頭筋，上腕筋
	C6：手関節の背屈	長橈側手根伸筋，短橈側手根伸筋
	C7：肘関節の伸展	上腕三頭筋
	C8：中指の屈曲	深指屈筋
	T1：小指の外転	小指外転筋
下肢	L2：股関節の屈曲	腸腰筋
	L3：膝関節の伸展	大腿四頭筋
	L4：足関節の背屈	前脛骨筋
	L5：母趾の伸展	長母趾伸筋
	S1：足関節の底屈	腓腹筋，ヒラメ筋

（2）運動スコア

上肢と下肢それぞれ 5 髄節の主要筋群（key muscle）について徒手筋力テスト（0〜5），検査不能（NT）で評価する（**表 2**）．最高点は，上肢と下肢それぞれ左右とも 25 点，合計 100 点となる．運動レベルの判定は，当該髄節が筋力 3 以上，かつ 1 髄節上が筋力 5 である場合とし，左右それぞれ行う．例えば，手関節の背屈筋力 5，肘関節の伸展筋力 3 の場合は，運動レベルを C7 と判定する．また，C1〜C4，T2〜L1 髄節における運動レベルの判定は，当該髄節より高位において筋力 5 であれば，正常な知覚レベルの最も尾側とする．

（3）神経学的損傷レベル

判定は，左右の知覚と運動レベルのうち，最も頭側のものとする．

（4）完全麻痺と不全麻痺

仙髄領域の評価が必須となる．1 つ目は S4-S5 の知覚（肛門皮膚以降部の触覚と痛覚），2 つ目は深部肛門圧覚（DAP），3 つ目は随意的肛門収縮（VAC）である．これらすべてが喪失している場合は，完全麻痺となる（AIS：A）．S4-S5 の知覚を含む神経学的損傷レベルより下位の知覚機能や運動機能が残存している場合は，不全麻痺となる（AIS：B〜D）．

（5）ASIA 機能評価尺度（AIS）

AIS の分類を判定するためには，神経学的損傷レベルの判定が必須となる．随意的肛門収縮が認められる場合や，神経学的損傷レベルより 3 髄節を超えて尾側に運動機能が認められる場合は，C と判定する．

（6）部分的残存領域（ZPP）

S4-S5 の知覚（触覚，痛覚，深部肛門圧覚すべて喪失）もしくは運動（随意的肛門収縮の喪失）の麻痺がある場合のみ使用し，部分的に残存している知覚と運動レベルの最も尾側を記載する．

ここがポイント！

鎖骨中線上の T6（剣状突起の高さ）と T10（臍の高さ）の間を 4 分割したものが，頭側より T7，T8，T9 の key sensory point となる．

覚えよう！

上肢と下肢それぞれ 5 髄節の主要筋群（key muscle；**表 2**）は，髄節レベル，筋の作用と併せてすべて覚えよう．

ここがポイント！

運動スコアの評価

すべて背臥位で行うことが勧められている．同一肢位で行うことの利点は以下の 2 つである．

①受傷直後で座位や立位がとれない場合や，座位や立位が不安定なために適切な評価が行いにくい場合にも同じ基準で評価ができる．

②受傷直後の超急性期から ADL を獲得するための回復期，在宅復帰を果たしている生活期においても一貫した評価が行える．

ここがポイント！

運動スコアのとらえ方

脊髄損傷の多くが横断性麻痺を呈すること，立位と歩行の評価に結びつけることをふまえると，上肢と下肢をそれぞれ合計 50 点ずつで行うことが肝要となる．

LECTURE 24

MEMO

神経学的損傷レベル（neurological level of injury：NLI）の評価

- Complete：完全麻痺
- Incomplete：不全麻痺

MEMO

仙髄領域の評価

- 深部肛門圧覚（deep anal pressure：DAP）
- 随意的肛門収縮（voluntary anal contraction：VAC）

外肛門括約筋の収縮により一時的に排便を中止（我慢）できる．

▶ Lecture 23 参照．

部分的残存領域（zone of partial preservation：ZPP）

気をつけよう！

ザンコリー（Zancolli）分類

起居・移乗動作の力源として重要な肩甲帯と肩関節周囲筋を評価するものではない．特に頸髄損傷では，僧帽筋，三角筋，大胸筋，前鋸筋，広背筋などのはたらきも重要であり，これらの筋は個別に評価しておくべきである．

覚えよう！

損傷高位別の最終獲得機能は，すべて覚えよう．特にC6レベルは，ザンコリー分類と併せて，最終獲得機能の違いを覚えておこう．

MEMO

- 直角移乗：長座位で行う移乗．車椅子からベッドへの移乗は足部から前方へ進み，ベッドから車椅子への移乗は殿部から後方に進む．
- 横移乗：端座位で行う移乗．

ここがポイント！

横移乗は直角移乗に比べ，トイレや車への移乗にも応用しやすい．排尿管理が行えれば，外出も制限されにくい．排尿動作の獲得が見込めるC6B2がADL自立の上限とされていることが理解できるだろう．

LECTURE 24

2）ザンコリー分類（表3）[2]

頸髄損傷の上肢機能再建術における適応判定のために作成された分類である[2]．日本では，損傷高位の判定に広く使用されており，ADLを予測するうえでも重要な評価となる．

3）ADLの目標設定

頸髄損傷では，ザンコリー分類による損傷高位の判定をもとに，獲得可能なADLを推察することができる．一般的には，頸部，肩甲帯，肩関節の運動に加え，肘関節の屈曲，手関節の背屈，前腕の回内の機能を有するC6B2がADL自立の上限とされている．頸髄損傷の移乗動作は，C6B1では約70％が直角移乗を獲得し，C6B2では約70％が横移乗を獲得する（**表4**）[3]．C7以下のADLは，C7〜T1では車椅子を用いた生活における起居・移動・移乗動作は完全に自立し，T2〜L2では明らかな阻害因子がない限り車椅子を用いたADLはすべて自立する．L3〜L4では，短下肢装具と

表3　ザンコリー（Zancolli）分類

臨床上のグループ	下限機能髄節	残存機能	部分群（亜群）		
Ⅰ 肘関節屈曲	5	上腕二頭筋 上腕筋	A	腕橈骨筋は作用しない	
			B	腕橈骨筋は作用する	
Ⅱ 手関節伸展	6	長・短橈側手根伸筋	A	手関節の完全伸展は弱い	
			B	手関節伸展は強い	1. 円回内筋，橈側手根屈筋，上腕三頭筋は作用しない
					2. 橈側手根屈筋と上腕三頭筋は作用しないが，円回内筋は作用する
					3. 円回内筋，橈側手根屈筋，上腕三頭筋は作用する
Ⅲ 手外筋による手指伸展	7	総指伸筋 小指伸筋 尺側手根伸筋	A	尺側手指の伸展は完全であるが，橈側手指と母指が麻痺している	
			B	すべての指の伸展は完全であるが，母指の伸展は弱い	
Ⅳ 手外筋による手指屈曲と母指伸展	8	深指屈筋 固有示指伸筋 長母指伸筋 尺側手根屈筋	A	尺側手指の屈曲は完全であるが，橈側手指と母指の屈曲は麻痺しているか，あるいは弱い．母指の伸展は完全	
			B	手指と母指の屈曲は完全であるが，内在筋全体に麻痺がある	Ⅰ．浅指屈筋は作用しない
					Ⅱ．浅指屈曲は作用する

（Zancolli E：Structural and Dynamic Bases of Hand Surgery. JB Lippincott Company；1968. p.155[2]）

表4　対象者（外傷性頸髄損傷者）全体のADL自立度

残存機能レベル	人数（人）	平均年齢（歳）	寝返り（％）	起き上がり（％）	更衣（％）	直角移乗（％）	横移乗（％）	車椅子駆動（％）	排尿動作（％）	排便動作（％）	自転車運転（％）
C4	14	36.0	0	0	0	0	0	0	0	0	0
C5A	10	33.5	0	0	0	0	0	60	0	0	0
C5B	21	29.0	24	10	19	10	0	86	5	0	0
C6A	16	23.9	47	40	60	25	6	94	20	7	9
C6B1	15	24.7	73	67	73	67	27	100	40	7	14
C6B2	19	27.7	89	89	89	95	69	100	81	25	41
C6B3	24	27.9	96	96	100	96	70	100	76	67	35
C7A	3	40.0	100	100	100	100	100	100	100	100	67
C7B	1	47	100	100	100	100	0	100	100	0	0
C8A	6	34.2	80	83	80	83	80	100	80	80	40
C8B	13	28.3	92	92	92	92	83	100	92	92	50
全体	142	29.1	59	55	60	55	35	84	44	29	23

（小野田英也：神奈川リハ紀要 1990；17：47-8[3] をもとに作成）

両クラッチを用いて，生活の一部分で実用的な移動手段としての歩行能力が備わる．L5以下では，簡便なプラスチック製短下肢装具，クラッチを使用して，長距離の移動を除けば車椅子を必要としない歩行能力が獲得される（**表5**）[4]．

歩行能力の評価は，介助や補装具の必要性を含めて簡便に評価できるWISCI Ⅱを用いる（**表6**）[5]．

WISCI（Walking Index for Spinal Cord Injury）Ⅱ

表5 損傷高位別の最終獲得機能一覧

C1～C3		自発呼吸が不可能，要人工呼吸器 舌，頭部ポインタ，ストロー型の呼気スイッチによる環境制御装置・電動車いすの操作 人工呼吸器を電動車いすに搭載して外出も可能
C4		横隔膜（横隔神経C3～C6支配）の機能が残存，人工呼吸器の管理から離脱可能 頭頸部肩甲帯を用いて電動車いすの操作（顎または頭部の運動を利用） スプリングバランサーやBFO（ball-bearing feeder orthosis）を用い，食事などの机上動作が一部可能
C5		前腕の遠位部をハンドリムに押し付け，屋内平地での車いすの駆動可能 自助具を用いて机上動作可能．寝返り，起き上がり，移乗動作は要介助
C6	C6A	一部の例でベッド柵を利用しての寝返り，起き上がり動作は可能だが，多くは要介助
	C6B1	ベッド上寝返り・起き上がりが自立．ベッド・車いす間の移乗動作も約70%の例で自立．条件の整った平面トイレの使用が約半数で自立 一部の条件のよい例では自動車運転まで可能 一般的にはベッド・車いす間の移乗動作の獲得までが可能
	C6B2	寝返り・起き上がりは支持物なしで可能．ベッド・車いす間の移乗動作自立．トイレとの移乗動作も8割を超える例で可能．自動車への移乗・車いすの積み込み動作も60%以上で可能．一般的にはADL自立の上限
	C6B3	上肢の支持性が高まり，移乗動作はさらに容易となる 自動車への移乗，車いすの積み込みとも60%以上が自立．床から車いすへの移乗動作を獲得する例が約20%存在する
C7～T1		移乗動作は側方アプローチが可能 床から車いすへの移乗はC8Aまでは20～40%，C8Bで80%の達成率 車いすを用いた生活における起居・移動・移乗動作は完全に自立
T2～L2		明らかな阻害因子がないかぎり，車いすを用いたADLはすべて自立 交互型歩行装具を用いて，交互歩行が可能だが，練習手段のレベルで実用性はない
L3～L4		左右のうち一側でもこのレベルで，膝伸展が実用的となり，短下肢装具と両クラッチを用いての二点，大振り歩行が可能となり，生活の一部分での実用的な移動手段としての歩行能力が備わる
L5以下		簡便なプラスチック製短下肢装具，クラッチを使用して，長距離の移動を除けば車いすを必要としない歩行能力が獲得される

（水上昌文：系統理学療法学 筋骨格障害系理学療法学．医歯薬出版；2006．p.143[4]）

表6 WISCI（Walking Index for Spinal Cord Injury）Ⅱ（歩行能力の評価）

0. 介助しても立てないand/or歩けない	介助
1. 平行棒内で，装具を付けて，2人の介助で，10m以下	2人の介助：中等度から最大の介助量
2. 平行棒内で，装具を付けて，2人の介助で，10m	1人の介助：最小限の介助量
3. 平行棒内で，装具を付けて，1人の介助で，10m	装具：1個か2個の装具，LLB（長下肢装具），SLB（短下肢装具）問わず立位にスプリントがいる場合はLLBと解釈
4. 平行棒内で，装具なしで，1人の介助で，10m	歩行器：車輪なしの普通の歩行器
5. 平行棒内で，装具を付けて，介助なしで，10m	クラッチ：ロフストランドまたは松葉杖
6. 歩行器で，装具を付けて，1人の介助で，10m	杖：普通のまっすぐな杖
7. 二本クラッチで，装具を付けて，1人の介助で，10m	上記の歩行補助具以外を使用する際はメモを残しておく
8. 歩行器で，装具なしで，1人の介助で，10m	
9. 歩行器で，装具を付けて，介助なしで，10m	
10. 一本杖かクラッチで，装具を付けて，1人の介助で，10m	
11. 二本クラッチで，装具なしで，1人の介助で，10m	
12. 二本クラッチで，装具を付けて，介助なしで，10m	
13. 歩行器で，装具なしで，介助なしで，10m	
14. 一本杖かクラッチで，装具なしで，1人の介助で，10m	
15. 一本杖かクラッチで，装具を付けて，介助なしで，10m	
16. 二本クラッチで，介助なしで，10m	
17. 何も使わず，1人の介助で，10m	
18. 装具を付けて，介助なしで，10m	
19. 一本杖かクラッチで，装具なしで，介助なしで，10m	
20. 何も使わず，介助なしで，10m	

（Dittuno PL, Dittuno JF Jr：Spinal Cord 2001；39〈12〉：654-6[5]）

表 7 ISMG (International Stoke Mandeville Games) (鷹野改)

Normal	正しい姿勢や座位にて，あらゆる方向からの強いプッシングに対し，正常な立ち直り反射があり座位を保持できる
Good	ある程度のプッシングに対し立ち直りがあり，座位を保持できる
Fair	両手を前方挙上でき，座位保持が可能であるが，プッシングに対して不安定である
Poor	座位はとれるが，両手前方挙上できず，プッシングに抵抗できない
Trace	ごく短時間座位をとれるが，安定した座位を維持できない
Zero	まったく座位をとれない

（鷹野昭士ほか：第 17 回日本パラプレジア医学会抄録集 1982；24[7]）

表 8 modified Ashworth Scale (MAS)

0	筋緊張の亢進なし
1	軽度の筋緊張亢進がある．引っかかりと消失，または屈曲・伸展の最終域でわずかな抵抗がある
1＋	軽度の筋緊張亢進がある．引っかかりが明らかで，可動域の 1/2 以下の範囲で若干の抵抗がある
2	筋緊張の亢進がほぼ全可動域に認められるが，運動は容易に可能
3	かなりの筋緊張の亢進があり，他動運動は困難である
4	固まっていて，屈曲または伸展ができない

(Bohannon RW, Smith MB：Phys Ther 1987；67〈2〉：206-7[8])

(1) 座位バランス[6]

運動・知覚機能と ADL を結びつけるうえで重要な評価となる．脊髄損傷者の身体は，損傷レベルで残存部と麻痺部に分断され，座位では不安定な土台（麻痺部）の上でバランスを保つことが必須となる．残された運動・知覚機能に見合った ADL を獲得するためには，不安定な土台（麻痺部）の上で本来の上肢機能を再獲得することと，動作の力源としての上肢機能を獲得することがポイントとなる．

長座位でのバランスは，ベッド上での ADL 獲得に重要であり，食事・更衣・排泄動作や直角移乗の獲得につながる．端座位でのバランスは，車椅子における ADL 獲得に重要であり，車椅子駆動や横移乗，車椅子とトイレや自動車間の移乗動作の獲得につながる．端座位は長座位に比べ支持基底面が狭く，前方へ転落する危険性を伴うため，より高度なバランス能力が必要となる．

座位バランスは，ISMG を用いて長座位と端座位で評価する（**表 7**）[7]．

(2) 筋緊張

脊髄ショック期は弛緩性麻痺を呈し，これを過ぎると弛緩性麻痺のままか屈曲反射から痙性が出現し痙性麻痺となる．運動・知覚機能に加え，バランス能力や ADL に結び付けるうえで必要な評価となる．

筋緊張は，modified Ashworth Scale（MAS）で評価する（**表 8**）[8]．

(3) 関節可動域

上肢の関節可動域制限は，食事，整容，更衣，排泄，入浴などセルフケアを障害する．下肢の関節可動域制限は，立ち上がり，歩行などを障害する．

完全麻痺を呈する脊髄損傷（フランケル分類：A・B，AIS：A・B）では，動作の力源が上肢になるため，上肢の関節可動域制限はセルフケアだけでなく起居・移乗・移動動作へも影響を及ぼす．特に，頸髄損傷（C4〜C7）では，神経学的損傷レベルにより，上肢帯の特徴的な拘縮肢位を呈しやすく，十分な注意が必要である．C6 レベルにおいて，肩関節外転・外旋位，肘関節屈曲位，前腕回外位，手関節背屈位，手指屈曲位の拘縮は，起居・移乗・移動動作に加え，セルフケアも著しく障害される．ADL 自立の上限とされている C6B2 においては，排尿動作も障害され，致命的となる．同様に C5 レベルにおいて，肩甲骨挙上位，肩関節外転位，肘関節屈曲位，前腕回外位の拘縮は，車椅子駆動を障害する．また，異所性骨化による関節可動域制限にも十分な注意が必要である．

2. 急性期における頸髄損傷の予後予測

受傷後早期からの予後予測は，理学療法を適切に進めていくうえできわめて重要な情報となる．そのためには，経時的な運動・知覚機能，機能障害の重症度（フランケ

ISMG（International Stoke Mandeville Games）

脊髄ショック
▶ Lecture 23 参照．

頸髄損傷における上肢帯の拘縮肢位
▶ Lecture 23 参照．

ここがポイント！
筋緊張の評価は，安静時（背臥位）だけでなく，姿勢保持時（長座位，端座位）や動作時も必要である．姿勢による変化や動作時の評価は，動作の阻害因子を把握できるため，理学療法を進めていくうえでヒントになる．

関節可動域（range of motion：ROM）

気をつけよう！
異所性骨化による関節可動域制限
異所性骨化の好発部位である股関節・膝関節の拘縮は，起居・移乗動作や車椅子座位を著しく障害するため，致命的となる．同様に，肘関節の伸展位の拘縮は，セルフケアや起き上がり，車椅子駆動を著しく障害するため，致命的となる．異所性骨化の原因の一つとして，理学療法士による粗暴な関節可動域練習があげられていることは由々しき問題であり，運動が完全麻痺である脊髄損傷（フランケル分類：A・B，AIS：A・B）では十分な注意が必要である．
▶ Lecture 23 参照．

表 9 外傷性頸髄損傷における ASIA 運動スコアの経時的変化

入院時のフランケル分類	入院時	受傷後72時間	受傷後2週間	受傷後4週間	受傷後6週間	受傷後3か月
A群	8.7	8.4	8.3	8.9	10.3	13.4
B群	10.0	12.0	25.3	31.3	37.7	44.7
C群	33.4	42.2	51.5	65.2	71.3	77.1
D群	74.8	77.5	86.0	89.8	91.4	95.0

(須堯敦史ほか：日本職業・災害医学会会誌 2009；57〈2〉：50-4[9])
ASIA：アメリカ脊髄損傷協会.

表 10 麻痺重症度，麻痺分類別歩行獲得率

		麻痺重症度					
		AIS：A，B		AIS：C		AIS：D	
麻痺分類	四肢麻痺	非自立	18	非自立	13	非自立	9
		自立	0	自立	0	自立	39
		獲得率（%）	0.0	獲得率（%）	0.0	獲得率（%）	81.3
	対麻痺	非自立	24	非自立	3	非自立	1
		自立	2	自立	5	自立	12
		獲得率（%）	7.7	獲得率（%）	62.5	獲得率（%）	92.3
	計	非自立	42	非自立	16	非自立	10
		自立	2	自立	5	自立	51
		獲得率（%）	4.5	獲得率（%）	23.8	獲得率（%）	83.6

AIS：ASIA 機能評価尺度.
(古関一則ほか：茨城県立医療大学紀要 2015；20：61-6[12])

ル分類，AIS）の評価と画像診断を併せて，麻痺の回復も念頭において進めていく.

1）運動機能と歩行能力

ASIA 運動スコアの経時的変化は，フランケル分類 C・B・D・A 群の順に大きい（**表 9**）[9]．受傷後 72 時間においてフランケル分類 C であった場合は，受傷後 3 か月でフランケル分類 D，すなわち屋内の平地で 10 m 以上の歩行を獲得する可能性が高く，受傷からの経過を含めて機能障害の重症度を評価していくことが大切となる．また，屋内歩行が可能となるフランケル分類 D 以上への回復は，B では痛覚が残存しているか否か，C では背臥位で膝立てができるか否かが評価のポイントとなる．同様に屋外歩行が可能となる改良フランケル分類 D2 以上への回復は，C では背臥位で膝立てができるか否か，急性期のため歩行テストができない場合は下肢筋力が 4～5 あるか否かが評価のポイントとなる.

2）MRI による画像診断

受傷後早期からの画像所見は，理学療法を進めていくうえで有益な情報となる．T1 強調画像において，①脊髄軟化像の位置により麻痺高位，②脊髄径に対し軟化像が占める割合で麻痺程度を判断する（**図 2**）[11]．脊髄径に対し軟化像が占める割合と麻痺程度（フランケル分類）には関連があり，50%以下であれば，最終的にフランケル分類 C あるいは D になると予後予測できる．脊髄軟化像の最終的な位置判断は，損傷脊髄の状態が固定される受傷後 3 か月頃に T1 強調画像で行う.

3. 回復期における歩行能力の予後予測

脊髄損傷者の自立歩行獲得については，AIS の D 群および AIS の C 群かつ対麻痺患者は屋内歩行自立へと分類され，その他の組み合わせは歩行非自立へと分類されている（**表 10**）[12].

MEMO

受傷後 7 日以内で改良フランケル分類A, B1, B2, B3, C1, C2だった場合に，6 か月以上経過した時点で屋内歩行が可能となるD 以上へ回復する割合は，それぞれ3, 20, 32, 80, 61, 97（%）であった．同様にA, B1, B2, B3, C1, C2, D0 から屋外歩行が可能となるD2 以上へ回復する割合は，それぞれ 0.7, 0, 17, 40, 36, 67, 98（%）であったとする報告がある[10].

LECTURE 24

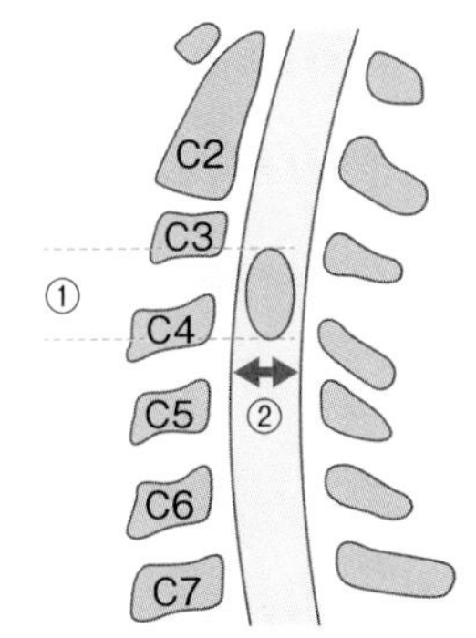

図 2 MRI による画像診断
①軟化像の位置→麻痺高位
②脊髄径に対し軟化像が占める割合→麻痺程度を判断し，予後予測を行う.
(植田尊善：MB Med Reha 2002；18：15-25[11])

4. ADL の評価

機能的自立度評価法（functional independence measure：FIM）
バーセルインデックス（Barthel index：BI）

SCIM（Spinal Cord Independence Measure；脊髄損傷自立度評価法）

ADL の評価は，機能的自立度評価法（FIM）やバーセルインデックス（BI）が広く用いられている．これらの尺度は，疾患を問わず使用できる利便性はあるが，脊髄損傷者にとって重要な呼吸，排尿管理，排便管理，ベッド上での姿勢変換と褥瘡予防動作，屋内と屋外の移動などの詳細な評価は行いにくい側面がある．

1997 年に脊髄障害に特異的な尺度である SCIM（脊髄損傷自立度評価法）が報告され[13]，SCIM Version Ⅲが翻訳されている（**巻末資料・表 3** 参照）[14]．SCIM は，セルフケア（4 項目：0〜20 点），呼吸と排泄管理（4 項目：0〜40 点），室内とトイレの移動（3 項目：0〜10 点），屋内と屋外の移動（6 項目：0〜30 点），合計 17 の運動項目により構成されており（合計 0〜100 点），採点基準が評価シートに記載されているため簡便に評価できる．SCIM は，脊髄損傷の ADL 評価法として FIM 運動項目や BI に比べて妥当性と信頼性を有することが示唆されている[15]．

■引用文献

1) American Spinal Injury Association（ASIA）：International Standards for Neurological Classification of Spinal Cord Injury（ISNCSCI）Worksheet.
https://asia-spinalinjury.org/wp-content/uploads/2019/10/ASIA-ISCOS-Worksheet_10.2019_PRINT-Page-1-2.pdf
2) Zancolli E：Functional Restoration of the Upper Limbs in Complete Traumatic Quadriplegia. Structural and Dynamic Bases of Hand Surgery. JB Lippincott Company；1968. p.155.
3) 小野田英也：外傷性脊髄損傷患者の ADL 自立状況．神奈川リハ紀要 1990；17：47-8.
4) 水上昌文：脊髄損傷．居村茂幸編：系統理学療法学 筋骨格障害系理学療法学．医歯薬出版；2006．p.143.
5) Dittuno PL, Ditunno JF Jr：Walking index for spinal cord injury（WISCI II）：scale revision. Spinal Cord 2001；39（12）：654-6.
6) 羽田晋也，水野智仁ほか著，武田 功編著：PT マニュアル 脊髄損傷の理学療法．Web 動画付．第 3 版．医歯薬出版：2017.
7) 鷹野昭士ほか：脊髄損傷者の坐位バランス．第 17 回日本パラプレジア医学会抄録集 1982：24.
8) Bohannon RW, Smith MB：Interrater reliability of a modified Ashworth scale of muscle spasticity. Phys Ther 1987；67（2）：206-7.
9) 須堯敦史，出田良輔ほか：外傷性頸髄損傷受傷後急性期における運動機能の経時的変化．日本職業・災害医学会会誌 2009；57（2）：50-4.
10) 福田文雄，植田尊善：改良 Frankel 分類による頸髄損傷の予後予測．リハビリテーション医学 2001；38（1）：29-33.
11) 植田尊善：脊髄損傷の画像所見と障害像・予後．MB Med Reha 2002；18：15-25.
12) 古関一則，吉川憲一ほか：脊髄損傷者の自立歩行獲得と麻痺重症度および麻痺分類との関係—回復期の評価結果からの検討．茨城県立医療大学紀要 2015；20：61-6.
13) Catz A, Itzkovich M, et al.：SCIM--spinal cord independence measure：a new disability scale for patients with spinal cord lesions. Spinal Cord 1997；35（12）：850-6.
14) 問川博之，黒川真希子ほか：脊髄損傷者のための新しい ADL 評価尺度— SCIM．臨床リハ 2006；15（10）：952-7.
15) 出田良輔，中村 濃ほか：Spinal Cord Independence Measure（SCIM）の妥当性と信頼性の検討— FIM と BI との比較から．理学療法福岡 2008；21：37-42.

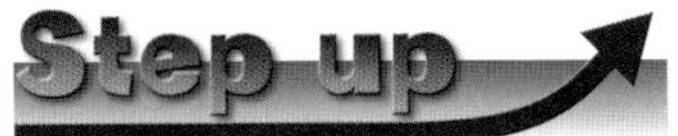

1．脊髄損傷に対する呼吸理学療法

急性期において，肺炎や無気肺など呼吸器合併症の予防はきわめて重要である．頸髄損傷者の死因第1位が呼吸障害，胸腰髄損傷者の死因第2位が呼吸障害である[1]ことからも，呼吸理学療法は急性期のみならず回復期，生活期においても必要である．

脊髄損傷者は，物理的には安定している背臥位であっても，麻痺部からの知覚情報が遮断されているため，感覚的には不安定な状態ととらえることができる．特に，頸髄損傷者では，支持面の1/6～1/5程度しか感じ取ることができないため，感覚的に不安定な状態が容易に頭頸部や上肢帯の過緊張を誘発し，残存筋は短縮位となり，上肢帯の特徴的な拘縮肢位を助長しやすくなる．呼吸障害は，肺に基礎疾患がない限り，呼吸筋麻痺に伴う換気不全（拘束性換気障害）が主因となるが，交感神経遮断や腸管麻痺による影響も受ける．残存筋短縮位の拘縮は，胸郭を引き上がった状態（吸気位）で固定させ，換気能力・咳嗽力の低下と痰喀出困難をまねく（図1）[2]．

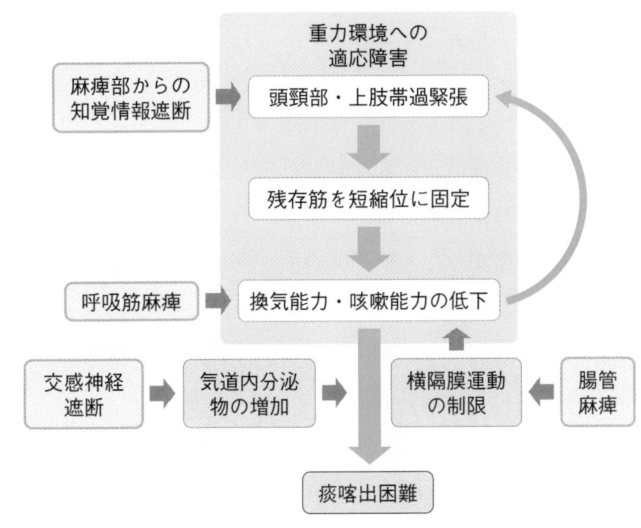

図1　呼吸障害のとらえ方
（羽田晋也：代表的疾患へのアプローチ 頸髄損傷．高橋仁美，神津 玲ほか編：臨床アプローチ 急性期呼吸理学療法．メジカルビュー社；2010．p.236-43[2]）

頸髄損傷者が感覚的に安定して換気不全を改善するためには，①麻痺部である腰椎・骨盤・下肢のアライメントを整えて，②筋肉のみの結合である肩甲胸郭関節の可動性を促しながら頭頸部および上肢帯のリラクセーションを図り，③頭頸部・肩甲帯・上肢それぞれの重みと支持面を感じ取れるようアライメントを調整し，④胸郭の可動性と呼吸筋のはたらきを促す．呼吸介助や咳嗽介助の方法は，病棟看護師と共有することが大切であり，回復期，生活期においては家族への指導も必要となる．

2．症例提示：頸髄損傷者への呼吸理学療法（図2）

- **年齢，性別**：70歳代，男性．
- **診断名**：C8頸髄損傷（フランケル分類A）．

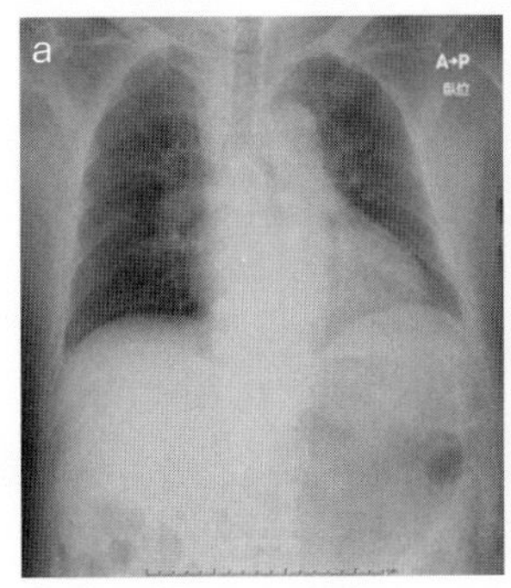

受傷当日：救急搬送直後

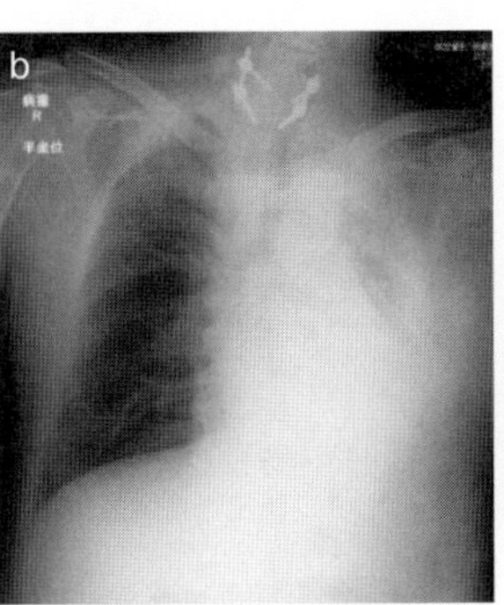

受傷3日後：緊急対応前

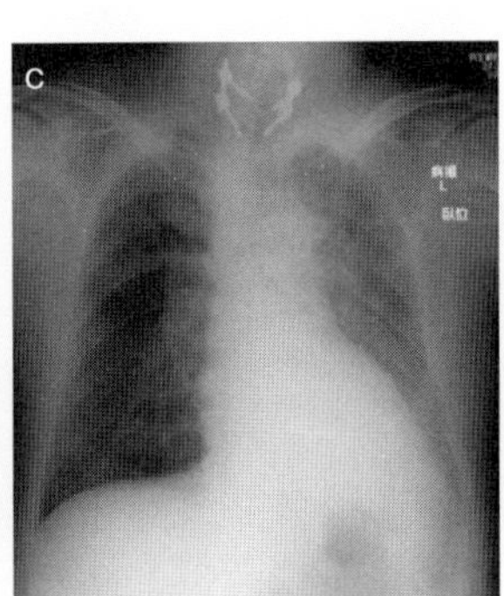

受傷3日後：緊急対応後

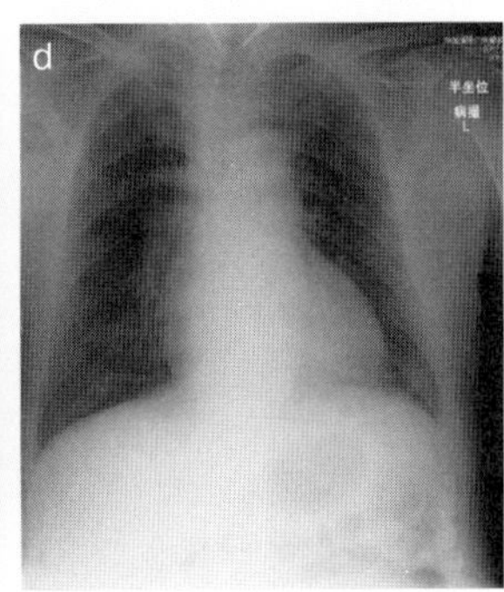

受傷7日後

図2　無気肺により緊急対応を要したC8頸髄損傷
a：心胸郭比は拡大し心不全が疑われる．腸管の麻痺性拡大がみられる．
b：左上葉の一部（肺尖後区，前上葉区）に部分的に含気を認めるが，舌区と下葉は完全な無気肺である．気管は左へ偏位し，右肺は代償性に過膨張している．
c：左舌区を含め上葉の無気肺は改善しているが，下葉の無気肺は残存している．
d：左下葉の無気肺に改善を認める．

転落にて受傷，救急搬送され，脊椎後方固定術を施行される．受傷3日後に病棟看護師からの緊急連絡にて無気肺および痰喀出困難への対応を依頼される．

酸素投与は，鼻カニューラにて1L/分，経皮的酸素飽和度 (SpO_2) 92％，脈拍数52回/分であった．呼吸音は，左中下肺野が消失，左上肺野は著明に減弱，副雑音は聴かれなかった．横隔膜の収縮は左右差（右＞左）が大きかった．

呼吸介助は，右胸郭を固定し，左肺（特に中下肺野）の換気促通を理学療法士2人で実施した（図3，4）．その後，咳嗽介助（図5）にて白黄色粘性痰を3～4回喀出，口腔・鼻腔内吸引を1回ずつ実施した．

結果として，左肺野の呼吸音は著明に改善し，上中肺野はほとんど左右差なし，下肺野は減弱，副雑音は聴かれなかった．最終的に主治医とともに胸部X線を確認し，緊急対応としての理学療法を終了し，翌日からは担当理学療法士へ引き継いだ．

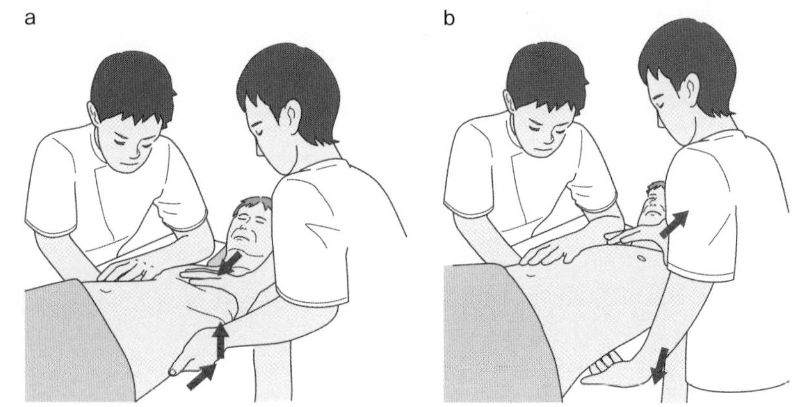

図3　左肺全体の換気促通（2人介助）
a：一人が右胸郭を固定（左前腕で上部胸郭，右手と左手で下部胸郭を固定）し，もう一人が左の上部胸郭，下部胸郭を介助し呼気を促す．
b：吸気時は右胸郭を固定したままにすることで，左肺全体の換気を促す．

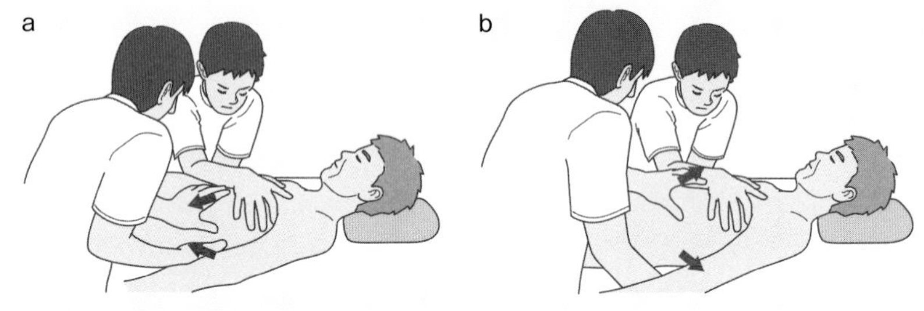

図4　左中下肺野の換気促通（2人介助）
a：一人が右胸郭と左の上部胸郭を固定（右手と左手で上部胸郭，両前腕で右の下部胸郭を固定）し，もう一人が左の下部胸郭を介助し呼気を促す．
b：吸気時は右胸郭と左の上部胸郭を固定したままにすることで，左中下肺野の換気を促す．

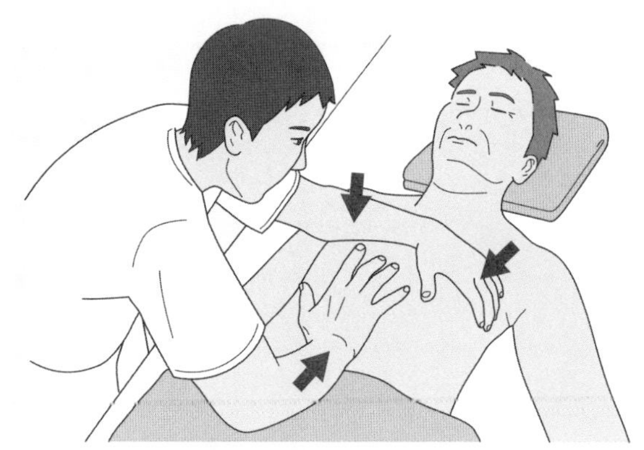

図5　咳嗽介助（1人介助）
左手と左前腕で上部胸郭を介助し，右手で上腹部を圧迫する．
2人で行う場合は下部胸郭の介助を加える．3人で行う場合は肩甲帯下制の介助を加える．

■引用文献

1) 全国脊髄損傷データベース研究会編：脊髄損傷の治療から社会復帰まで―全国脊髄損傷データベースの分析から．保健文化社；2010．p.158-68．
2) 羽田晋也：代表的疾患へのアプローチ 頸髄損傷．高橋仁美，神津 玲ほか編：臨床アプローチ 急性期呼吸理学療法．メジカルビュー社；2010．p.236-43．

■参考文献

1) 羽田晋也：脊髄損傷のためのシームレス・アプローチ．大阪府理学療法士会誌 2014；42：17-22．

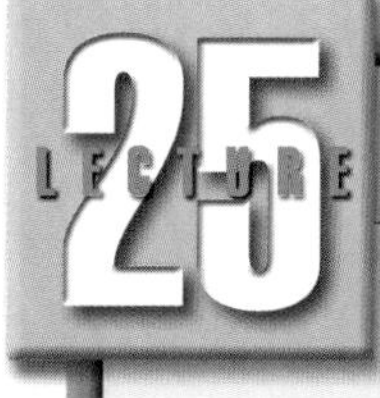

脊髄損傷に対する理学療法

到達目標

- 脊髄損傷に対する理学療法の進め方を理解する.
- 理学療法の視点（急性期，回復期）について理解する.
- ADL（日常生活活動）獲得のためのトレーニングについて理解する.

この講義を理解するために

この講義では，脊髄損傷に対する理学療法の実際を学ぶために，理学療法の視点と ADL 獲得までのトレーニングについて学習します．完全運動麻痺では，脊髄損傷特有の ADL を獲得するためのトレーニングが必要となります．不全運動麻痺では，学習性不使用を避け，中枢神経系の再組織化を図り，受傷・発症前の ADL に近づけていくためのトレーニングが重要となります.

脊髄損傷に対する理学療法を学ぶにあたり，以下の項目をあらかじめ学習しておきましょう.

- □ 脊髄損傷の神経学的評価（知覚スコア，運動スコア，神経学的損傷レベル）について復習しておく（Lecture 24 参照）.
- □ C6 レベルにおける最終獲得機能の違いについて復習しておく（Lecture 24 参照）.
- □ 脊髄損傷高位別の最終獲得機能について復習しておく（Lecture 24 参照）.
- □ 改良フランケル分類を復習しておく（Lecture 23 参照）.
- □ 急性期における頸髄損傷の予後予測について復習しておく（Lecture 24 参照）.

講義を終えて確認すること

- □ 脊髄損傷特有の ADL について理解できた.
- □ 残存部の力を麻痺部へ伝える方法が理解できた.
- □ ADL 獲得のために必要な運動要素が理解できた.
- □ 起居・移乗動作トレーニングについて理解できた.
- □ 立位・歩行トレーニングについて理解できた.

講義

フランケル（Frankel）分類
▶ Lecture 23・表 2 参照.

ASIA 機能評価尺度（ASIA Impairment Scale：AIS）
▶ Lecture 23・表 4 参照.

ここがポイント！
運動感覚
四肢の動きの感覚，四肢の位置の感覚，筋の力の感覚，努力感，重さの感覚などであり[1]，主に深部受容器，一部は皮膚受容器からの情報により成立する複合的な感覚である．特に身体の大半が麻痺している頸髄損傷では，ADL 獲得のために，残された運動・知覚機能を有効に使う必要がある．つまり，健常な頃とは違った身体の使い方が必要といえる．

肩関節の可動性と支持性
▶図 16，Lecture 26・図 6 参照.

急性期における頸髄損傷の予後予測
▶ Lecture 24 参照.

座位バランス
▶ Lecture 24・表 7 参照.
外傷性頸髄損傷における ASIA 運動スコアの経時的変化
▶ Lecture 24・表 9 参照.
改良フランケル（Frankel）分類
▶ Lecture 23・表 3 参照.

ここがポイント！
身体図式
身体相互の位置情報と運動情報から成る，常に更新し続ける自己の姿勢モデルであり，身体の運動や体位の変化，そしてそれらの発達や学習を通じて形成されるものである[2]．特に，身体の大半が麻痺している頸髄損傷では，残された運動・知覚機能を有効に使い，健常な頃とは違った身体の使い方で，身体相互の位置情報と運動情報を更新して，ADL を獲得する必要があるといえる．

1．概説

横断性の完全運動麻痺を呈し，車椅子生活を余儀なくされる脊髄損傷（フランケル分類：A・B，ASIA 機能評価尺度〈AIS〉：A・B）の ADL（日常生活活動）は，健常な頃とは違った動作パターンであり，残存部の力だけで成立するものではない．したがって，最初に行うことは，筋力強化ではなく，「筋再教育」という視点で新たな運動感覚を習得することである．特に頸髄損傷は，固定筋や拮抗筋の麻痺により，動作のなかで残存部の筋力を発揮しにくく，動作の力源となる肩甲胸郭関節を含めた肩関節の可動性と支持性が重要となる．

残存部に求められることは，動作の力源として頭頸部と上肢の重み，振り，運動方向，可動性により有効な力を発揮する方法を習得し，その力を効率よく麻痺部に伝えることである．加えて，不安定な土台（麻痺部）のうえで本来の上肢機能を再獲得すること，動作のなかで麻痺部を操作することである．麻痺部に求められることは，随意的には動かせなくても，残存部の力が効率よく伝わる適度な柔軟性をもつことである．

一方，不全運動麻痺を呈する脊髄損傷（フランケル分類：C・D，AIS：C・D）の ADL は，神経学的損傷レベルより下位の運動機能によって，車椅子生活を余儀なくされる場合から，歩行が自立する生活まで幅広い．歩行能力の予後予測は，急性期に行うものと，回復期で行うものでは異なる．特に，急性期で完全運動麻痺を呈する頸髄損傷でも痛覚が残存する場合（改良フランケル分類：B3）は，歩行獲得を視野に入れた理学療法も必要となる．急性期から「学習性不使用」を避け，中枢神経系の再組織化（脳と脊髄の機能的結合）を促すためのトレーニングが必要となる（**図 1**）．

2．急性期における理学療法の視点

1）脊髄損傷者の身体感覚

急性期にベッド上での安静を強いられている脊髄損傷者は，運動・知覚麻痺により残存部と麻痺部に分断され，思いどおりに動かない，動けないという現実に身体の大半を喪失したように感じながらも，健常な頃の身体図式と運動感覚で必死に身体を動かそうとしている．残された運動・知覚機能に見合った ADL を獲得するためには，新たな身体図式と運動感覚の獲得が必要であり，支持面を探索しながら能動的に動いていく運動経験のなかで，過去と現在の運動感覚のギャップを埋めること，どうした

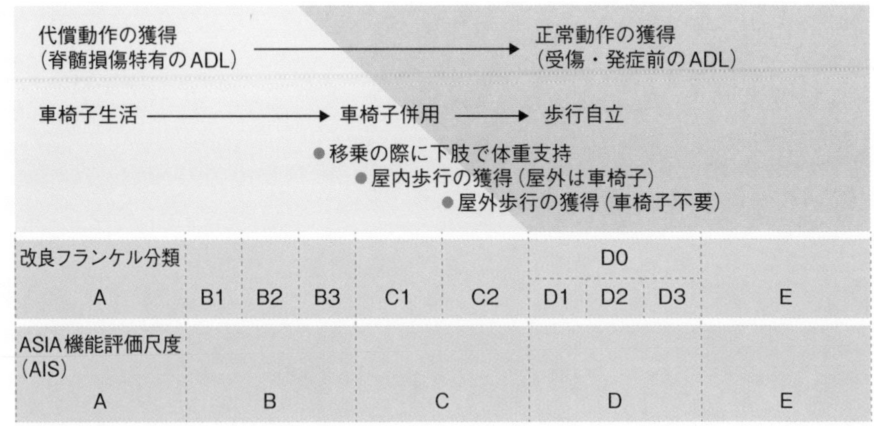

図 1　急性期から考える理学療法の進め方

ら「楽に動かせる，動ける」のかという感覚運動経験を与えることが肝要となる．

完全麻痺（フランケル分類：A，AIS：A）では，物理的に安定している背臥位であっても，麻痺部からの知覚情報は遮断されているため，感覚的には不安定な状態ととらえることができる．このような安定性の欠如への代償が褥瘡や関節拘縮の原因となることがある．

2）褥瘡予防とポジショニング

（1）褥瘡予防

褥瘡は，その予防が最も重要である．日本褥瘡学会[3]は，褥瘡発生率を低下させるために体圧分散マットレスを使用することを強く勧めている（推奨度A，エビデンスレベルⅠ）．

体圧分散マットレスの目的は，①寝具との接触面積を拡大することで圧力を減少させること，②周期的に接触部分と非接触部分を変化させることで圧力持続を妨げることであり，これらの仕組みによって褥瘡発生率の低下につながるとしている．

体圧分散寝具の素材は，エア，ウレタンフォーム，ウォーター，ゲル，ゴム，ハイブリッドなどに分類される．

エアは，個々に応じた体圧調節が可能という長所をもつが，安定感が得られにくい，騒音（ポンプのモーター音）などの短所がある．定期的な保守点検や停電時の対応，さらに心肺蘇生時に胸骨圧迫を行う必要があるときの対応を知っておく必要がある．

ウレタンフォームは，低反発のものほど体圧分散効果があるが，状況に応じた体圧調節ができないこと，経年劣化による体圧分散効果の低下があげられる．

ハイブリッドは，複数の素材（エアとウレタンフォームなど）の長所を組み合わせた体圧分散効果が得られるが，現状ではその効果を評価するためのデータが少ない．

（2）ポジショニング

ポジショニングのポイント[4]は，体圧の分散（トータルコンタクト），リラクセーション感覚，左右の対称性（正中位感覚，軸の意識）の3つであり，特に側臥位において注意を要する（**図2**）．その理由は，①背臥位に比べ支持面が狭くなるため，単位面積あたりの圧が高くなること，②頸部・体幹・股関節のねじれを生じやすく，左右の対称性を崩す要因になること，③左右の対称性が崩れると，背臥位や車椅子座位での

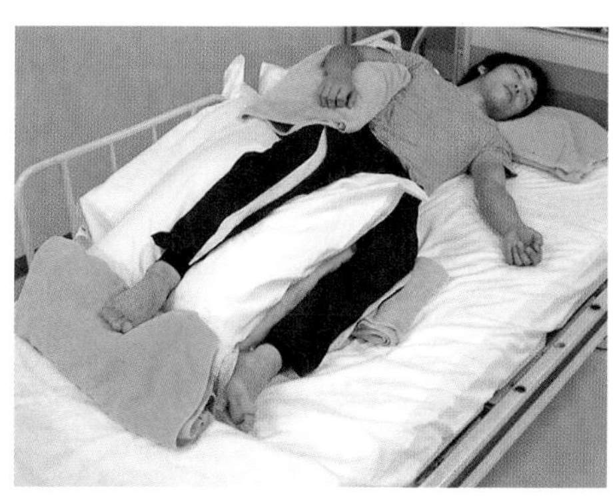

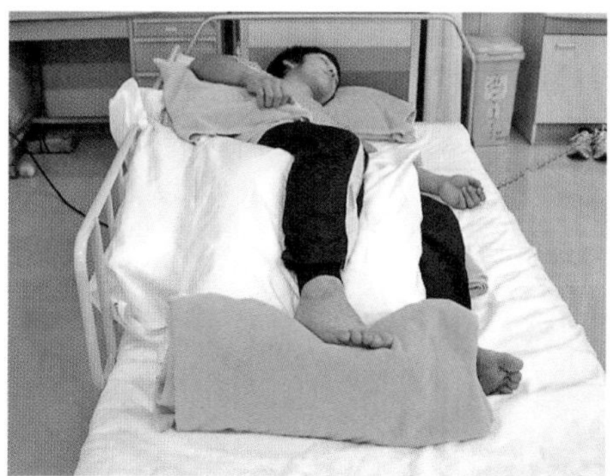

図2　半側臥位のポジショニングのポイント

①体圧の分散（トータルコンタクト）
- ベッド柵を利用して体幹後面，骨盤，上側の下肢をクッションでサポートする．
  →クッションがずれにくく，安定性と安定感を得られやすい．
- 下側となる大転子が圧迫されないよう留意し，骨盤の重みを殿筋で受けるようにする．

②リラクセーション感覚
- 残存部の重みを感じ，運動性を保てているか確認する．
- 残存部の過緊張がなく，感覚的に安定を感じているか確認する．
- 術創部や下側となる肩の痛みがないか確認する．

③左右の対称性（正中位感覚，軸の意識）
- 脊柱，骨盤，四肢のアライメントを確認する．
- 特に，脊柱，骨盤，下肢に回旋を伴わないよう，下肢が重ならないように留意する．

ここがポイント！

頸髄損傷者のとらえ方

ある日突然にして四肢麻痺となり，身体の半分以上を喪失したように感じている頸髄損傷者は，急性期の安静のために背臥位でベッドに寝かされている自身の身体をどのように感じているのだろうか．急性期頸髄損傷者の言葉によると「足が宙に浮いて軽く曲がっている感じ」，両股関節・膝関節軽度屈曲位とのことであるが，このような状態では恐くて，不安で，力が抜けず，呼吸も楽にできない身体状況にあると考えることができる．物理的には安定していても感覚的には不安定な状態が，残存筋を短縮位にして頸髄損傷者特有の拘縮を助長させること，胸郭を引き上がった状態（吸気位）で固定させ，換気能力・咳嗽力低下と痰喀出困難をまねくことが理解できるだろう（Lecture 24・Step up参照）．

MEMO

日本褥瘡学会の推奨度の分類[3]

A：十分な根拠*があり，行うよう強く勧められる
B：根拠があり，行うよう勧められる
C1：根拠は限られているが，行ってもよい
C2：根拠がないので，勧められない
D：無効ないし有害である根拠があるので，行わないよう勧められる

*根拠とは臨床試験や疫学研究による知見を指す．

MEMO

日本褥瘡学会のエビデンスのレベル分類[3]

Ⅰ：システマティック・レビュー/メタ・アナリシス
Ⅱ：ランダム化比較試験による
Ⅲ：非ランダム化比較試験によるヒストリカル・コントロール試験，自己対照試験を含む
Ⅳ：分析疫学的研究（コホート研究や症例対照研究による）後ろ向きコホート研究，ヒストリカル・コントロール研究，時系列研究，自己対照研究を含む
Ⅴ：記述研究（症例報告やケースシリーズ）による比較群のない介入研究，横断研究を含む
Ⅵ：患者データに基づかない，専門委員会や専門家個人の意見

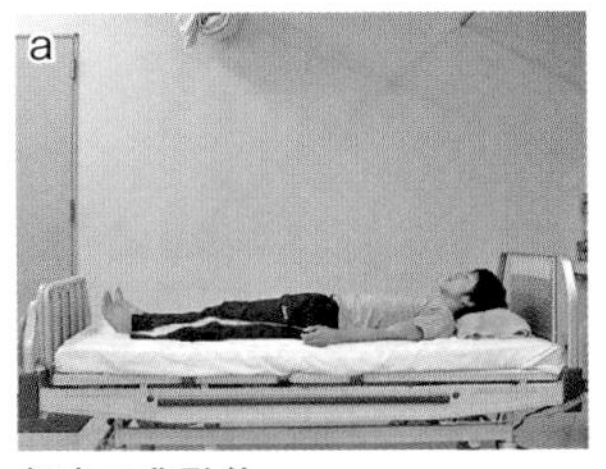

任意の背臥位

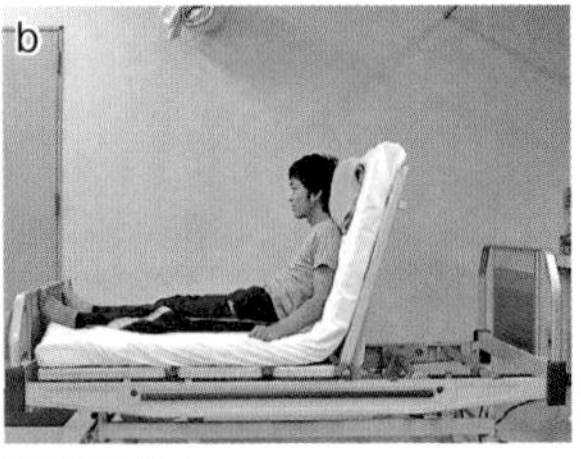

頭部の挙上

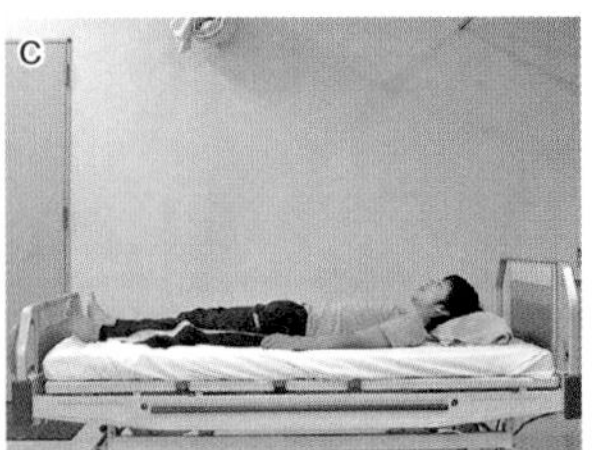

頭部をもとに戻す

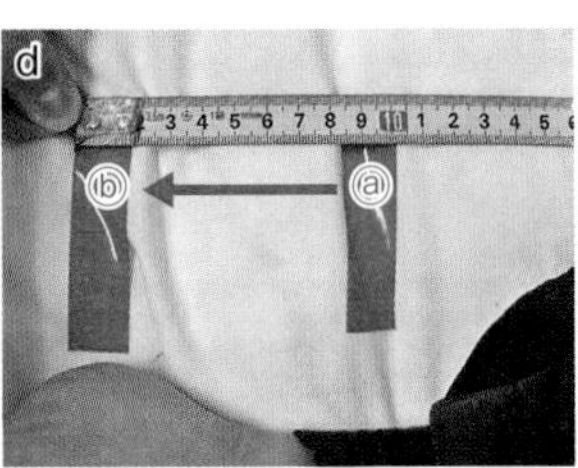

足部の位置の変化

図3　不用意なティルトアップによるズレ

a→b では，股関節の軸（大転子）とベッドの軸が一致していないために，足部の位置が約 8 cm ずれている（d）．
b→c では，足部の位置は変化しないため，身体全体が尾側へ移動する．
不用意なティルトアップによるズレは，褥瘡の原因となるだけでなく，新たな身体図式の獲得を阻害する．

試してみよう

図 2 のポジショニングを，学生同士で体験してみよう．

試してみよう

図 3，4 のティルトアップを，学生同士で体験してみよう．

MEMO

C5・C6 レベルにおいては，自身を安定化させるための戦略として，頭頸部と上肢帯を過緊張させて残存部（後頭部や肘など）をマットレスに押しつけることで支持面からの知覚情報を増やしていると考えられ，後頭部や肘が残存部でありながら褥瘡好発部位の一つであることと決して無関係ではないといえる．これは，残存筋を短縮位にして頸髄損傷者特有の拘縮を助長させることからも，単に麻痺筋と残存筋のアンバランスだけが拘縮の原因ではないと考えられる．急性期に生じた関節拘縮が ADL の獲得を大きく阻害することは周知の事実であり，十分な注意が必要である．

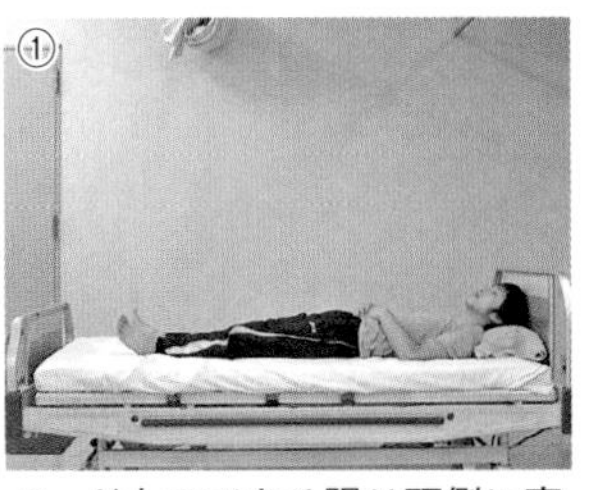

ベッド上のできる限り頭側に寝る．

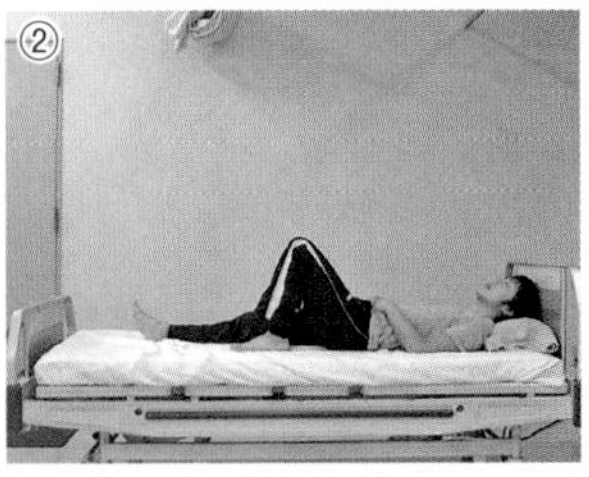

股関節の軸（大転子）とベッドの軸を一致させる．

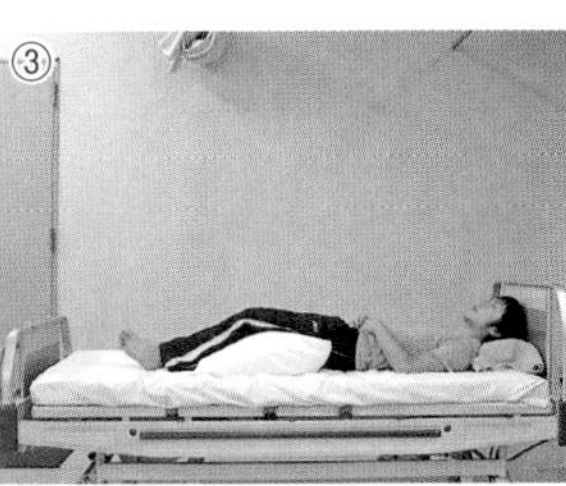

下肢後面にクッションを挿入する．

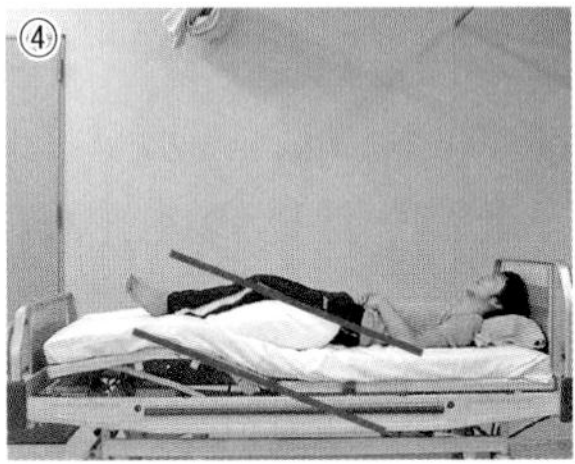

下肢を挙上して，大腿とベッドを平行に近づける．

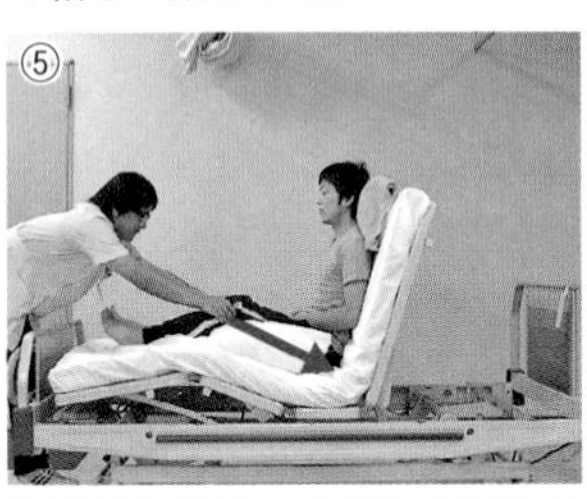

股関節内外転・内外旋中間位にて，膝から股関節と坐骨に圧を加え感覚入力する．

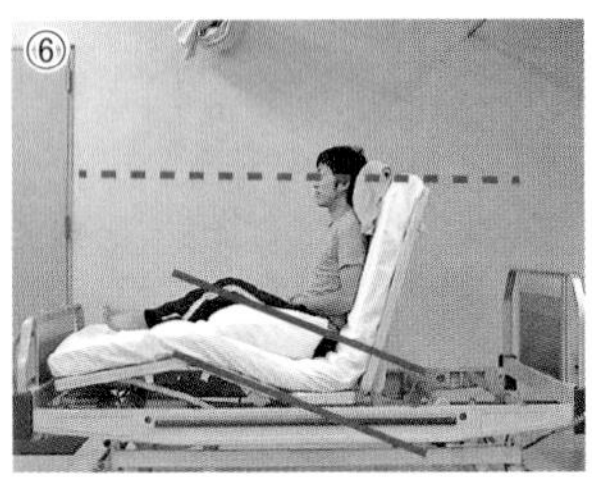

ズレを予防して頭部を挙上する．このとき，骨盤が過度に後傾しズレが起こっていないかを確認する．

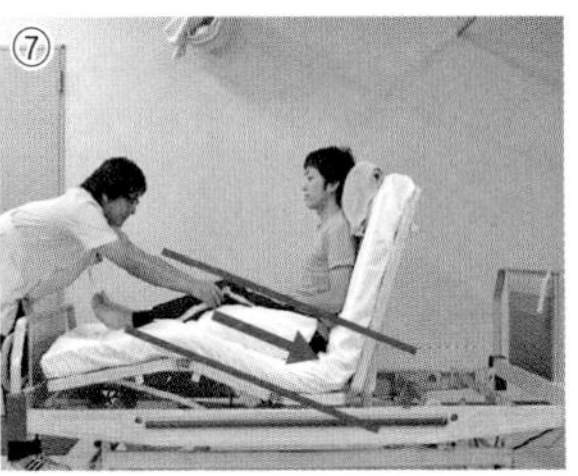

再び膝から股関節と坐骨に圧を加え感覚入力する．

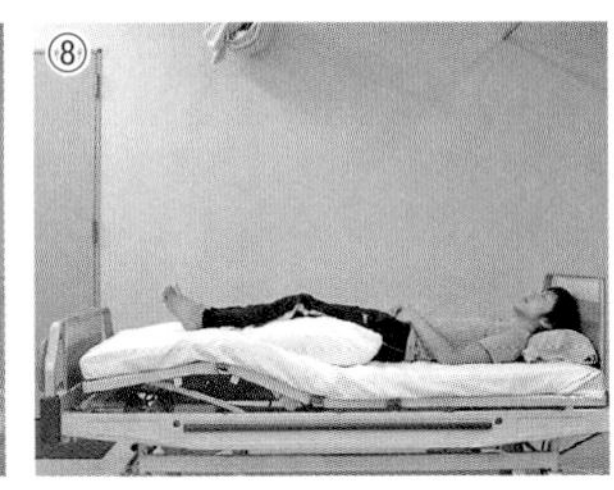

頭部をもとに戻す．

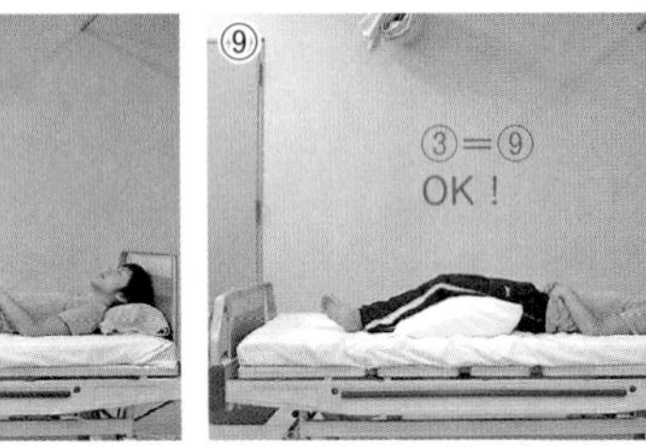

最後に③と同様の位置に頭部と足部が位置していることを確認する．

図4　ズレの予防（新たな身体図式と運動感覚の獲得に向けたティルトアップ）

ポジショニングが困難となり，ADL の獲得を阻害することが考えられる．以上の 3 点をふまえて，病棟看護師と協働して半側臥位のポジショニングを実施していく（**図2**）．

3）ティルトアップ

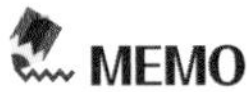

本書では，車椅子やベッドの角度を上げることをティルトアップという．ギャッチアップという用語は，ベッドのみに用いられる和製英語である．

急性期は，ティルトアップにより，麻痺に伴う知覚の変化を認識する機会となる．一方で，不用意なティルトアップは，頭頸部や腰背部，術創部の痛みを誘発して残存部の過緊張を助長し，恐怖感を与え，重力環境への再適応を阻害するだけでなく，殿部のズレが褥瘡の原因となる（**図3**）．特に仙骨部や尾骨部のズレによる褥瘡は，不適切なティルトアップに起因することが多い．理学療法士は，病棟看護師と協働して，殿部のズレを予防するだけでなく，新たな身体図式と運動感覚の獲得へとつながるティルトアップを行い，車椅子座位へとつなげていく（**図4**）．

4）車椅子駆動

起居動作（寝返り，起き上がり）に比べて難易度は低く，残存機能により駆動能力の違いはあるが，病院や施設内の平地駆動であれば，頸髄損傷においても獲得しやすい動作である．

車椅子駆動自立のためには，残存機能や患者の能力に応じた駆動方法の選択，ハンドリムへ力を伝えやすくするためのグローブの選択とハンドリムの工夫，ベルトによる体幹の安定性確保，車椅子の寸法（座幅，座背角度，座角度，背もたれの高さなど）や車軸の位置およびクッションなどを検討することも大切である．

脊髄損傷者の車椅子
▶ Lecture 26・Step up 参照．

3. 回復期における理学療法の視点

車椅子生活を余儀なくされる完全運動麻痺（フランケル分類：A・B，AIS：A・B）の場合は，脊髄損傷特有のADLを獲得するために，新たな身体図式と運動感覚を習得して，不安定な土台のうえで本来の上肢機能を再獲得すること，動作の力源としての上肢機能を獲得することがポイントとなる．残存部の力を麻痺部に伝えるためには，①寝返り動作のように，上肢帯の振りをOKC（開放運動連鎖機構）で体幹，骨盤，下肢へと伝えていく方法（**図5**），②起き上がり動作や移乗時のプッシュアップの

OKC（open kinetic chain mechanism；開放運動連鎖機構）

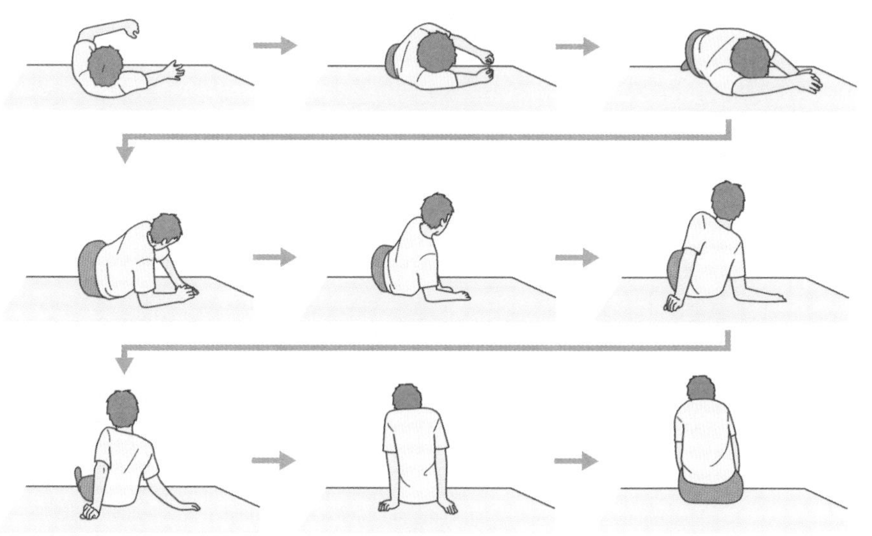

図5　寝返り～起き上がり動作（C6B2を想定）
寝返り動作では，動作の力源として，頭頸部と上肢の重み，振り，運動方向，可動性により有効な力を発揮する方法を習得し，その力を効率よく麻痺部である体幹，骨盤，下肢に伝えていくことがポイントとなる．

ここがポイント！
上腕三頭筋が麻痺している C6B2 では，有効な上肢の振りとするために，できる限り肘関節を伸展位に保つことが大切となる．

試してみよう
図5～7の動作を，学生同士で体験してみよう．

LECTURE 25

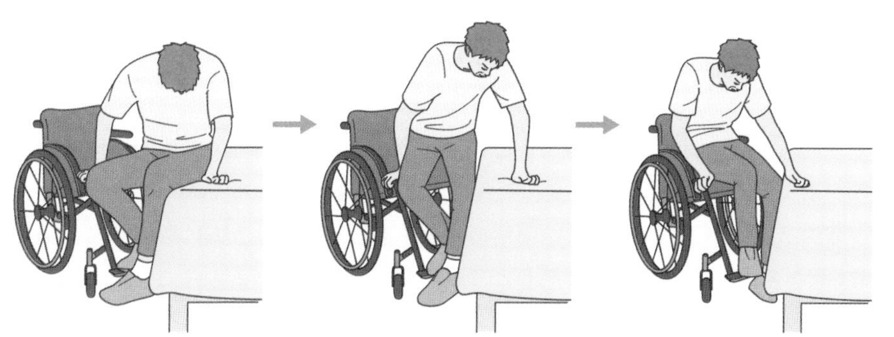

図6　車椅子への横移乗（C6B3を想定）
上腕三頭筋が有効に作用する C6B3 では，肘関節屈曲位でのプッシュアップも可能であり，車への移乗にも応用しやすい横移乗の獲得が現実的な目標となる．一方で，ADL自立の上限とされる C6B2 では，同様に横移乗の獲得が目標とされるが，上腕三頭筋が麻痺しているため，肘関節を伸展位でロックしてのプッシュアップが必須となる．

ここがポイント！
端座位で行う横移乗は，前方へ転落する危険性を伴うため，高度なバランス能力と安定したプッシュアップが必要となる．

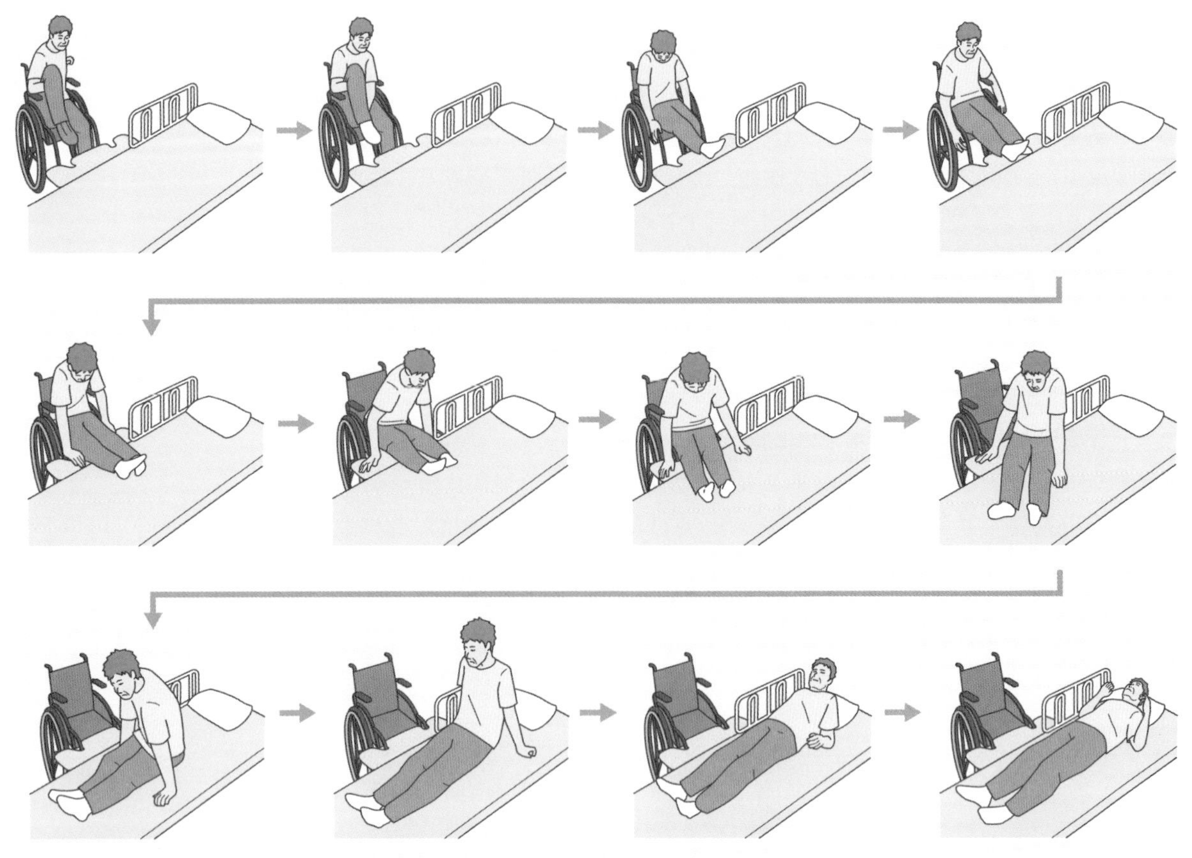

図 7　ベッドへの直角移乗（C6B2 を想定）
移乗の際に，麻痺部である下肢をベッド上に上げるためには，直接操作する必要がある．端座位で行う横移乗とは違い，前方へ転落する危険性はほとんどないが，体幹の前屈角度（脊柱屈曲と SLR〈下肢伸展挙上〉）が必要とされる．C6B1 および C6B2 では，上腕三頭筋が麻痺しているため，肘関節を伸展位でロックしてのプッシュアップが必須となる．

CKC（closed kinetic chain mechanism；閉鎖運動連鎖機構）

ように，上肢帯で生み出された力を CKC（閉鎖運動連鎖機構）で体幹，骨盤，下肢へと伝えていく方法（**図 6**），③移乗時に麻痺部を直接操作して下肢をベッドに上げる方法がある（**図 7**）．これらの方法を，各動作の場面に応じて巧みに使い分けていくことが，脊髄損傷特有の ADL 獲得に必要である．

一方，神経学的損傷レベルより下位の運動機能を有する不全運動麻痺（フランケル分類：C・D，AIS：C・D）の ADL は，車椅子生活を余儀なくされる場合から，歩行が自立する生活まで幅広い．急性期から「学習性不使用」を避け，中枢神経系の再組織化（脳と脊髄の機能的結合）を図り，回復過程と予後予測をもとに，神経学的損傷レベルより下位の運動機能を有効に使い，受傷・発症前の ADL に近づけていく．

頸髄損傷者の ADL 自立度
▶ Lecture 24・表 4 参照.
損傷高位別の最終獲得機能一覧
▶ Lecture 24・表 5 参照.

1）動ける身体づくり　（図 8〜14）

完全運動麻痺（フランケル分類：A・B，AIS：A・B）の場合は，不安定な土台のうえで本来の上肢機能を再獲得すること，動作の力源としての上肢機能を獲得するために，車椅子を含め座位（端座位，長座位）での活動性を高めていくことが必要となる．静的バランスは，片側および両側の上肢を前方，側方，上方に挙上できるよう促していく．動的バランスは，片側および両側の上肢をあらゆる方向で支持できるよう促していく．

車椅子駆動は，起居動作や移乗動作に介助が必要であっても自立しやすい動作であり，動作の力源としての上肢機能を獲得するために必須の動作となる．車椅子上での除圧動作も含めて早期に獲得し，自らの意思で自由に動ける環境のなかで活動性を高めるよう促していく．

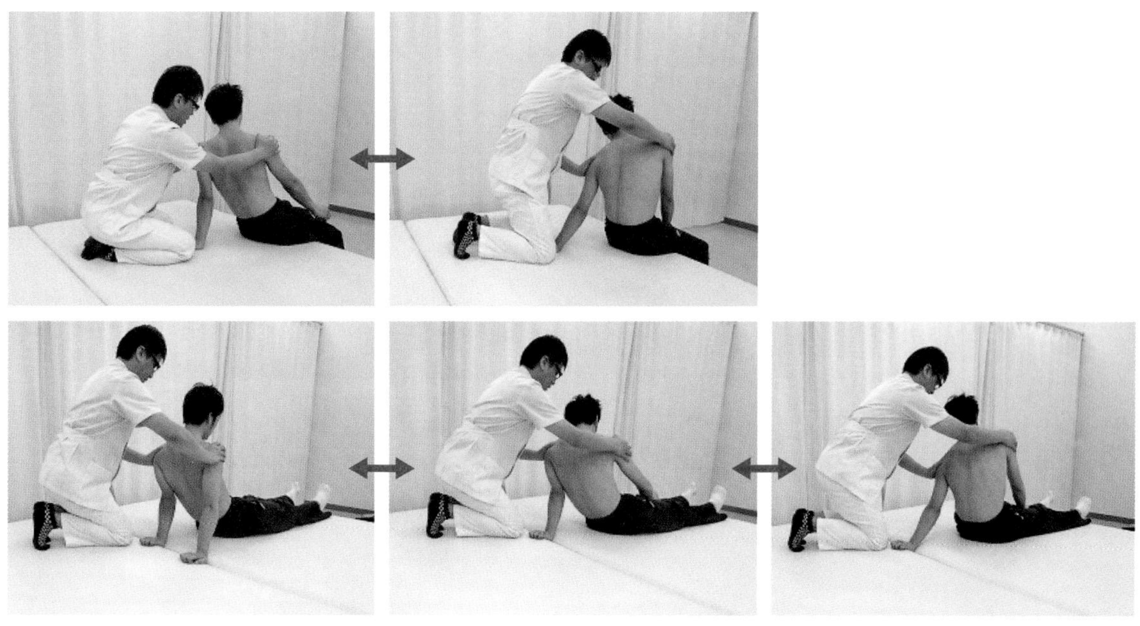

図８　片手支持でのコントロール
両側の肩，肩甲帯から誘導して体重移動をコントロールさせていく．右上肢をフリーにして頭部と体幹の重みを骨盤に乗せるよう左上肢で支持できるかがポイントとなる．

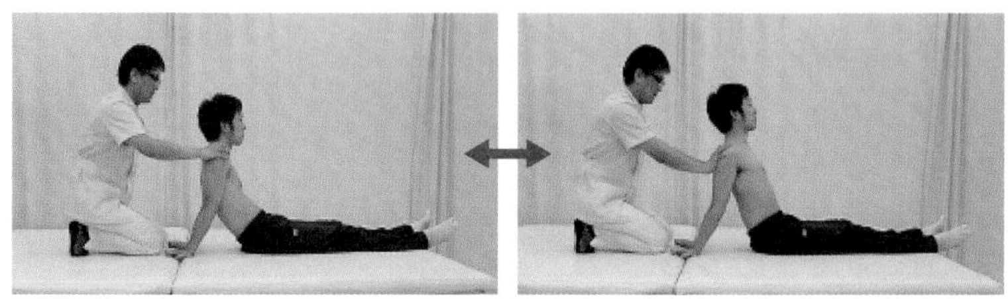

図９　両手支持でのコントロール
両側の肩，肩甲帯から誘導して体幹と骨盤の動きを導き出していく．

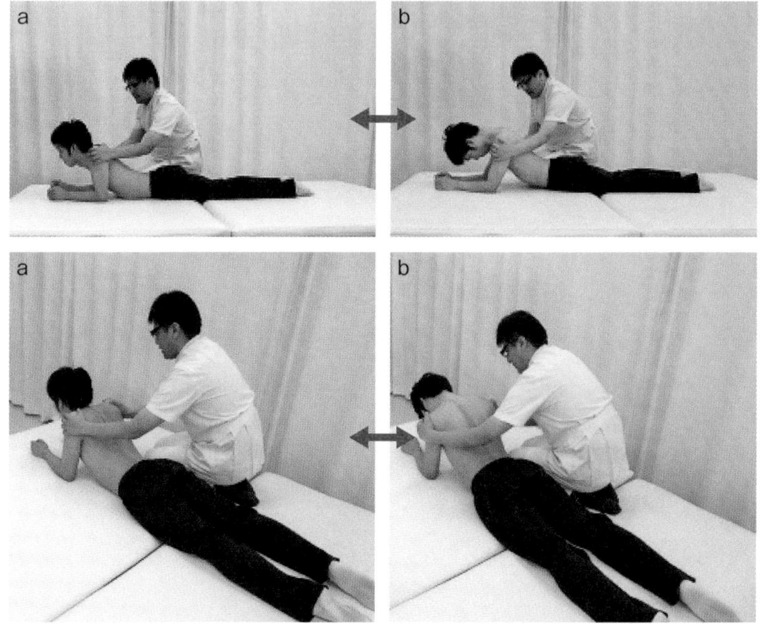

図10　両肘支持でのコントロール
a→b：両側の肩甲骨挙上・内転位，胸椎伸展位から肩甲骨下制・外転，頭頸部と肩の屈曲により胸郭を上方に押し上げ，胸椎の屈曲を導き出していく．この動きはプッシュアップ動作へと応用していきやすい．
b→a：両側の肩甲骨下制・外転位，頭頸部屈曲位からの脱力によりもとへ戻る．円滑に脱力できるようになると，胸郭の重みを感じ取ることができるようになり，肩甲骨と胸椎の動きは双方向に導き出しやすくなる．

ここがポイント！
両肘支持でのコントロールは，座位に比べ安定した姿勢であるため，早期から導入していきやすい練習である．

ここがポイント！
片肘支持でのコントロールは，片手支持に比べて重心が低く，体幹と骨盤の動きを導き出しにくいため，肩甲胸郭関節を含めた肩関節の可動性が必要となる．

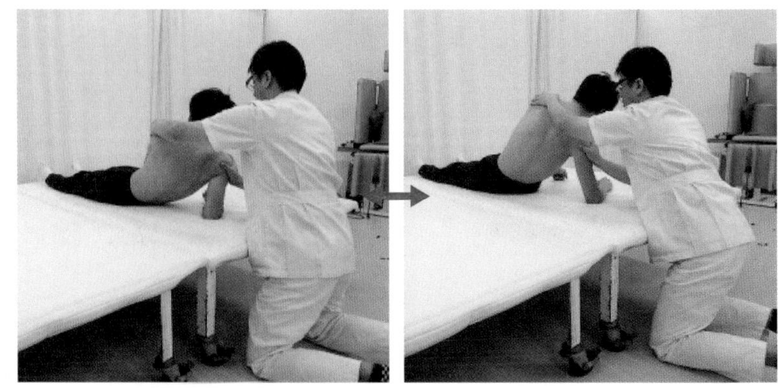

図 11　片肘支持でのコントロール
両側の肩と肩甲帯から誘導して体重移動をコントロールさせていく．左上肢をフリーにして頭部と体幹の重みを骨盤に乗せるよう右上肢で支持できるかがポイントとなる．

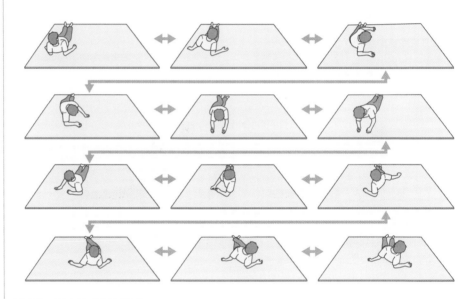

図 12　肘支持での寝返り
図 8～11 により，残存部は肩甲胸郭関節を含めた肩関節の可動性と支持性を促すこと，麻痺部は残存部の力が効率よく伝わる適度な柔軟性をもつことで，よりダイナミックな肘支持での寝返りへと進めていく．特に ADL 自立の上限とされる C6B2 においては，支持物なしでの起居動作（寝返り，起き上がり）獲得のポイントとなるトレーニングである．

LECTURE 25

試してみよう
図 8～14 の動作を，学生同士で体験してみよう．

起居・移乗動作の獲得のためには，両側および片側上肢支持（手支持，肘支持）にて，動作の力源となる肩甲胸郭関節を含めた肩関節の可動性と支持性が重要となる（**図 8～11**）．肘支持での寝返りは起居動作の獲得（**図 12**），プッシュアップと四つ這いは移乗動作の獲得につながるトレーニングである（**図 13，14**）．四つ這いでは，端座位よりさらに不安定な姿勢を保持するために，肩甲胸郭関節を含めた肩関節の支持性と CKC での麻痺部（体幹，骨盤，下肢）のコントロールが重要となる．

2）起居・移乗動作トレーニング

ADL 獲得のための課題指向型トレーニングにおいては，前述の「動ける身体づくり」で必要な運動要素を促し，動作全体をとおして理学療法士の適切な介助・誘導にて円滑な各動作のフォームを感覚入力し，徐々に脊髄損傷者自身の運動へと導いていくことが肝要である．

完全運動麻痺（フランケル分類：A・B，AIS：A・B）の胸腰髄損傷ならびに上腕三頭筋が有効に作用している頸髄損傷では，寝返り動作において有効な上肢の振りが得られやすく，起き上がりや移乗動作においても肩甲胸郭関節を含めた肩関節の支持

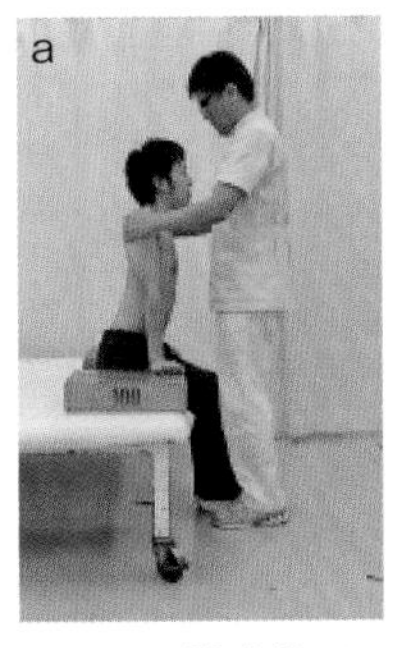
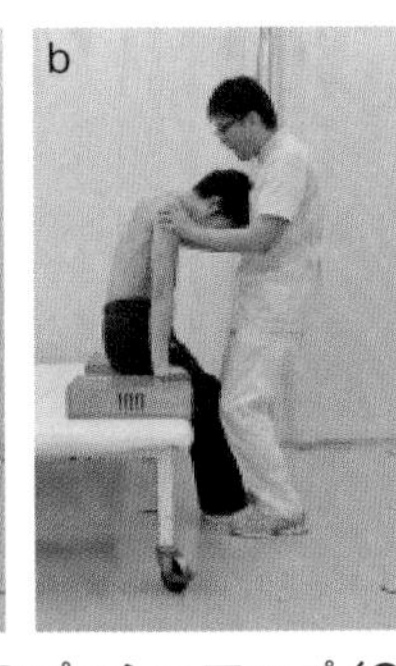
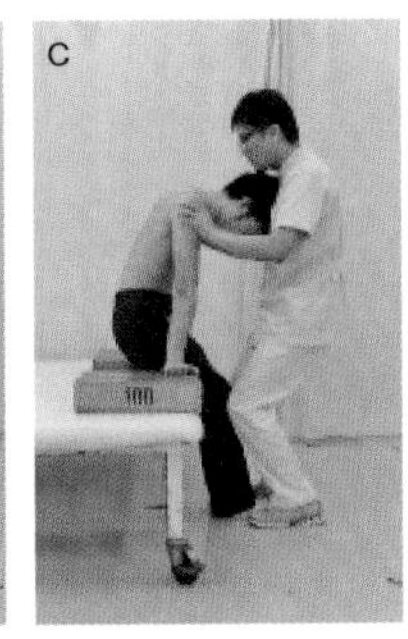

図 13　端座位でのプッシュアップ（C6B2 を想定）
移乗動作獲得のポイントとなるトレーニングである．
有効上肢長を長くするために台を使用する（図では 10 cm）．
上肢は肩外旋・肘伸展・前腕回外・手背屈位で接地する．
両側の肩，肩甲帯から誘導していく．
a：肩甲骨を挙上・内転，脊柱を伸展方向へ誘導して上肢への体重移動をコントロールさせていく．
b：肩甲骨の下制・外転を誘導しながら頭頸部を屈曲させていき殿部を離床させる．
c：さらに肩甲骨を外転，脊柱を屈曲方向へ誘導しながら殿部の離床を促していく．
長座位に比べ，端座位のほうが支持基底面が狭く重心が高いため，麻痺部の動きを導き出しやすい．
端座位にてプッシュアップという運動要素を促していくことは，横移乗だけでなく直角移乗の獲得にもつながる．

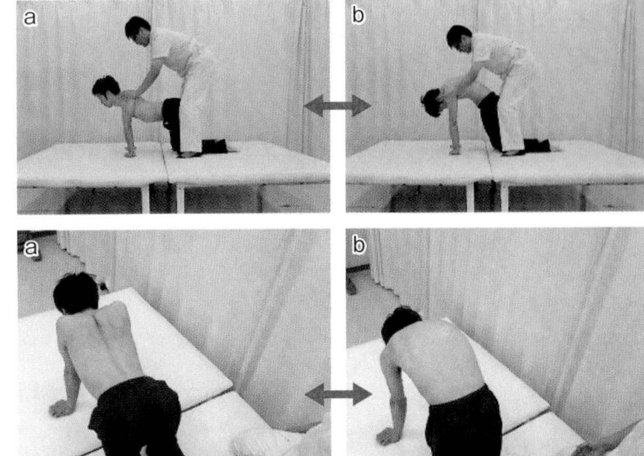

図 14　四つ這いでのコントロール
ベッド・車椅子間の移乗だけでなく，難易度の高い床から車椅子への移乗獲得にもつながるトレーニングである．
a→b：両側の肩甲骨挙上・内転位，胸椎伸展位から肩甲骨下制・外転，頭頸部と肩の屈曲により胸郭を上方に押し上げ脊柱全体の屈曲を導き出していく．この動きはプッシュアップ動作へと応用していきやすい．
b→a：両側の肩甲骨下制・外転位，頭頸部ならびに脊柱屈曲位からの脱力によりもとへ戻る．この際，肘伸展位を保持したまま円滑に脱力できるようになると，骨盤帯を含め体幹全体の重みを感じ取ることができるようになり，肩甲骨と脊柱，骨盤の動きは双方向に導き出しやすくなる．

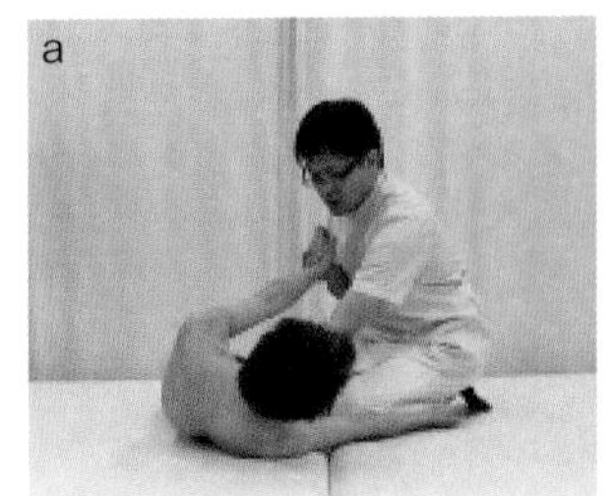
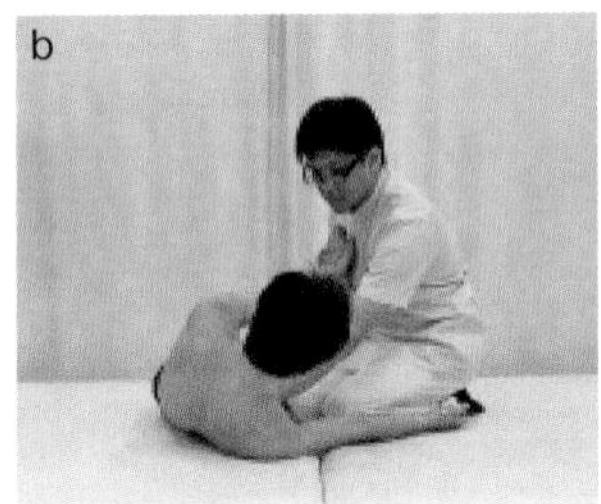
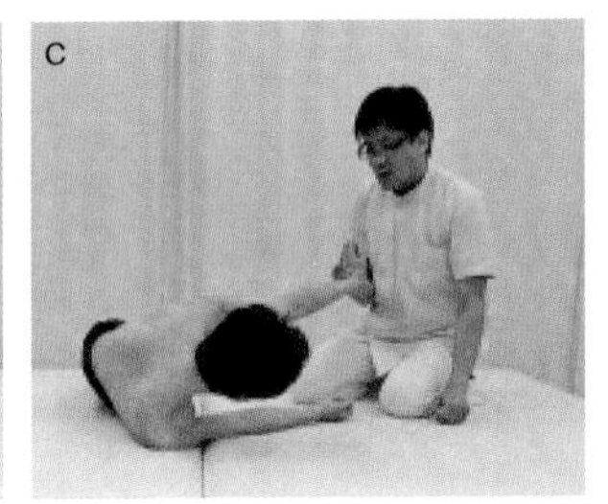

図 15　寝返り動作トレーニング（C6B2 を想定）
上肢と胸郭から誘導する．
a：左上肢は肘伸展位で保持できるよう誘導し，胸骨から右肩甲骨へ圧を加えながら頭部の挙上を促す．
b：右肩甲骨に加えている圧を尾側へ移動していく．
c：頭部と体幹の重みが重心線を越えたら，骨盤が回転する動きと重みを感じさせる．

性が得られやすい．しかし，上腕三頭筋が麻痺している頸髄損傷（C6B2）では，有効な上肢の振りと肩甲胸郭関節を含めた肩関節の支持性が得られにくいため，適切な介助・誘導にて円滑なフォームを繰り返しトレーニングしていくことが大切となる（**図 15，16**）．

ベッド・車椅子間の移乗動作は，寝返り・起き上がり動作に比べ難易度が高く，ADL 自立の鍵となる動作である．麻痺部である下肢の操作，特にベッドに下肢を上げることや靴の着脱の際に下肢を組むことが難易度の高い動作となる．また，床から車椅子への移乗動作は，ベッド・車椅子間の移乗動作に比べてさらに難易度の高い動作となる．寝返り・起き上がり動作，座位バランス能力に加え，四つ這いでのコントロール，安定したプッシュアップによる殿部離床距離の確保などの総合的な能力が必要とされる（**図 17，18**）．

気をつけよう！
四つ這いでのコントロールは，肘支持に比べ重心が高く不安定な姿勢であるため，恐怖感を伴いやすく，早期からの導入は避けたい練習である．
上腕三頭筋が麻痺している C6B2 では，肩外旋・前腕回外位にて，肘伸展位でのロックは必須となる．
上腕三頭筋による十分な肘伸展機能を有していても，少しでも肘が屈曲位となれば骨盤帯を含め体幹全体の重みは感じ取りにくくなり，肩甲骨と脊柱，骨盤の動きも導き出しにくくなる．

試してみよう
図 15〜18 の動作を，学生同士で体験してみよう．

調べてみよう

脊髄横断面の傷害領域と麻痺型

中心部型，前部型，半側型，後部型の特徴を確認してみよう．

▶ Lecture 23 参照．

今までに他の科目で学習した正常動作（寝返り，起き上がり，立ち上がり，歩行）について復習しよう．

使用依存性の回復
(use-dependent recovery)

▶『神経障害理学療法学Ⅰ 第2版』Lecture 9 参照．

一方，不全運動麻痺（フランケル分類：C・D，AIS：C・D）では，脊髄横断面の傷害領域と麻痺型によりさまざまな病態を呈する．各々の麻痺型の特徴をとらえ，「使用依存性の回復」を目指したトレーニングが必要となる．そのためには，神経学的損傷レベルより下位の運動要素（体幹・下肢機能）を促し，過度な上肢の使用に頼らない起居・移乗動作の獲得が望まれる．中心部型では，下肢よりも上肢に強い運動麻痺を呈するため，起居動作の獲得に難渋することが多く，上肢の運動要素を促していくことも必要となる．

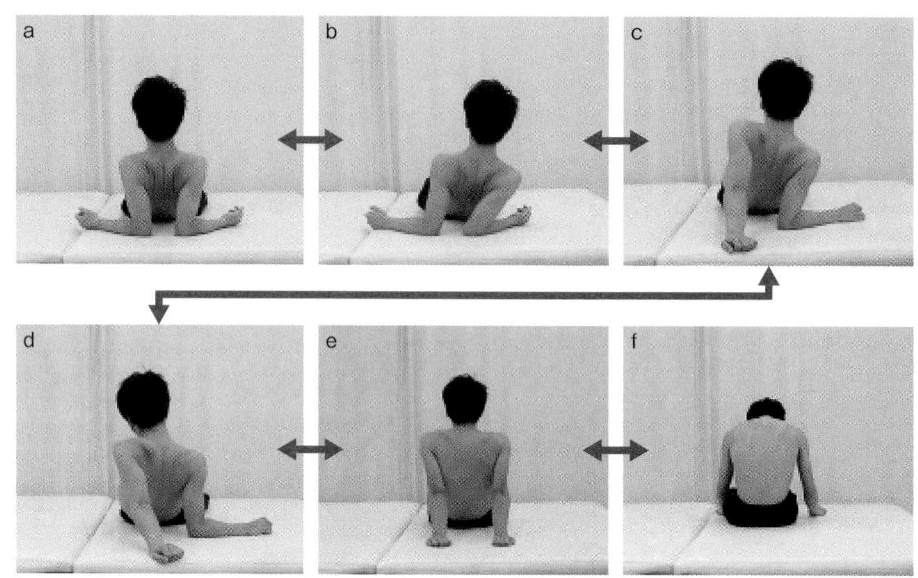

図 16　後方からの起き上がり動作トレーニング（C6B2 を想定）

上腕三頭筋が麻痺している頸髄損傷の起き上がり動作では，体幹の後方で肘支持と手支持が必要となり，肩甲胸郭関節を含めた肩関節の伸展・水平伸展・外旋の可動性と支持性の獲得がポイントとなる．

最初は従重力（長座位→両肘支持），そして抗重力（両肘支持→長座位）の動きのなかで肩甲胸郭関節を含めた肩関節の可動性と支持性を促していく．

特に難しいのは，d→e と b→c である．適切な介助・誘導にて繰り返し双方向でのトレーニングが必要である．

LECTURE 25

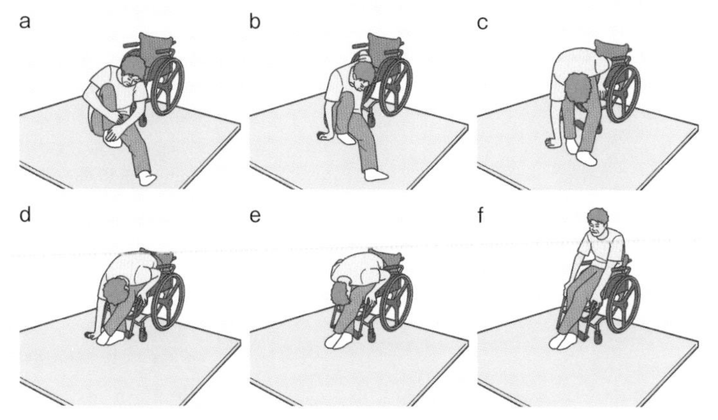

図 17　床からの移乗動作トレーニング（C6B3 を想定）

a〜c：右下肢を十分に屈曲させて（a），右上肢で下肢が外転・外旋しないようにし（b），右足部へ体重を乗せながらプッシュアップし，殿部離床距離を確保する（c）ことがポイントとなる．

d：殿部を方向転換しながら車椅子の座面に乗せていく．

e：殿部を座面後方へ押し込まなければ，右上肢を床から離して車椅子のフレームで支持することはできない．

f：両肘を伸展して上半身を起こす．

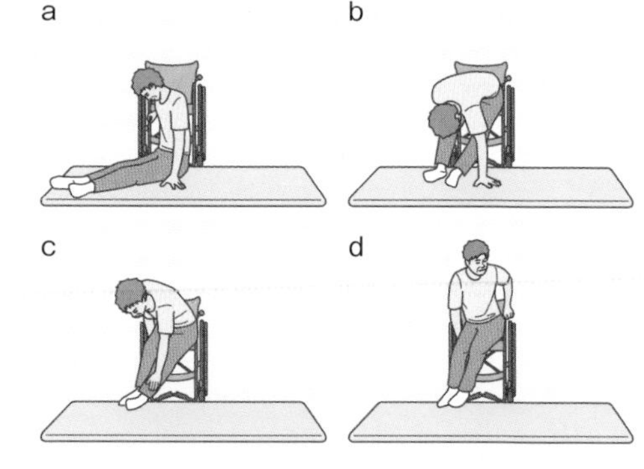

図 18　床からの移乗動作トレーニング（胸腰髄損傷を想定）

a→b：両下肢伸展位でのプッシュアップとなるため，殿部離床距離の確保のためには十分な SLR（下肢伸展挙上）の可動性が必要となる．

3) 立位・歩行トレーニング

脊髄損傷者の歩行再建における難しさは，不全運動麻痺（フランケル分類：C・D，AIS：C・D）であっても，その多くが横断性すなわち両側性の麻痺を呈していることである．立位・歩行トレーニングの目的は，移動手段としての歩行の再獲得だけでなく，体幹と下肢を中心とした運動機能の改善を図ることで，移乗動作の再獲得や車椅子およびベッド上での座位の再獲得につなげるために行われる場合もある．一方，完全運動麻痺（フランケル分類：A・B，AIS：A・B）では，長下肢装具が必要なL2以上において，実用的な移動手段としての歩行獲得は困難であり，呼吸・循環機能の促進，排尿・排便の促進，下肢屈曲拘縮の予防，骨萎縮の予防，痙性の緩和などが目的とされることが多いのが現状である．

不全運動麻痺の歩行再建としては，従来の平地歩行トレーニングに加え，装具療法，体重免荷床上歩行トレーニング（BWSOT），体重免荷トレッドミルトレーニング（BWSTT），ロボットアシスト歩行トレーニング（RAGT）などがあげられる．いずれの方法を用いても，あるいは併用しても，脊髄の中枢パターン発生器を賦活させて脊髄をはじめとする中枢神経系の再組織化を図ることが大切である．

BWSOTやBWSTT，RAGTにおける一番の利点は，身体的負担が少なく長時間の介入が可能であることであり，損傷を受けた脊髄を含む中枢神経系の再組織化を図るために，感覚刺激を繰り返し入力することによる可塑性を促すための反復トレーニングが可能なことである[5]．加えて，交互歩行が可能であり，転倒リスクがなく安心，安全に行えるため，重度の麻痺を伴う人にも対応が可能なことも利点としてあげられる．歩行トレーニングの質と量（精度，強度，頻度）を担保するためには，痙性が速度依存性であることをふまえて[6]，運動速度，介助量，代償動作などを加味したプログラムを設定していく．各々のトレーニング方法で何ができるのかを理解し，使用する機器を使いこなすことで，個別性を重視した設定と変化に合わせた対応が可能となる．

MEMO

- **体重免荷床上歩行トレーニング（body weight supported overground training：BWSOT）**

牽引装置が付いている歩行器で免荷量を調整して行う歩行トレーニング．

- **体重免荷トレッドミルトレーニング（body weight supported treadmill training：BWSTT）**

牽引装置が付いているトレッドミルで免荷量を調整して行う歩行トレーニング．

▶『神経障害理学療法学Ⅰ 第2版』Lecture 9参照．

- **ロボットアシスト歩行トレーニング（robot assisted gait training：RAGT）**
- **中枢パターン発生器（central pattern generator：CPG）**

歩行における律動的（屈筋と伸筋の周期的）な運動出力の生成にかかわる神経機構である．

▶『神経障害理学療法学Ⅰ 第2版』Lecture 2参照．

調べてみよう

長下肢装具や股継手付き長下肢装具による立位・歩行トレーニング，BWSTT，RAGT，脊髄再生医療について調べてみよう．

■引用文献

1) Gandevia SC：Kinesthesia；Roles for afferent signals and motor commands. In：Rowell LB, Shepherd JT, eds.：Handbook of Physiology. Section 12, Exercise；Regulation and Integration of Multiple Systems. American Physiological Society, Oxford University Press；1996. p.128-72.
2) Head H, Holmes G：Sensory disturbances from cerebral lesions. Brain 1911；34：102-254.
3) 日本褥瘡学会 教育委員会 ガイドライン改訂委員会：褥瘡予防・管理ガイドライン（第4版）．褥瘡会誌 2015；17（4）：487-557.
4) 羽田晋也：脊髄損傷のためのシームレス・アプローチ．大阪府理学療法士会誌 2014；42：17-22.
5) Raineteau O, Schwab ME：Plasticity of motor systems after incomplete spinal cord injury. Nat Rev Neurosci 2001；2（4）：263-73.
6) Lance JW：Symposium synopsis. In：Feldman RG, Young RR, et al. eds.：Spasticity：Disordered Motor Control. Year Book Medical Publishers；1980.

LECTURE 25

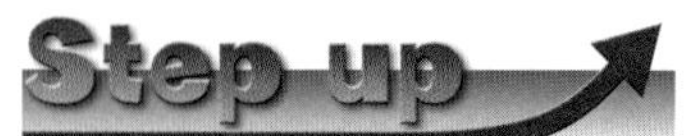

シーティングとティルト・リクライニング型車椅子の使用方法

車椅子選択の大原則は，車椅子に使用者を合わせるのではなく，使用者に車椅子を合わせることである．しかし，多くの病院や施設においては，備品として，脊髄損傷者に対応できるモジュラー型車椅子や体圧分散効果の高いクッションが不足しており，その対応に苦慮している．

1）シーティングのポイント

クッションを含め，トータルコンタクトについてシートユニットを調整し，①体圧の分散，②安定性の獲得，③バランスの獲得を図る．車椅子の座面上で接触圧の集中しやすいところは，坐骨部，仙骨部，尾骨部，大転子部である．座面の後方に接触圧が集中しやすいため，クッションを用いて接触面積を増やし，座面前方（大腿後面）へ接触圧の分散を図る．クッションは，素材（エア，ゲル，ウレタンフォームなど）の特性を十分に理解したうえで，障害の重症度と座位姿勢，ADL 能力に応じて使用者に合ったものを選択する（Lecture 26・Step up 参照）．

2）ベッド上でのティルトアップから車椅子座位へ

ベッド上でのティルトアップは，運動・知覚麻痺を伴う身体で共通重心をもち，重力環境へ再適応していく第一歩である．次のステップである「離床」すなわち「初めての車椅子座位」では，細心の注意を払いたい．

筆者の場合，特に頸髄損傷では，①起立性低血圧と呼吸困難感への対応，②ズレによる褥瘡の予防，③新たな身体図式と運動感覚の獲得のために，ティルト・リクライニング型車椅子から始めることが多い．安心，安全な離床を促すためには，ティルティングとリクライニングの機能について再確認しておく（図 1）．その特徴をふまえて使用することで，病棟看護師や家族とも協働して車椅子座位時間の延長を図り，活動性の向上へとつなげていく（図 2）．

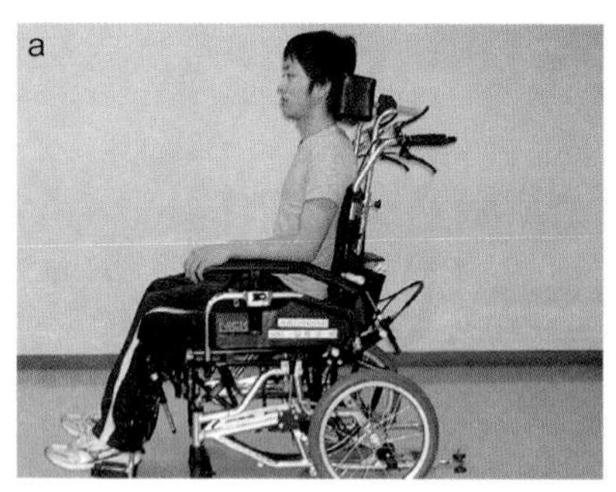

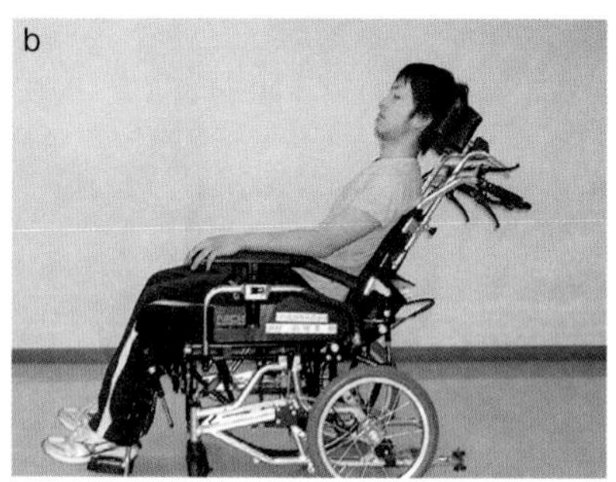

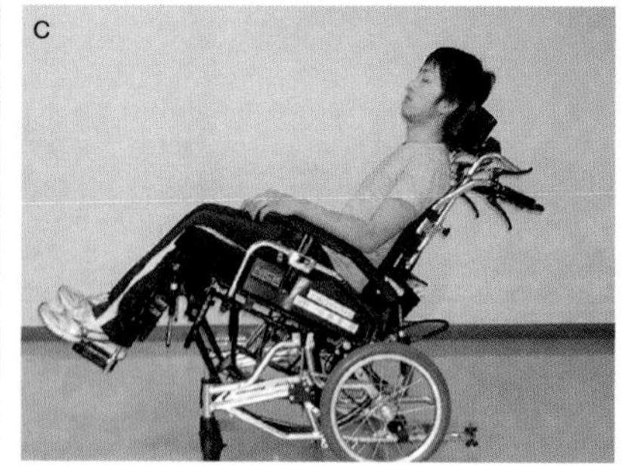

図 1　リクライニングとティルティング

a→b：リクライニングでは，座面に対する背もたれの角度が大きくなるので，股関節の屈曲角度が小さくなり，その際に殿部が前方へずれやすい．ティルトアップと同様にb→aの際には，股関節内外転・内外旋中間位にて，膝から股関節臼蓋と坐骨に向けて圧を加える感覚入力がなければ，さらに殿部のズレが生じ，新たな身体図式と運動感覚の獲得を阻害する．

a→c：ティルティングでは，座面に対する背もたれの角度は変化しないので，股関節の屈曲角度も変化しない．つまり，c→aの際には，殿部のズレは起こらない．

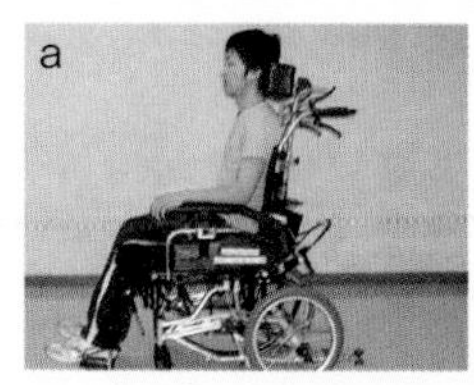

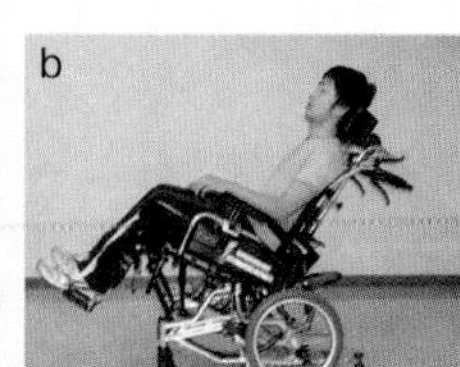

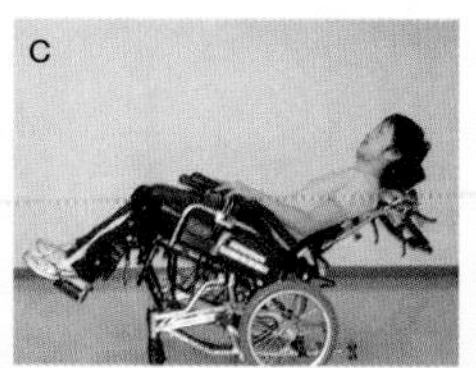

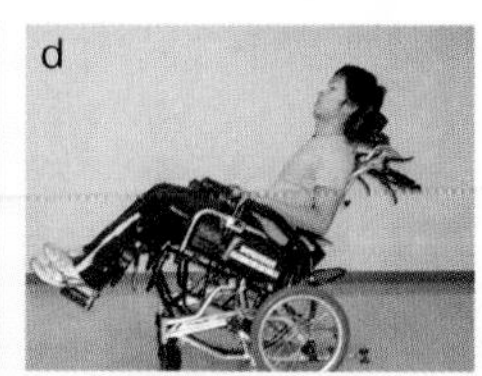

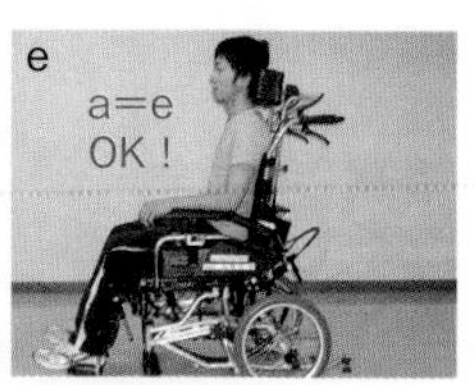

ティルティング　リクライニング　リクライニングを戻す　ティルティングを戻す

図 2　ズレを予防するためのティルト・リクライニング方法

最初にティルティング（a→b）を行い，次にリクライニング（b→c）を行う．そして，リクライニングを戻し（c→d），最後にティルティングを戻す（d→e）．このような順序でティルティングとリクライニングを行うと，殿部のズレは起こらない．

■参考文献

1）羽田晋也：脊髄損傷のためのシームレス・アプローチ．大阪府理学療法士会誌 2014；42：17-22.

2）羽田晋也：褥瘡対策チーム．大阪府理学療法士会誌 2016；44：20-5.

LECTURE 26

脊髄損傷に対する理学療法の実際

到達目標

- 脊髄損傷の評価から理学療法までの流れを理解する．
- 完全運動麻痺と不全運動麻痺の評価から理学療法までの流れを理解する．
- 褥瘡を有する脊髄損傷者の理学療法を理解する．

この講義を理解するために

脊髄損傷においても，他疾患と同様に画像所見や神経学的評価，身体機能評価をもとに予後予測を行い，可能な限り早期のADL（日常生活活動）獲得が重要となります．完全運動麻痺者では正常とは異なる動作様式が多々あるため，特有のADL介入になります．一方，不全運動麻痺者では車椅子生活から歩行が自立する生活までADLレベルは多様であるため，症状に応じたADL介入になります．この講義では，実際の症例をとおして脊髄損傷に特有の機能障害・活動制限に対する理学療法と経過について学びます．

脊髄損傷に対する理学療法の実際を学ぶにあたり，以下の項目をあらかじめ学習しておきましょう．

□ 脊髄損傷の神経学的評価を復習しておく（Lecture 24 参照）．
□ 脊髄損傷高位別の最終獲得機能について復習しておく（Lecture 24 参照）．
□ 脊髄損傷の随伴症状と合併症について復習しておく（Lecture 23 参照）．
□ 脊髄損傷の予後予測を復習しておく（Lecture 24 参照）．
□ 脊髄損傷の各評価について復習しておく（Lecture 24 参照）．
□ 脊髄損傷の一般的なトレーニングについて復習しておく（Lecture 25 参照）．

講義を終えて確認すること

□ 完全運動麻痺と不全運動麻痺の評価から理学療法（運動療法）までの流れが理解できた．
□ 褥瘡を有する脊髄損傷者の理学療法と注意点が理解できた．

講義

1. 症例提示 1

1) 概要

- **年齢，性別**：20 歳代，男性.
- **診断名**：第 6, 7 頸椎脱臼骨折．第 7 頸髄損傷（完全四肢麻痺）.

交通事故で受傷し，急性期病院へ救急搬送された．受傷日に第 6〜8 頸椎前方固定術（**図 1**）を施行し，受傷 52 日目で回復期リハビリテーション病棟（以下，回復期リハ病棟）へ転棟となった.

急性期病院からの情報では，術後に頸椎装具（フィラデルフィアカラー；**図 2**）を着用し離床を試みるが，起立性低血圧の影響により標準型車椅子にほとんど乗車できなかった．合併症は，長期臥床により仙骨部と尾骨部に褥瘡を生じていた.

2) 理学療法評価

回復期リハ病棟へ転棟時の理学療法評価の結果を**表 1** に示す．コミュニケーションは良好で，「一人で車椅子に乗れるようになりたい」などの発言もあり，車椅子生活に対しての受け入れも良好であった．残存部の各部位には疼痛や関節可動域の制限はないが，動作は全介助レベルでほぼベッド上生活であった.

一方，回復期リハ病棟へ転棟後にフィラデルフィアカラーは着用せずに離床の許可となるが，起立性低血圧は遷延していた．急性期病院で生じた褥瘡も治癒していなかった.

3) 統合と解釈

(1) 予後予測

受傷後早期の T2 強調画像において，広範囲（1 椎体以上，3 椎体）の高信号を示す場合は，神経学的に重症であり機能回復も悪いと報告されている[1,2]．本症例の画像所見からは 3 椎体の高さで高信号変化を示しており（**図 1**），機能回復の予後不良が考えられる．また神経学的評価では受傷後 72 時間時点の AIS は A（完全運動麻痺），回復期リハ病棟へ転棟時（受傷 52 日目）の AIS も A であり，神経学的な改善を認めなかった．以上をふまえて，今後も車椅子生活であることが予測された.

(2) 本人の希望

周りに迷惑をかけたくない，車椅子でもいいから職場復帰（小学校の教員）したい.

覚えよう！

頸椎装具
頸椎部を取り囲み，頸椎部の運動を制限するとともに，頭の重量による頸椎（頸髄）への負担の軽減を図る．頸髄損傷後，あるいは術後に使用される.

ここがポイント！

褥瘡
脊髄損傷の褥瘡発生の因子としては，知覚麻痺や運動麻痺による動作の低下だけでなく，ベッドや車椅子環境，処置や介助方法など多くの因子が関連している．そのため，医師，看護師，薬剤師，栄養士などの多職種と協働し，さまざまな視点からのチーム医療が必要である.
▶ Lecture 23・Step up 参照.

MEMO
神経学的評価では，受傷後 72 時間において ASIA 機能評価尺度（AIS）が A の患者の 93%は受傷後 1 年においても AIS が A あるいは B に留まると報告されている[3].

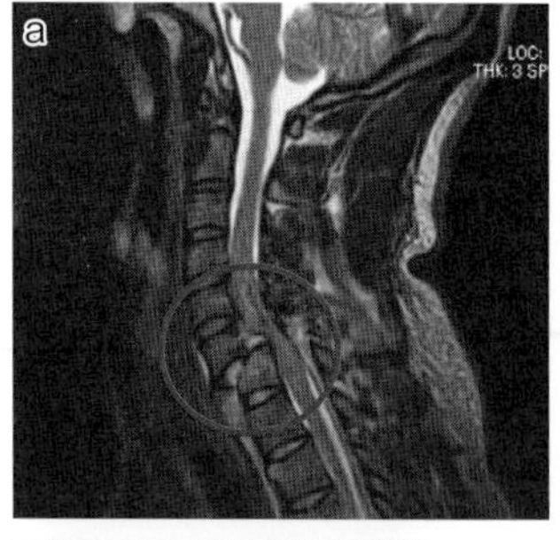

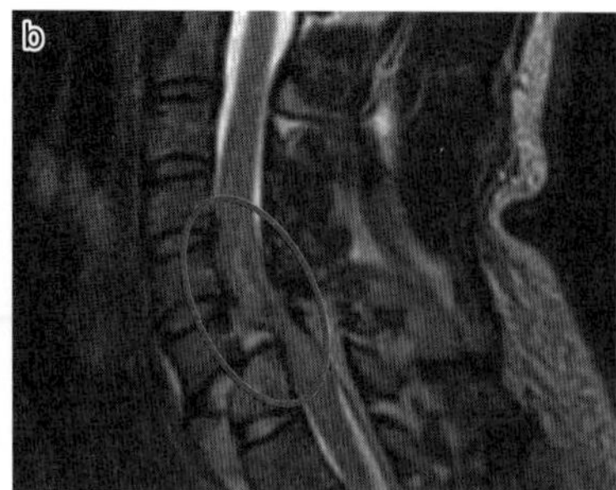

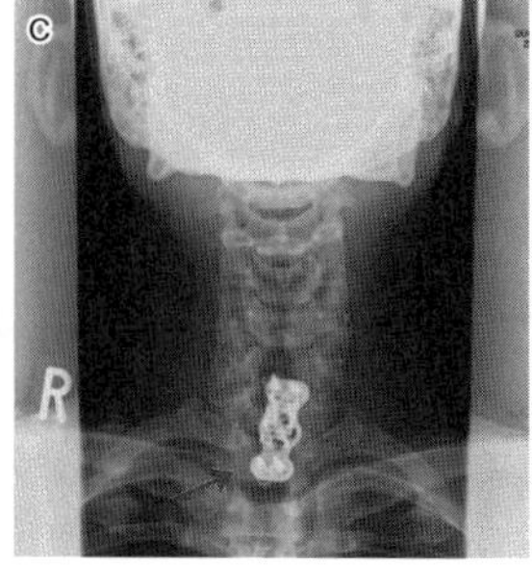

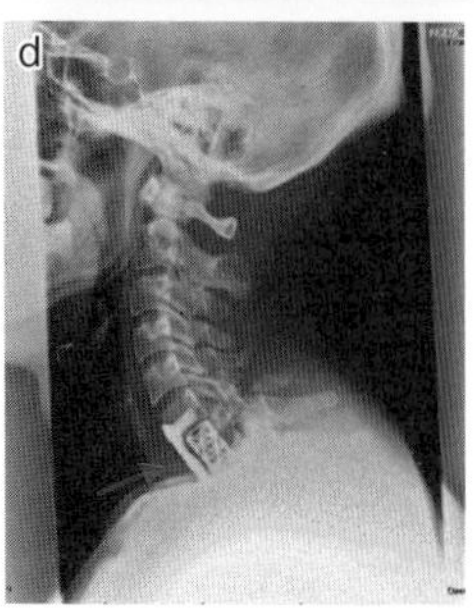

図 1　画像所見
a, b：MRI T2 強調画像．第 5〜7 頸髄内に信号変化（○）.
c, d：X 線画像．第 6〜8 頸椎前方固定術を施行（→）.

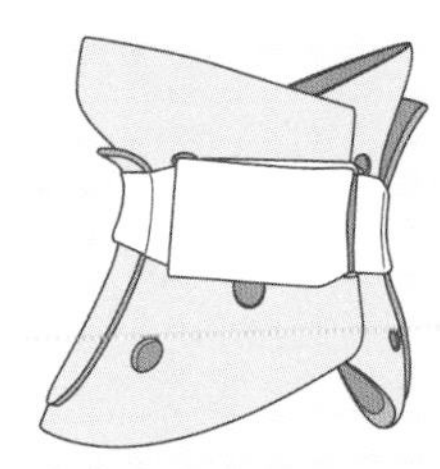

図 2　頸椎装具

表 1　症例 1 における回復期リハビリテーション病棟へ転棟時の理学療法評価

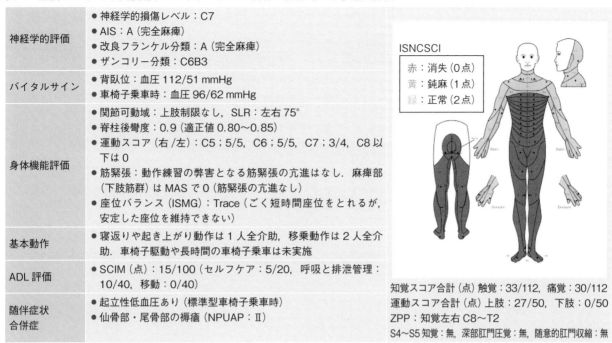

神経学的評価	● 神経学的損傷レベル：C7 ● AIS：A（完全麻痺） ● 改良フランケル分類：A（完全麻痺） ● ザンコリー分類：C6B3
バイタルサイン	● 背臥位：血圧 112/51 mmHg ● 車椅子乗車時：血圧 96/62 mmHg
身体機能評価	● 関節可動域：上肢制限なし，SLR：左右 75° ● 脊柱後彎度：0.9（適正値 0.80〜0.85） ● 運動スコア（右 /左）：C5；5/5，C6；5/5，C7；3/4，C8 以下は 0 ● 筋緊張：動作練習の弊害となる筋緊張の亢進はなし．麻痺部（下肢筋群）は MAS で 0（筋緊張の亢進なし） ● 座位バランス（ISMG）：Trace（ごく短時間座位をとれるが，安定した座位を維持できない）
基本動作	● 寝返りや起き上がり動作は 1 人全介助，移乗動作は 2 人全介助．車椅子駆動や長時間の車椅子乗車は未実施
ADL 評価	● SCIM（点）：15/100（セルフケア：5/20，呼吸と排泄管理：10/40，移動：0/40）
随伴症状 合併症	● 起立性低血圧あり（標準型車椅子乗車時） ● 仙骨部・尾骨部の褥瘡（NPUAP：Ⅱ）

ISNCSCI
赤：消失（0 点）
黄：鈍麻（1 点）
緑：正常（2 点）

知覚スコア合計（点）触覚：33/112，痛覚：30/112
運動スコア合計（点）上肢：27/50，下肢：0/50
ZPP：知覚左右 C8〜T2
S4〜S5 知覚：無，深部肛門圧覚：無，随意的肛門収縮：無

AIS：ASIA 機能評価尺度，SLR：下肢伸展挙上テスト，MAS：modified Ashworth Scale，ISMG：International Stoke Mandeville Games，SCIM：脊髄損傷自立度評価法，NPUAP：National Pressure Ulcer Advisory Panel，ZPP：部分的残存領域．

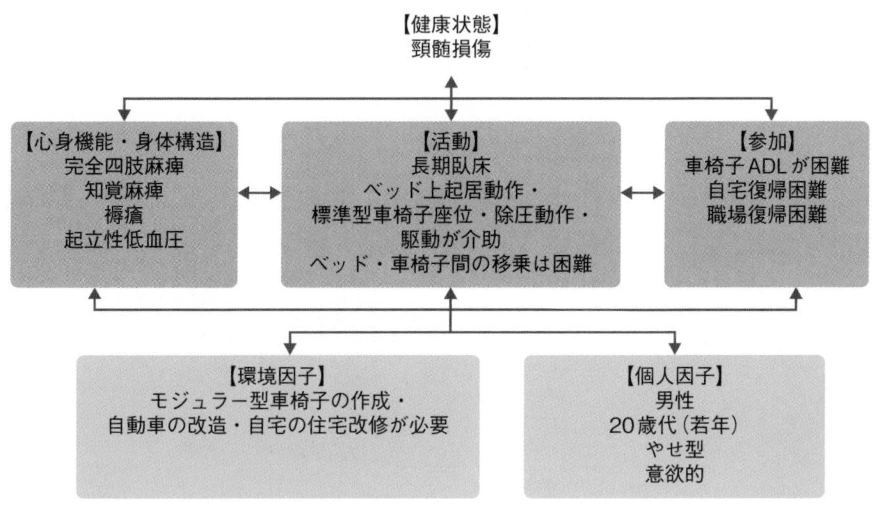

図 3　初回評価における国際生活機能分類（ICF）の概要

表 2　目標設定

短期目標（理学療法開始 1〜2 か月）	褥瘡の治癒と起立性低血圧の安定，標準型車椅子座位・除圧動作の自立
中期目標（理学療法開始 2〜4 か月）	ベッド上起居動作とベッド・車椅子間の移乗動作（横移乗）の自立
最終目標（理学療法開始 4〜6 か月）	自動車への移乗・積み込み動作と床からの車椅子移乗動作の自立

（3）国際生活機能分類（ICF）を用いた問題点の抽出

ICF を用いて問題点を抽出した（**図 3**）．

（4）目標設定

本症例は年齢も若く，残存部の疼痛や関節可動域の制限などはなく，ザンコリー分類は C6B3 であり，自動車運転関連動作まで獲得し，長期的には車椅子での社会復帰が可能になると考え，目標を設定した（**表 2**）．

国際生活機能分類（International Classification of Functioning, Disability and Health：ICF）

ここがポイント！
脊柱後彎度
脊柱後彎度＝長座位時の肩峰大転子直線距離/背臥位時の肩峰大転子直線距離．比率が 1 に近いほど体幹の可動性低下を示す[4]．

ASIA 機能評価尺度（AIS）
▶ Lecture 23・表 4 参照．

改良フランケル分類
▶ Lecture 23・表 3 参照．

ザンコリー（Zancolli）分類
▶ Lecture 24・表 3 参照．

MAS
▶ Lecture 24・表 8 参照．

ISMG（Imternational Stoke Mandeville Games）
▶ Lecture 24・表 7 参照．

SCIM（脊髄損傷自立度評価法）
▶巻末資料・表 3 参照．

MEMO
NPUAP
（アメリカ褥瘡諮問委員会）
NPUAP の提唱するステージ分類は，褥瘡の深達度分類として最も普及している（**表 3**）[5]．

表3　NPUAP ステージ分類（2007 年改訂版）

DTI 疑い	ステージⅠ	ステージⅡ	ステージⅢ	ステージⅣ	判定不能
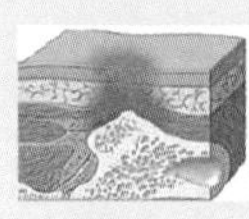	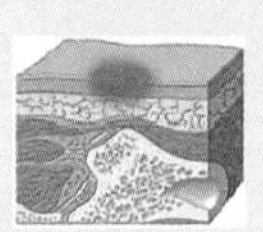	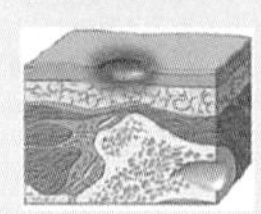	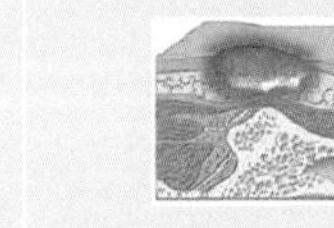	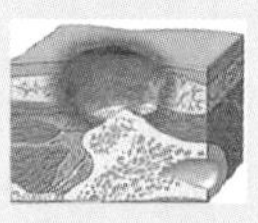	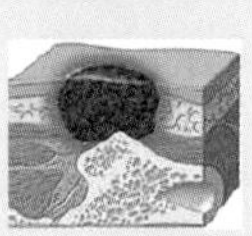
圧力および/またはせん断力によって生じる皮下軟部組織の損傷に起因する，限局性の紫または栗色の皮膚変色，または血疱	通常骨突出部位に限局する消退しない発赤を伴う，損傷のない皮膚．暗色部位の明白な消退は起こらず，その色は周囲の皮膚と異なることがある	スラフを伴わない，赤色または薄赤色の創底をもつ，浅い開放潰瘍として現れる真皮の部分欠損．破れていないまたは開放した/破裂した血清で満たされた水疱として現れることがある	全層組織欠損．皮下脂肪は確認できるが，骨，腱，筋肉は露出していないことがある．スラフが存在することがあるが，組織欠損の深度がわからなくなるほどではない．ポケットや瘻孔が存在することがある	骨，腱，筋肉の露出を伴う全層組織欠損．黄色または黒色壊死が創底に存在することがある．ポケットや瘻孔を伴うことが多い	創底で，潰瘍の底面がスラフ（黄色，黄褐色，灰色または茶色）および/またはエスカー（黄褐色，茶色，または黒色）で覆われている全層組織欠損

（日本褥瘡学会編：褥瘡予防・管理ガイドライン．照林社；2009．p.21[5]をもとに作成）

DTI（deep tissue injury）：深部損傷褥瘡．

褥瘡に留意した運動療法（理学療法開始時）

腹臥位での可動域練習

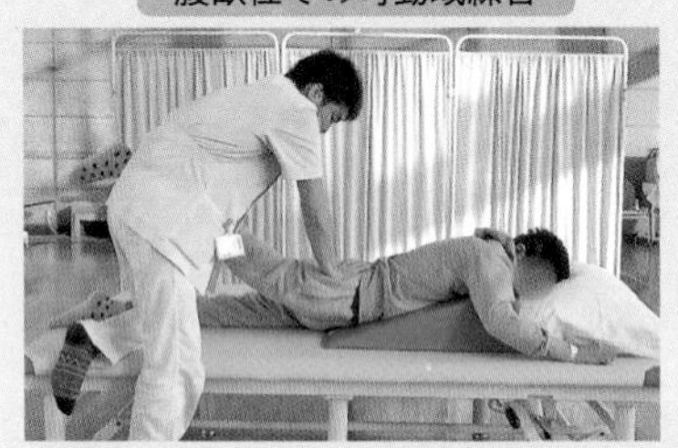

褥瘡部位の除圧，上肢・体幹・下肢屈筋群のリラクセーションと股関節伸展の関節可動域の拡大を図る

両肘支持

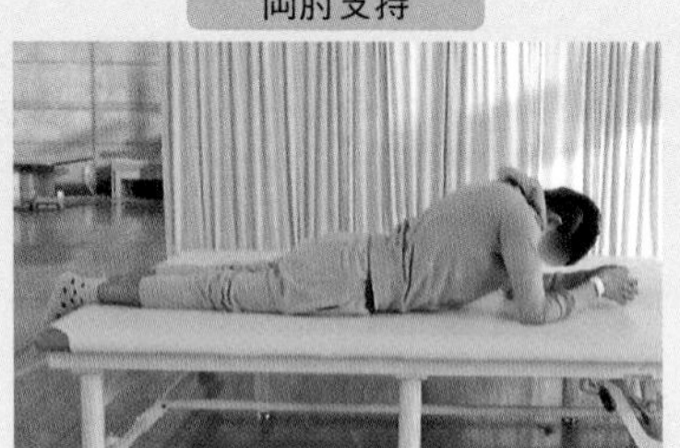

プッシュアップ（殿部浮上期以降）に必要な頭頸部～胸椎の屈曲，肩甲骨前方突出（protraction）の運動を図る

四つ這い練習

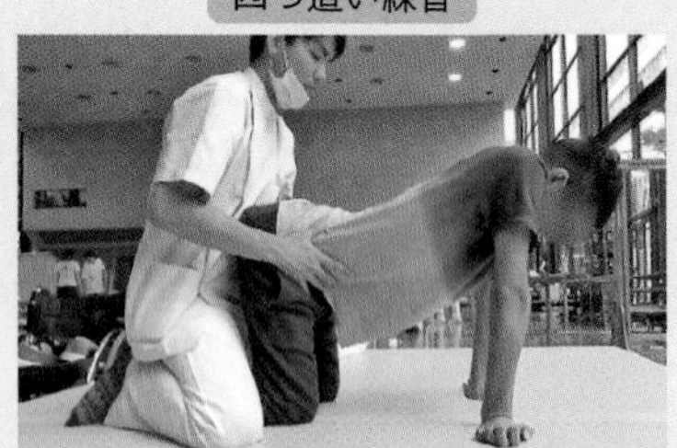

両肘支持から難易度を上げ，頭頸部～胸腰椎の可動域拡大，残存筋（肩関節周囲筋群）の筋力増強を図る．残存部で麻痺部（体幹，骨盤）のコントロールを図る

※麻痺部は不安定となるため，練習開始時はセラピストの介助から実施する

起立性低血圧に留意した離床（理学療法開始時）

ティルト・リクライニング型車椅子乗車練習

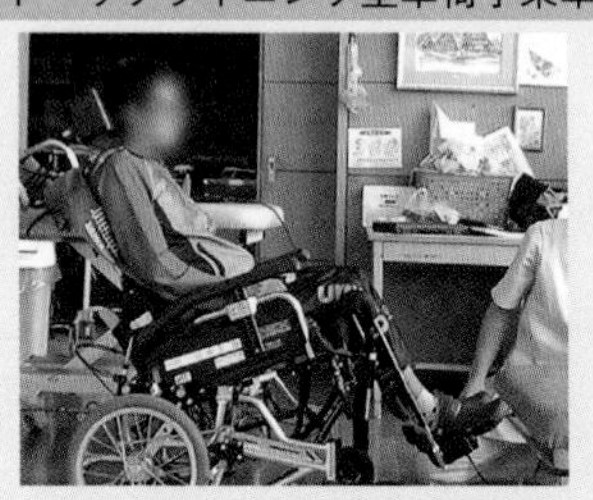

バイタルサインのチェックや症状を確認しながらの離床，休息にはリクライニングとティルティング機能を使用して対応

プッシュアップ動作練習

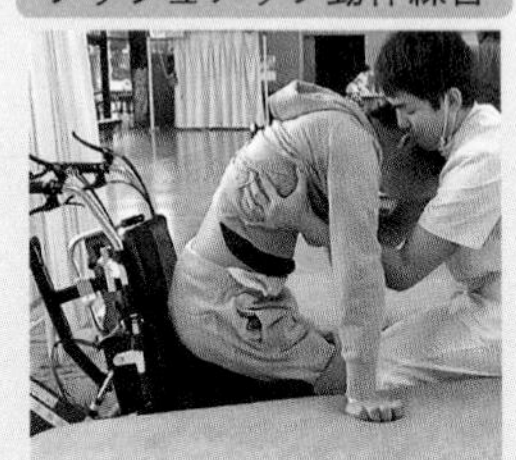

練習開始時は麻痺部（体幹）を介助，誘導で実施．アームサポートを跳ね上げることで身体の近くに治療台を設置でき，有効上肢長を長くしたなかでプッシュアップ動作が容易になる

図4　ADL トレーニング開始に至るまでの運動療法と離床

> **ここがポイント！**
> **ティルト・リクライニング型車椅子による離床**
> ズレによる褥瘡の予防，頭低位や下肢を挙上した起立性低血圧への対応に有効である．本症例においては，良好な姿勢での車椅子座位時間の延長やアームサポートの跳ね上げによる運動療法の環境設定や移乗の介助量の軽減が図れた（図4）．

4）理学療法プログラム

（1）基本方針

理学療法の基本方針は，積極的な ADL（日常生活活動）トレーニングを開始する前に褥瘡の治癒と起立性低血圧の安定を最優先とした離床と運動療法を実施した．症状が改善後には，ティルト・リクライニング型車椅子から標準型車椅子，座位（端座位，長座位）へ移行した ADL トレーニングを実施した．

（2）ADL トレーニング開始までの運動療法と離床（図4）

運動療法は腹臥位の姿勢で行い，褥瘡部位の除圧や関節可動域の拡大，残存筋力の増強，麻痺部のコントロール練習を実施した．離床にはティルト・リクライニング型車椅子を利用することで，起立性低血圧は増悪せずに経過した．車椅子クッション

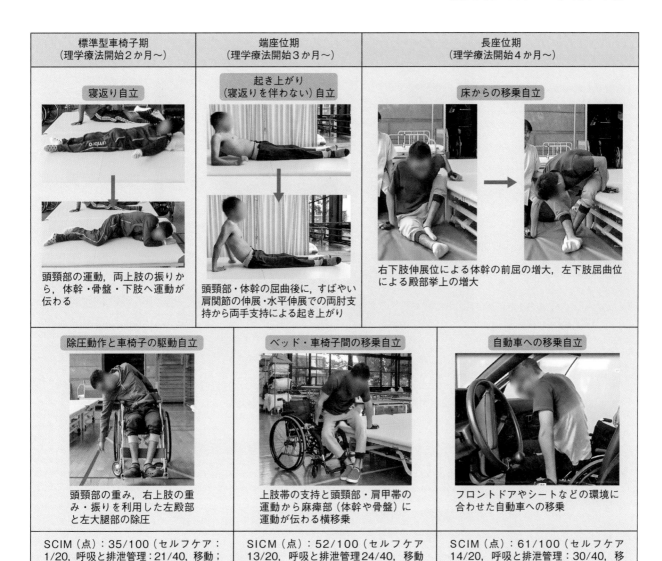

標準型車椅子期 （理学療法開始２か月～）	端座位期 （理学療法開始３か月～）	長座位期 （理学療法開始４か月～）
寝返り自立 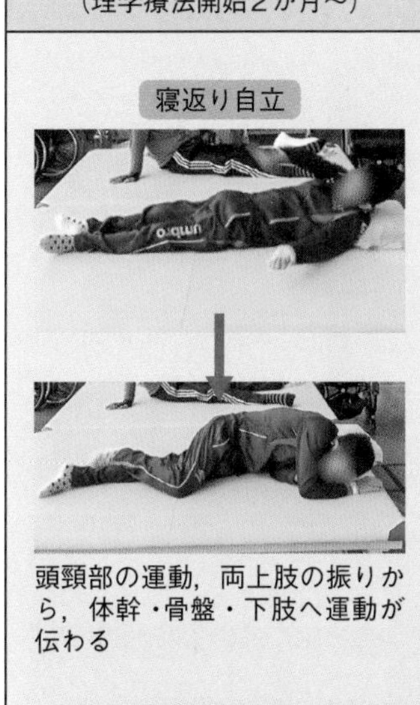 頭頸部の運動，両上肢の振りから，体幹・骨盤・下肢へ運動が伝わる	起き上がり （寝返りを伴わない）自立 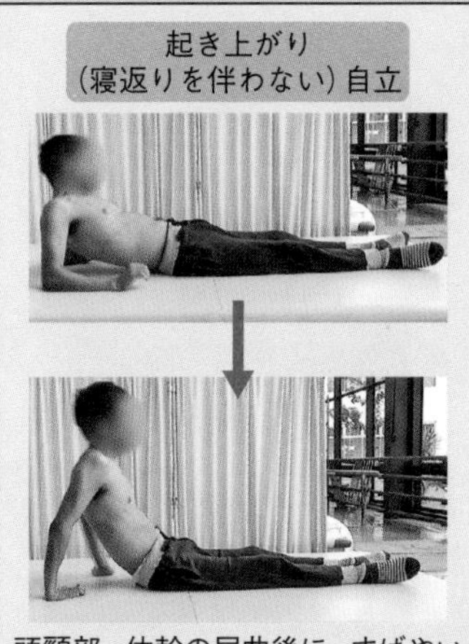 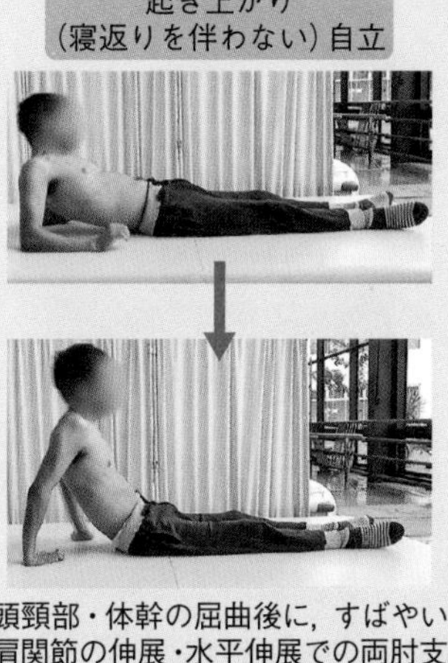 頭頸部・体幹の屈曲後に，すばやい肩関節の伸展・水平伸展での両肘支持から両手支持による起き上がり	床からの移乗自立 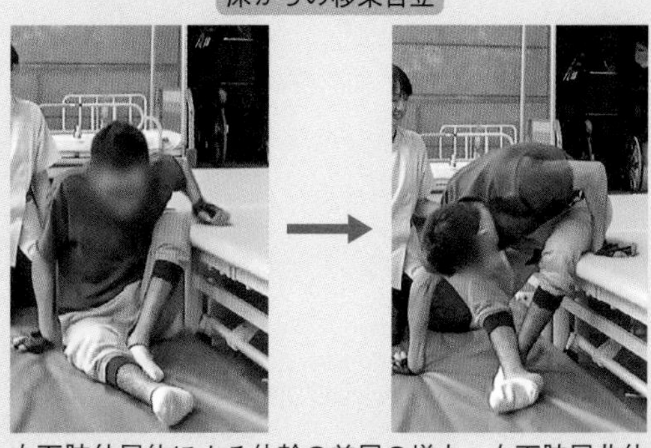 右下肢伸展位による体幹の前屈の増大，左下肢屈曲位による殿部挙上の増大

除圧動作と車椅子の駆動自立	ベッド・車椅子間の移乗自立	自動車への移乗自立
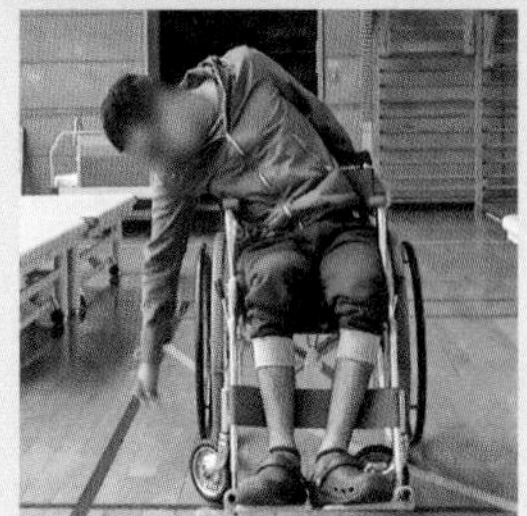 頭頸部の重み，右上肢の重み・振りを利用した左殿部と左大腿部の除圧	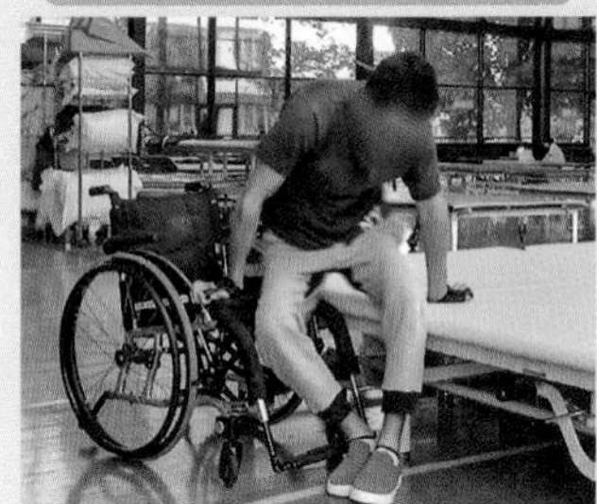 上肢帯の支持と頭頸部・肩甲帯の運動から麻痺部（体幹や骨盤）に運動が伝わる横移乗	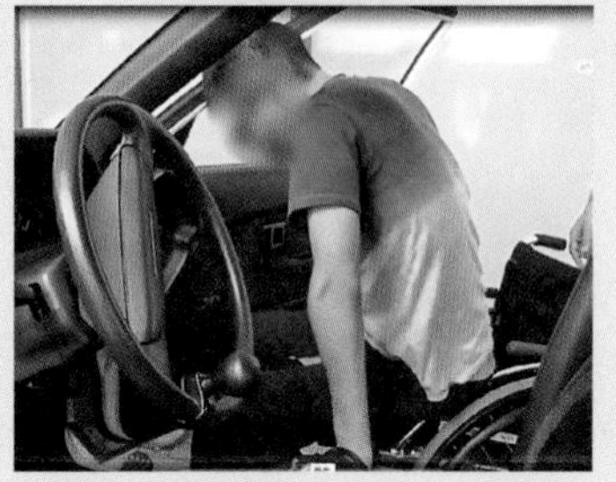 フロントドアやシートなどの環境に合わせた自動車への移乗
SCIM（点）：35/100（セルフケア：1/20，呼吸と排泄管理：21/40，移動；13/40）	SICM（点）：52/100（セルフケア 13/20，呼吸と排泄管理24/40，移動 15/40）	SCIM（点）：61/100（セルフケア 14/20，呼吸と排泄管理：30/40，移動：17/40）

図５　座位の各段階における目標動作獲得の流れ
SCIM：脊髄損傷自立度評価法.

は，耐圧分散効果のあるエアタイプを使用することで褥瘡部位の保護を行った.

（3）座位の各段階における動作獲得，ADL 獲得の流れ（図５）

座位の各段階に応じて運動療法と ADL トレーニングを実施し，ADL（SCIM）の改善と目標動作の獲得に至ることができた．ベッド上の起居動作や移乗動作の改善に伴い，ADL 関連動作であるセルフケアや呼吸と排泄管理（SCIM 下位項目）の点数が向上した.

（4）最終評価

神経学的評価は，ISNCSCI の知覚・運動スコアともに著明な変化を認めず，AIS は A（完全運動麻痺）と予後予測同様であった．身体機能は，関節可動域は肩関節の伸展 70 度，肩関節の水平伸展 50 度，SLR（下肢伸展挙上テスト）100 度，脊柱後彎度 0.84，と肩関節・股関節が正常範囲上の可動域に拡大した．関節可動域の拡大により座位バランスは安定（ISMG：Fair）し，ADL（SCIM：61 点）の改善を認めた.

（5）考察

本症例は車椅子 ADL の自立を目標にできるレベルであるため，合併症の褥瘡と起立性低血圧に留意した離床と運動療法を取り入れた．これらの治癒・改善後には積極的な ADL トレーニングが可能となり，社会復帰に必要な自動車運転関連動作まで獲得し，受傷 231 日目に回復期リハ病棟を退院となった．退院後は自動車の改造による自動車の運転を目的に障害者更生訓練施設へ転院となった．施設入所中にバリアフ

MEMO

エアタイプ

脊髄損傷者だけでなく，褥瘡のある患者の治療や予防に利用される車椅子クッションの一つ（Step up 参照）.

調べてみよう

図４・５の各動作の運動要素について，回復期における理学療法の視点を確認してみよう.

▶ Lecture 25・図 6，10，13 ～15，17 参照.

ISNCSCI のワークシート

▶ Lecture 24・図 1 参照.

調べてみよう
本症例のザンコリー分類とADL自立度・損傷高位別の最終獲得機能（Lecture 24・表4, 5参照）を比較し，ADLの自立度を予測してみよう.

調べてみよう
SCIMの下位項目の配点と図5のSCIMの点数を比較し，症例のADL動作の改善をイメージしてみよう.

ここがポイント！
完全運動麻痺者では，損傷レベル以下は運動麻痺と知覚麻痺が生じているため，姿勢やバランスを制御する際には関節の柔軟性が重要となる. そのため，動作を遂行するには正常可動域以上の関節可動域が必要になることがある[6]（図6）.

覚えよう！
自動車の改造
主に手動装置と旋回装置がある. 手動装置は，両下肢に麻痺があり，既存のアクセルやブレーキ操作ができない場合，上肢で行うための装置である. 旋回装置は，上肢の麻痺により，ハンドルの保持と操作ができない人に対して，上肢の残存機能に応じた形状で操作する装置である.

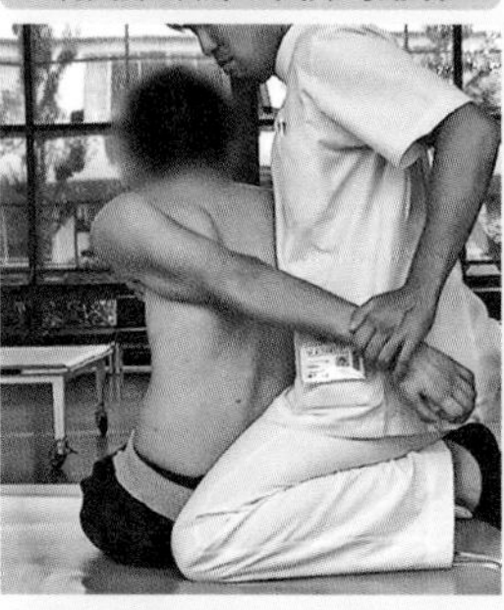

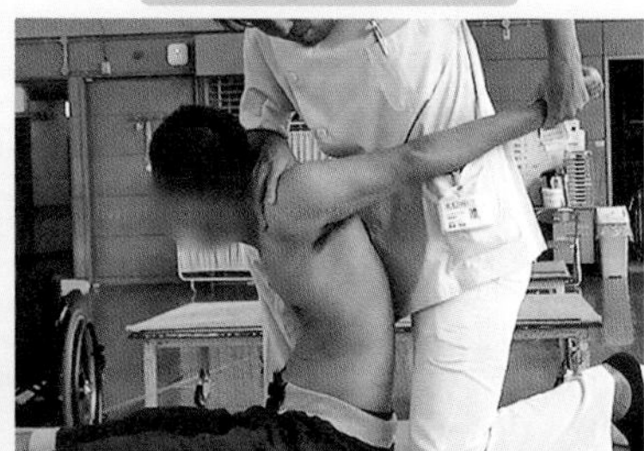

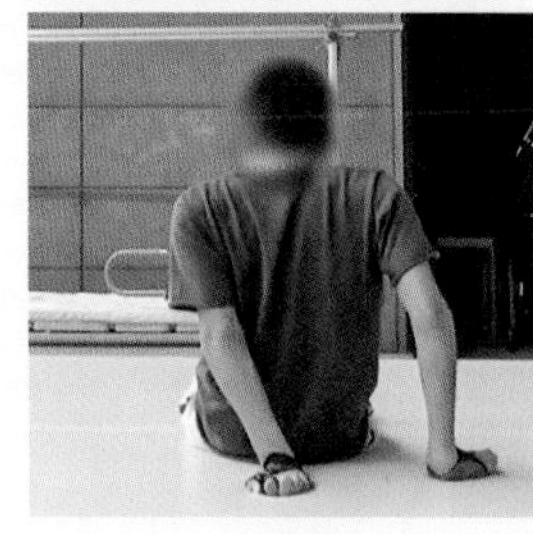
長座位で右上肢をフリーにする際の左手支持（肩関節の水平伸展）
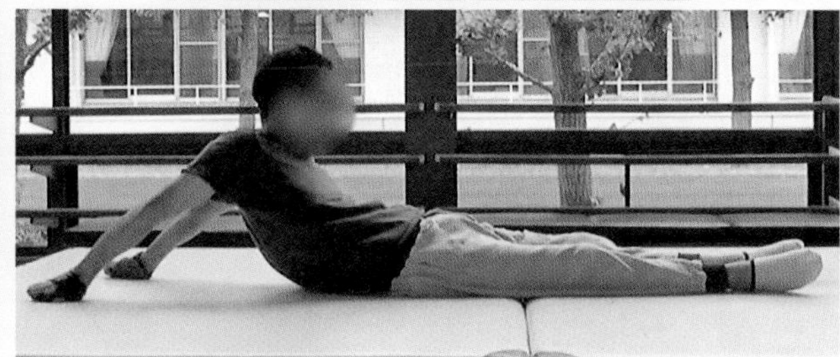

図6　正常可動域以上に必要となる関節可動域の例

リーの住宅を購入し，受傷1年半で自宅退院および前職場に復帰した.

2. 症例提示2

1）概要

- **年齢，性別**：20歳代，男性.
- **診断名**：第12胸椎圧迫骨折，第1腰椎破裂骨折．第12胸髄損傷（不全対麻痺）.

高所転落で受傷し，急性期病院へ救急搬送された．受傷2日目に第12胸椎～第2腰椎除圧術と第9胸椎～第4腰椎後方固定術を施行し（**図7**），受傷54日目に回復期リハ病棟へ転棟となった.

急性期病院からの情報では，術後に胸腰椎装具（**図8**）を着用し，標準型車椅子乗車と介助での移乗動作まで実施していた．合併症は，ベッド上起居動作や移乗動作で

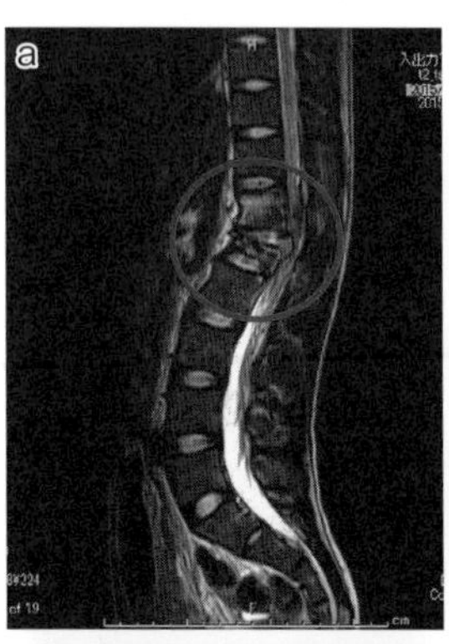

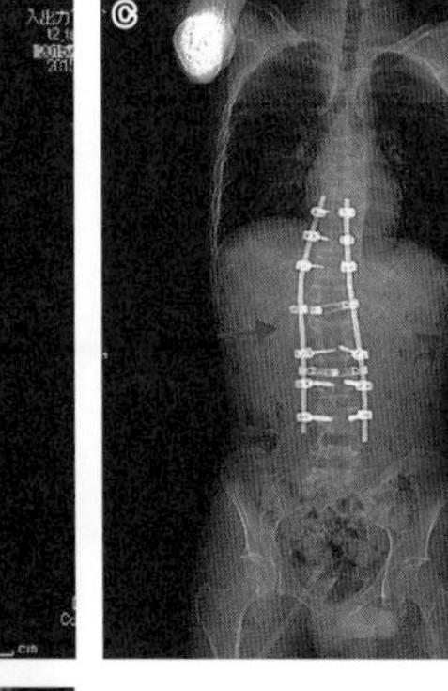

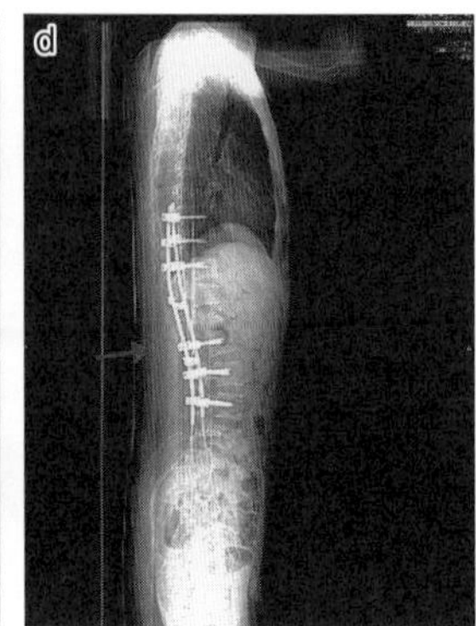

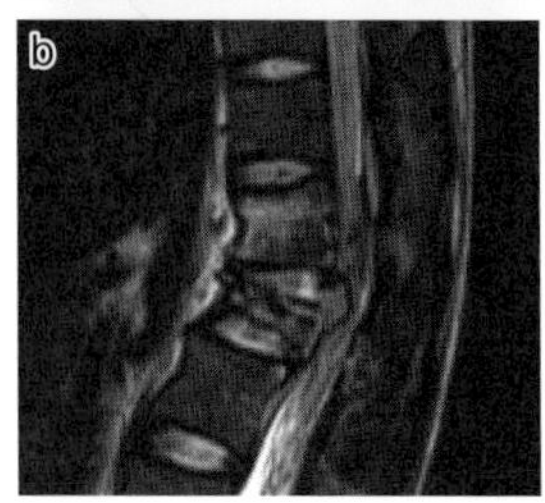

図7　画像所見
a, b：MRI T2強調画像．第1腰椎の高さで脊髄の連続性はきわめて乏しい（○）.
c, d：X線画像．第9胸椎～第4腰椎後方固定術を施行（→）.

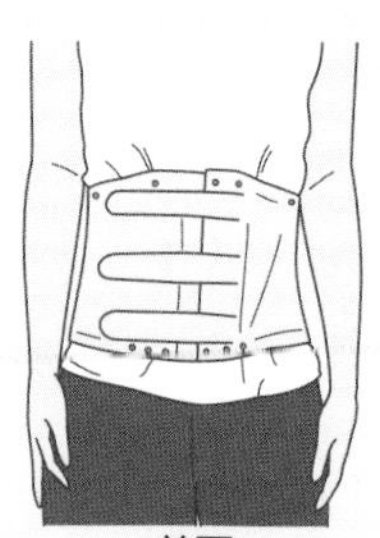
前面
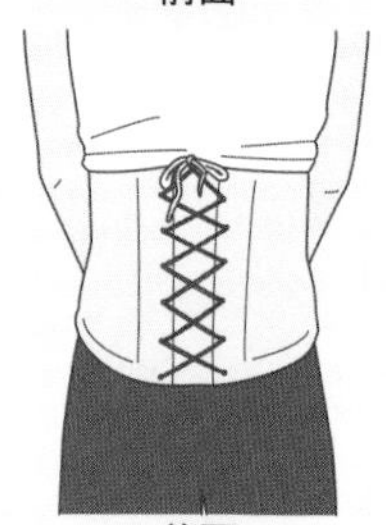
後面

図8　胸腰椎装具

殿部を接触したことにより仙骨部に褥瘡を生じていた．

2）理学療法評価

回復期リハ病棟へ転棟時の理学療法評価の結果を**表4**に示す．コミュニケーションは良好であった．「一歩でもいいから歩きたい」などの発言の一方で「家族に迷惑をかけたくない」という発言もあり，車椅子 ADL の自立に向けた理学療法に対して拒否などは認めなかった．下位の胸髄損傷で体幹筋群の筋力はおおむね良好だが，7 椎間にわたる固定術（**図7**）で体幹の可動域制限が認められ，座位バランスやプッシュアップ動作は不安定となり介助を要した．

3）統合と解釈

（1）予後予測

受傷直後の MRI T2 強調画像（**図7a, b**）では，後方骨片は著明に脊柱管内に嵌入し脊髄の連続性はきわめて乏しく，重度の運動麻痺と知覚麻痺が考えられる．神経学的評価では，受傷後 72 時間時点の AIS は A（完全運動麻痺）と予後不良であり，回復期リハ病棟へ転棟時（受傷後 54 日目）の AIS も B（完全運動麻痺）に留まっていた．以上をふまえて，実用的な歩行獲得に至る神経学的改善は困難であり，今後も車椅子生活が予測された．

（2）本人の希望

歩きたい，家族に迷惑をかけたくない．

（3）国際生活機能分類（ICF）を用いた問題点の抽出

ICF を用いて問題点を抽出した（**図9**）．

（4）目標設定

本症例は若年の下位胸髄損傷で体幹機能は良好であることから，回復期リハ病棟の入院期間内に車椅子 ADL の自立，社会復帰が可能になると考えられた．また，装具を着用した立位・歩行練習は可能であると考え，目標を設定した（**表5**）．

4）理学療法プログラム

（1）基本方針

理学療法の基本方針として，術後の肩甲帯，体幹，股関節の可動域制限による座位

覚えよう！

胸腰椎装具
骨盤から腰部におよび，腰椎と仙腸関節の動きを制限する装具である．胸髄・腰髄損傷，あるいは術後に使用される．

MEMO

回復期リハビリテーション病棟の入院日数上限
脊髄損傷（胸髄・腰髄損傷）は最長 150 日，重度の頸髄損傷は最長 180 日である．

調べてみよう

本症例の損傷レベルと損傷高位別の最終獲得機能一覧を比較し，ADL の自立度を予測してみよう．
▶ Lecture24・表 5 参照．

表4　症例 2 における回復期リハビリテーション病棟へ転棟時の理学療法評価

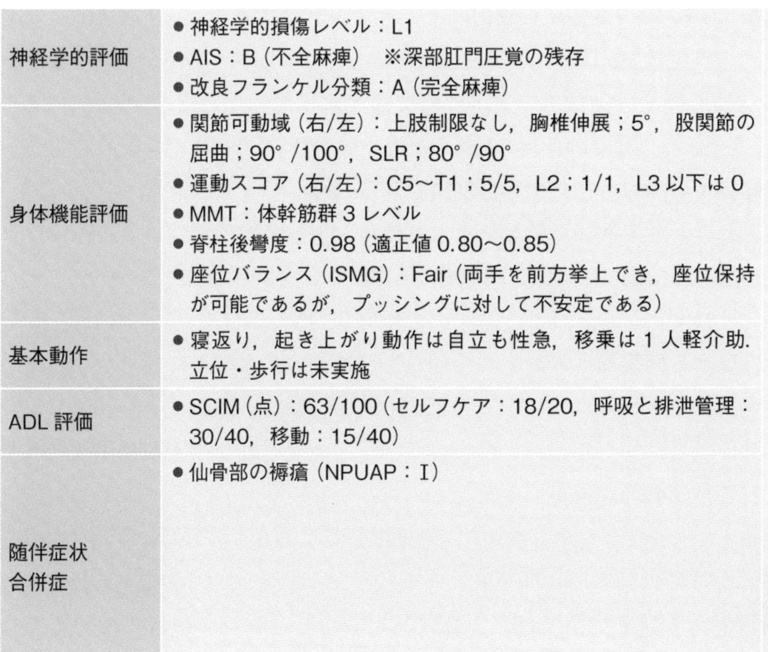

項目	評価
神経学的評価	● 神経学的損傷レベル：L1 ● AIS：B（不全麻痺）　※深部肛門圧覚の残存 ● 改良フランケル分類：A（完全麻痺）
身体機能評価	● 関節可動域（右/左）：上肢制限なし，胸椎伸展；5°，股関節の屈曲；90°/100°，SLR；80°/90° ● 運動スコア（右/左）：C5～T1；5/5，L2；1/1，L3 以下は 0 ● MMT：体幹筋群 3 レベル ● 脊柱後彎度：0.98（適正値 0.80～0.85） ● 座位バランス（ISMG）：Fair（両手を前方挙上でき，座位保持が可能であるが，プッシングに対して不安定である）
基本動作	● 寝返り，起き上がり動作は自立も性急，移乗は 1 人軽介助．立位・歩行は未実施
ADL 評価	● SCIM（点）：63/100（セルフケア：18/20，呼吸と排泄管理：30/40，移動：15/40）
随伴症状 合併症	● 仙骨部の褥瘡（NPUAP：I）

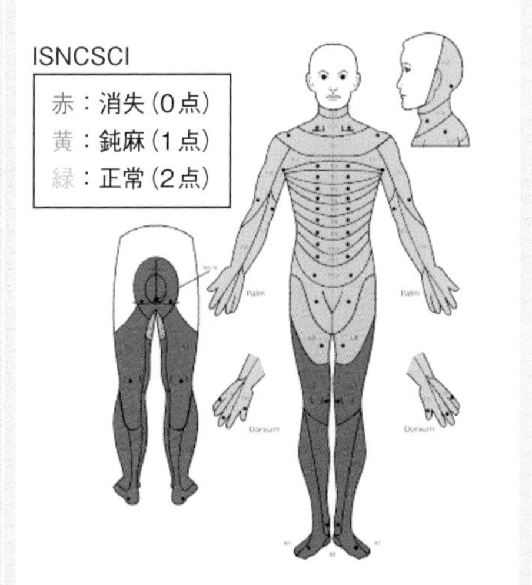

知覚スコア合計（点）触覚：82/112，痛覚：82/112
運動スコア合計（点）上肢：50/50，下肢：2/50
ZPP：運動左右 L2
S4～S5 知覚：無，深部肛門圧覚：有，随意的肛門収縮：無

表５　目標設定

短期目標（理学療法開始1〜2か月）	褥瘡の治癒，除圧動作，ベッド・車椅子間の移乗動作（横移乗）の自立
中期目標（理学療法開始2〜3か月）	床から車椅子移乗動作と自動車への移乗動作，積み込み動作の自立
最終目標（理学療法開始3〜4か月）	屋外車椅子駆動自立，装具着用での歩行練習の経験，立位での自主練習の習慣化

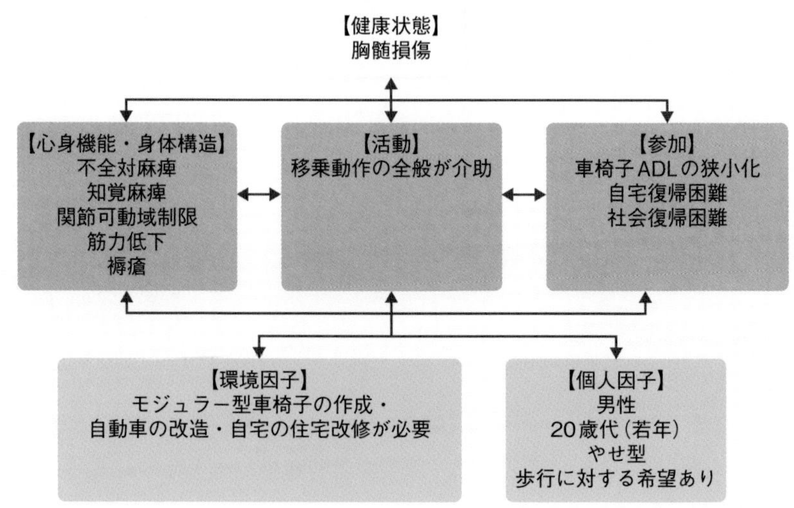

図９　初回評価における国際生活機能分類（ICF）の概要

バランス不良の改善を図る運動療法から実施した．座位バランスの安定後は，プッシュアップ動作などの移乗動作へ移行したADLトレーニングを実施した．また，本症例は歩行への強い希望があるため，身体機能の改善と自己の障害に対して向き合うことを目的に，長下肢装具を用いた運動療法を取り入れた（**図10**）．

(2) プッシュアップ能力向上のための運動療法

受傷後早期のプッシュアップ練習では，機能障害や合併症によりプッシュアップの姿勢保持が困難であった．今回は，床上動作〜歩行練習を実施するなかで，プッシュアップ動作の改善に必要な運動要素を取り入れた運動療法を行った（**図10**）．

(3) プッシュアップ動作と床からの移乗動作

理学療法開始時と理学療法開始4か月（床から車椅子移乗自立）では，肩甲帯や体幹，股関節の可動域拡大により上肢への体重移動期の前方への体重移動が円滑となり，殿部押し上げ期の肩屈曲反作用に伴う殿部挙上高の増大を認めた（**図11**）．

(4) 最終評価

予後予測同様に実用的な歩行獲得には至らなかったが，神経学的評価では，ISNCSCIのZPPであったL2領域の筋力向上と完全麻痺部であったL3領域に筋収縮が出現し，運動スコアは59/100点に向上した．そして，AISはC（不全麻痺）と改善した．身体機能は，関節可動域（右/左）は肩関節の水平屈曲160度/150度，肩関節の水平伸展55度/50度，胸腰の伸展30度，脊柱後彎度0.84，SLR 110度と肩関節・股関節が正常範囲上の可動域に拡大し，MMTは体幹筋群が4〜5レベルに改善した．神経学的な改善に合わせて関節可動域の拡大と体幹・下肢筋力の増強により座位バランスは安定（ISMG：Good）し，ADLの改善（SCIM：75点）を認めた．

(5) 考察

本症例は急性期から回復期への医学的管理および運動療法が順調に経過し，回復期リハ病棟の入院期間内で車椅子ADLを獲得し，社会復帰を目標にできるレベルであった．床上動作練習に長下肢装具を用いることで，神経学的な改善と身体機能の向上により床からの移乗動作が獲得できた．

理学療法開始1か月（受傷3か月後）で，胸腰椎装具は着用せず離床が可能となり，理学療法開始5か月で自動車運転関連動作まで獲得し，自宅退院（受傷205日目）となった．職場復帰後も自宅生活では長下肢装具を着用した立位での自主練習を実施し，身体機能の維持に努めている．

MEMO
プッシュアップ動作
プッシュアップは殿部を浮上させる動作のイメージが強いが，歩行などと同様に相分けがされている（第1相：上肢への体重移動期，第2相：殿部浮上期，第3相：殿部押し上げ期，第4相：殿部下降期）[7]．各相における評価およびトレーニングが大切である．C6以上（上腕三頭筋麻痺）の高位頸髄損傷者では，第1相の上肢への体重移動期の際に，体幹前傾位でのプッシュアップが困難な場合があり，体幹直立位でのプッシュアップ練習を実施する．

MEMO
殿部挙上高
プッシュアップ開始点から最高点までの殿部の垂直移動距離をいう．

<table>
<tr><th colspan="3">床から車椅子移乗獲得のための四つ這い～高這い練習</th></tr>
<tr><td>四つ這い練習
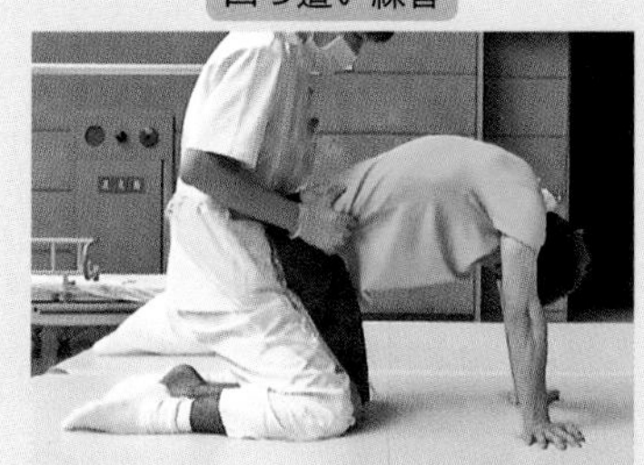
プッシュアップ（殿部押し上げ期）に必要な肩甲骨前方突出と頭頸部・体幹の屈曲の関節可動域拡大と前鋸筋の筋力増強を図る</td><td>四つ這い練習（装具着用）
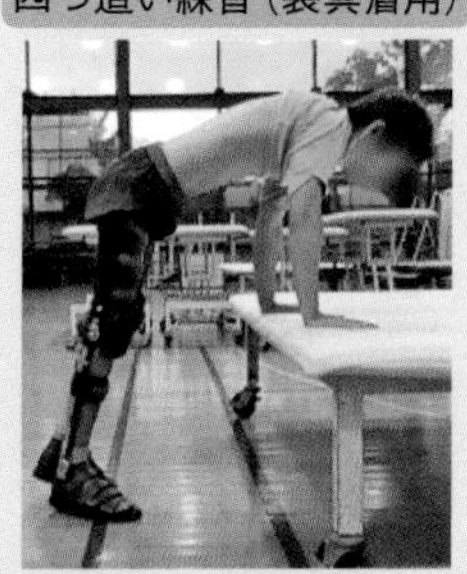
装具の着用により難易度を上げ，残存部の可動域拡大と筋力増強を図る．股関節屈曲・膝関節伸展位で下肢に荷重することでハムストリングスの柔軟性向上を図る</td><td>高這い練習（装具着用）
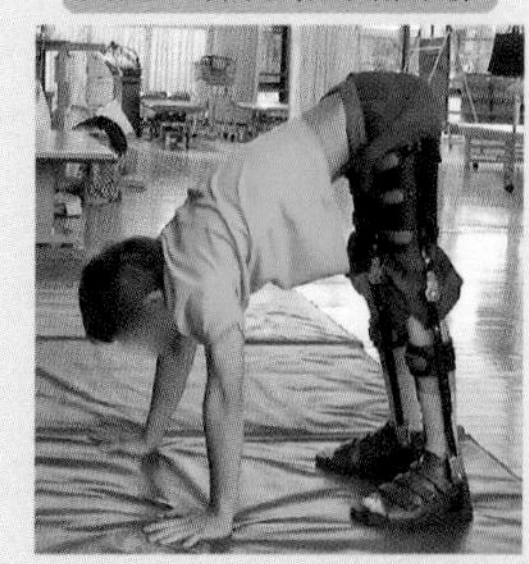
プッシュアップ（上肢への体重移動期～殿部浮上期）に必要な体幹前屈位での上肢支持バランス能力の向上を図る</td></tr>
<tr><th colspan="3">バランス能力向上のための膝立ち～歩行器歩行練習</th></tr>
<tr><td colspan="2">膝立ち練習
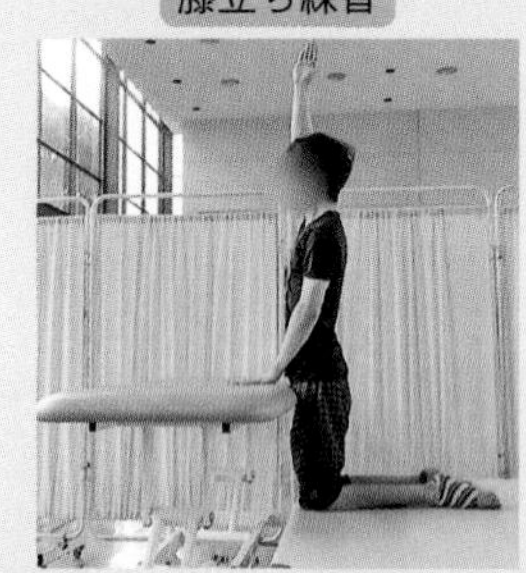
装具着用前に体幹・股関節周囲筋群の筋力増強およびバランス能力の向上を図る</td><td>歩行器歩行練習（装具着用）
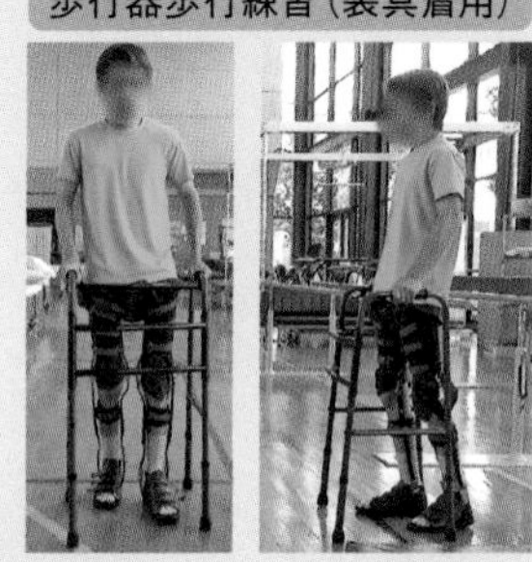
プッシュアップ（上肢への体重移動期）に必要な体幹伸展位でのバランス能力の向上と麻痺部の神経筋再教育</td></tr>
</table>

図 10　プッシュアップ能力向上のための運動療法

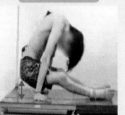

<table>
<tr><th>理学療法開始 1 か月（床からの車椅子移乗介助レベル）</th><th>理学療法開始 4 か月（床からの車椅子移乗と自動車への移乗自立）</th></tr>
<tr><td>上肢への体重移動期
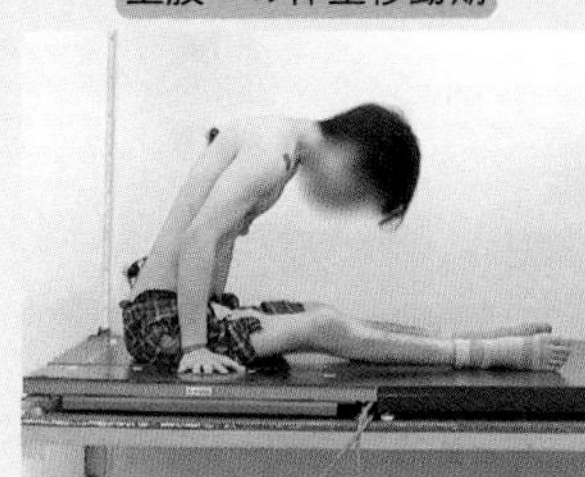
体幹の前屈（脊柱の屈曲とSLR）の可動域制限により座位バランスは不安定．不十分な前方への体重移動（頭頸の過屈曲，肘関節の屈曲位）
殿部押し上げ期
頭頸部の屈曲と肘関節の伸展による上方への殿部浮上．殿部挙上高15.5cm
殿部浮上期～殿部押し上げ期
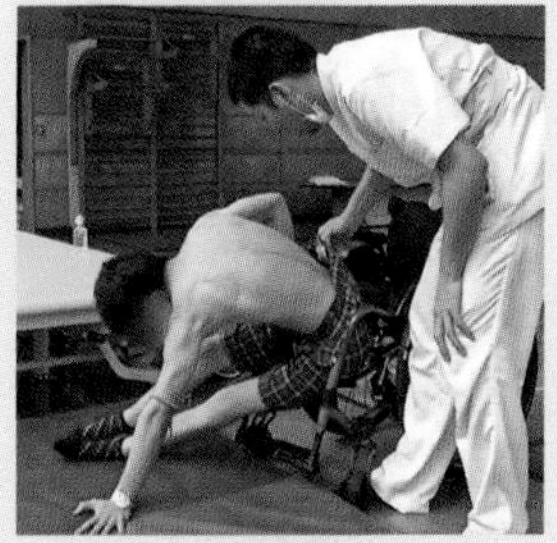
殿部は浮上せず，殿部浮上期～殿部押し上げ期のバランスも不良なため介助が必要</td><td>上肢への体重移動期
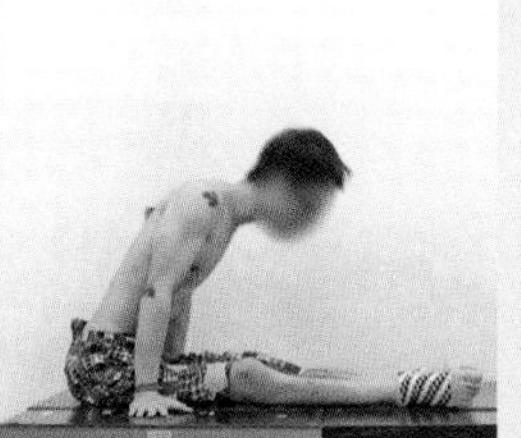
体幹の前屈（脊柱の屈曲とSLR）の可動域拡大により座位バランスは安定．円滑な前方への体重移動（体幹の前屈，肘関節の伸展位）
殿部押し上げ期
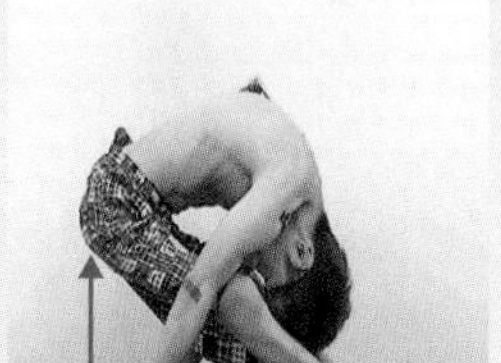
体幹の前屈，肩関節の屈曲反作用による後上方への殿部挙上．殿部挙上高22.6cm
殿部浮上期～殿部押し上げ期
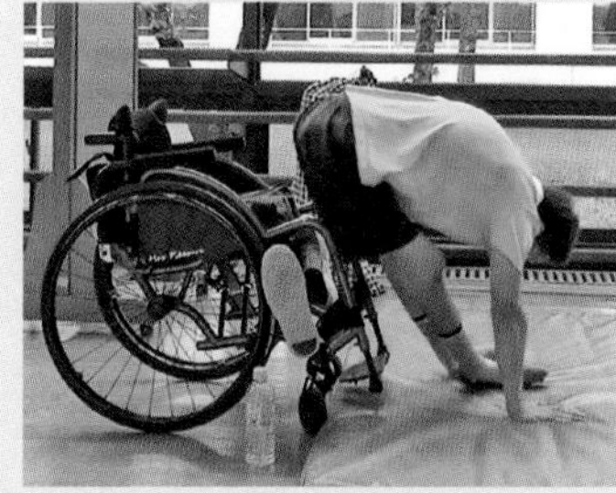
殿部の浮上は円滑で，殿部押し上げ期のバランスも良好</td></tr>
<tr><td>SCIM（点）：63/100（セルフケア：18/20，呼吸と排泄管理：30/40，移動：15/40）</td><td>SCIM（点）：75/100（セルフケア：20/20，呼吸と排泄管理：31/40，移動：24/40）</td></tr>
</table>

図 11　プッシュアップ動作と床からの移乗動作

SCIM：脊髄損傷自立度評価法.

3．症例提示３

1）概要

- **年齢，性別**：20 歳代，男性．
- **診断名**：第 4，5 頸椎椎間板ヘルニア．第 6 頸髄損傷（不全四肢麻痺）．

自転車で転倒して受傷し，急性期病院へ救急搬送された．受傷翌日に第 3～7 椎弓形成術と第 4，5 頸椎前方固定術（**図 12**）を施行し，受傷 56 日目に回復期リハ病棟へ転棟となった．

急性期病院からの情報では，術後に頸椎装具（フィラデルフィアカラー；**図 2**）を着用し，平行棒内歩行練習を実施していた．しかし，両下肢の支持性の低下により介助が必要であった．

2）理学療法評価

回復期リハ病棟へ転棟時の理学療法評価の結果を**表 6** に示す．コミュニケーションは良好である．ベッド上での下肢の運動機能は良好であるが，体幹・股関節周囲筋群の麻痺と下肢筋群の痙性による支持性の低下により，立位や歩行などの抗重力位では介助が必要であった（**図 13**）．

FACT（Functional Assessment for Control of Trunk；臨床的体幹機能検査）

MEMO
WISCI（Walking Index for Spinal Cord Injury）Ⅱ
下肢装具の有無，介助量，歩行補助具の種類から，歩行能力を点数化する脊髄損傷の歩行評価指標である．
▶ Lecture 24・表 6 参照．

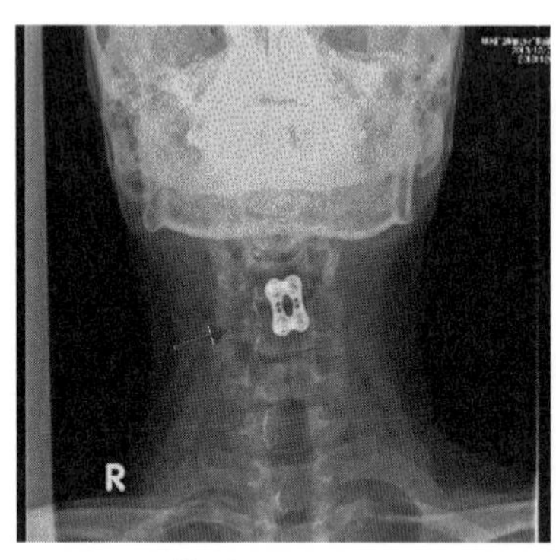

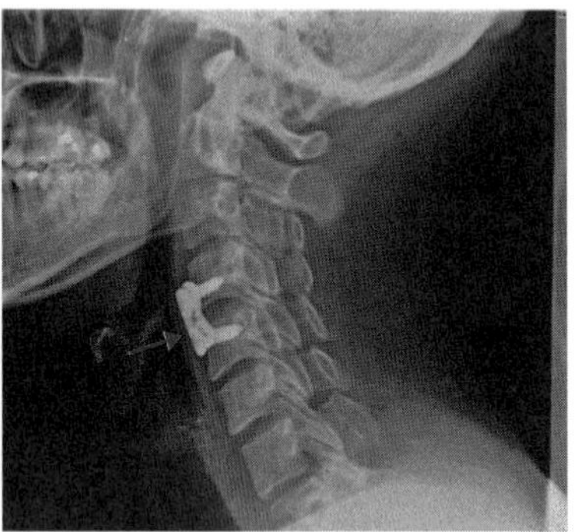

図 12　画像所見
X 線画像．第 3～7 椎弓形成術と第 4，5 頸椎前方固定術を施行（→）．

表 6　症例 3 における回復期リハビリテーション病棟へ転棟時の理学療法評価

神経学的評価	● 神経学的損傷レベル：C6 ● AIS：D（不全麻痺） ● 改良フランケル分類：D1（車椅子併用例）	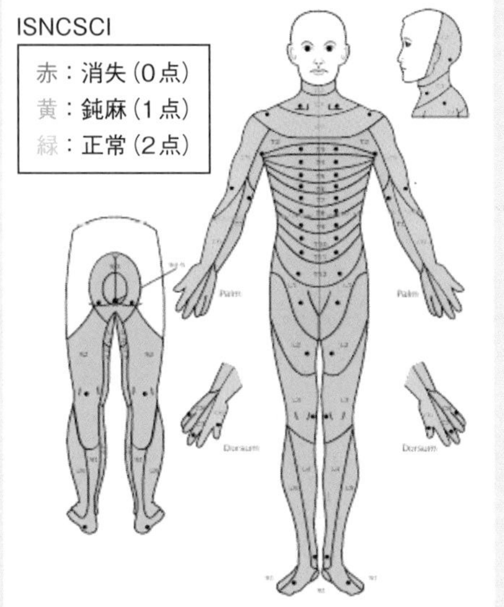 知覚スコア合計（点）触覚：66/112，痛覚：66/112 運動スコア合計（点）上肢：42/50，下肢：39/50 S4～S5 知覚：有，深部肛門圧覚：有，随意的肛門収縮：有
身体機能評価	● 関節可動域：左手指の伸展制限 ● 運動スコア（右/左）：C5；5/5，C6～C7；5/4，C8～T1；4/3，L2～L4；4/5，L5；3/4，S1；2/3 ● MMT：体幹伸筋・股関節伸筋群 4 レベル ● MAS：左肘・手指屈筋群 1＋，左下腿三頭筋 1＋ ● ISMG：Fair（両手を前方挙上でき，座位保持が可能であるが，プッシングに対して不安定である） ● FACT：10/20 点 ● WISCI Ⅱ：4（平行棒内で，装具なしで，1 人の介助で，10 m）	
基本動作	● 寝返り，起き上がりは自立．ベッド・車椅子間移乗は軽介助．歩行は平行棒内歩行 1 人介助	
ADL 評価	● SCIM（点）：75/100（セルフケア：19/20，呼吸と排泄管理：39/40，移動：17/40）	
随伴症状 合併症	なし	

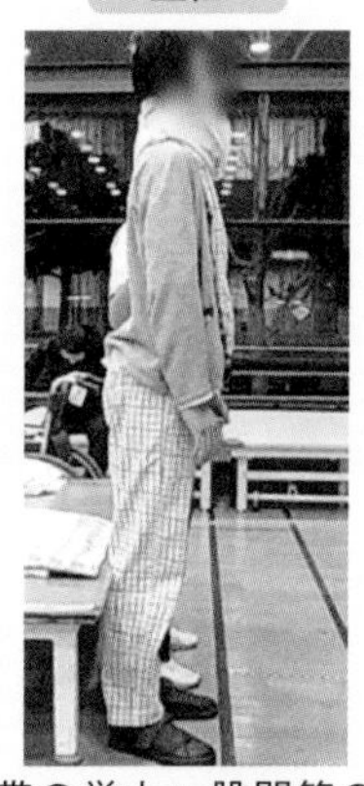

肩甲帯の挙上，股関節の屈曲（骨盤前傾・腰椎前彎），膝関節の過伸展，足関節底屈．これらの筋群の筋緊張の亢進と痙性の増強あり

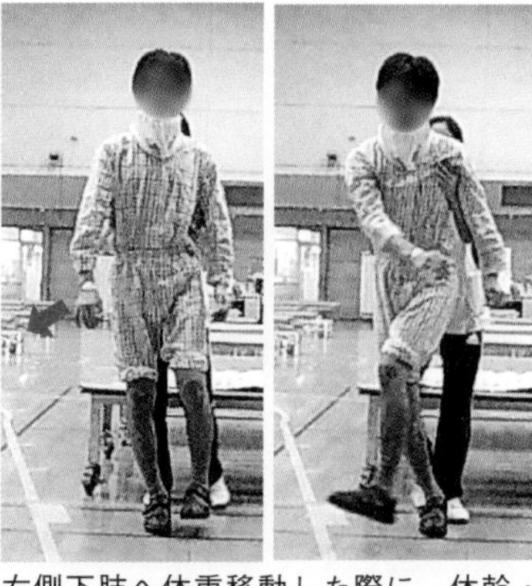

右側下肢へ体重移動した際に，体幹・右側股関節の支持性低下により，右側へバランスを崩し，介助が必要となる

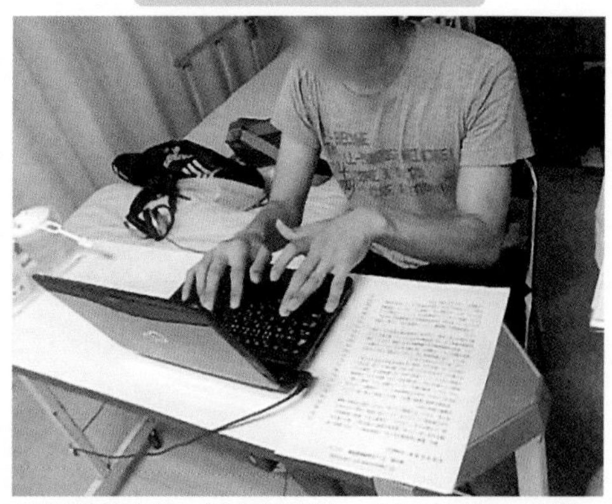

肩甲帯挙上位，手関節掌屈，手指伸展位と上肢・手指の筋緊張の亢進が目立つ

図 13　初期評価時の立位と歩行，上肢機能

3）統合と解釈

（1）予後予測

急性期病院で MRI は実施されていないため画像所見による評価はできないが，神経学的評価としては，受傷 7 日以内に入院・治療を行い 6 か月以上観察できた中下位頸髄損傷に関しては，改良フランケル分類 C2（仰臥位で膝立てができる）では 67%，改良フランケル分類 D0（急性期歩行テスト不能例）では 98%が歩行可能になったと報告されている[8]．本人からの聞き取りではあるが，受傷 2 日目には膝立てが可能になっており，改良フランケル分類 C2 以上であることが予想され，本症例も歩行獲得が可能になると予想された．

（2）本人の希望

職場復帰（小学校の教員）したい．体育の授業があるため，走れるようになりたい．資料を作成するため，スムーズにパソコンの操作ができるようになりたい．

（3）国際生活機能分類（ICF）を用いた問題点の抽出

ICF を用いて問題点を抽出した（**図 14**）．

（4）目標設定

本症例は若年で，AIS は D（不全麻痺）と四肢の運動機能は良好であるため，歩行の獲得は予測できる．不全運動麻痺特有の姿勢制御として，横断的な麻痺などの要因で，両下肢の支持性が不足することにより膝折れが生じやすく，それを補うために骨盤前傾（股関節屈曲），腰椎前彎による代償的な姿勢制御をとる傾向にあると報告されている[9]．本症例も同様の立位姿勢に加えて，代償的に上肢と手指筋群の過緊張の亢進や下肢の筋群の痙性が増強し（**図 13**），二次的に歩行や ADL を阻害されることを考慮して，目標を設定した（**表 7**）．

4）理学療法プログラム

（1）基本方針

現状の立位では，代償的に上肢と手指筋群の筋緊張が亢進し，復職に必要なパソコンの操作能力の低下や，下肢筋群の痙性の増強による歩行時の支持性やクリアランスの低下が予想された．そのため，最初に立位バランスの改善を図る運動療法を行い，その後は歩行練習へ移行した．

MEMO

不全運動麻痺者において「上肢の運動（腕の振り）や股関節の伸展にともなって生じる感覚情報が歩行パターンの形成に非常に重要な役割である」と報告されている[10,11]．そのため，不全運動麻痺者特有の立位姿勢や上肢機能（図 13）を改善することは，歩行練習に移行するためにも重要であると考えられる．

表7　目標設定

短期目標 （理学療法開始1か月）	立位バランスの安定， 移乗動作の自立
中期目標 （理学療法開始2〜3か月）	歩行器による歩行〜短距離独歩の自立
最終目標 （理学療法開始3〜5か月）	長距離・屋外独歩の自立， 短距離走行の自立

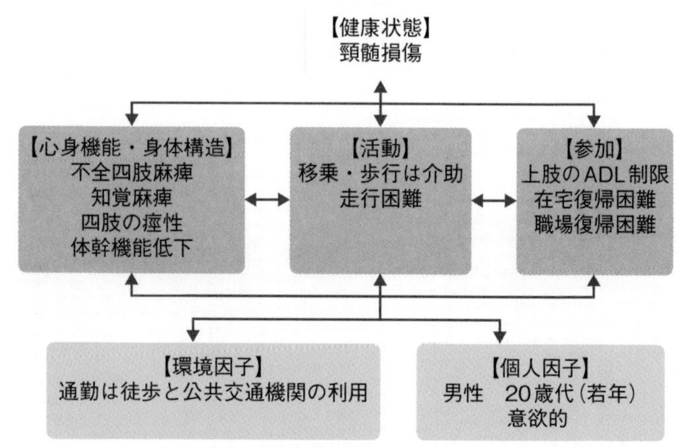

図14　初回評価における国際生活機能分類（ICF）の概要

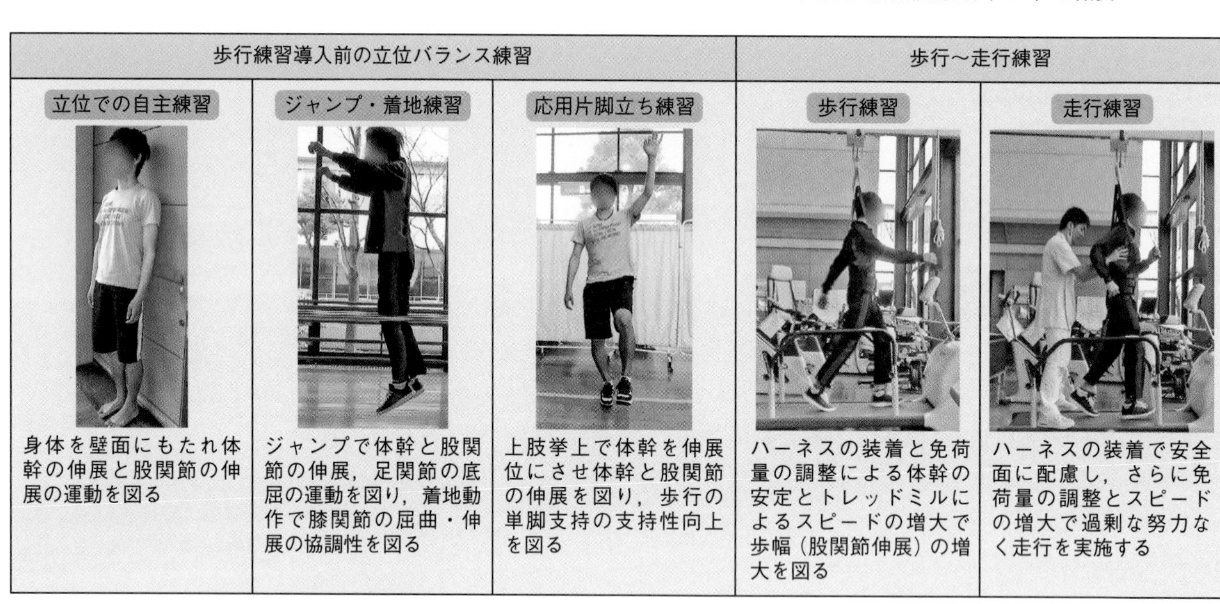
歩行練習導入前の立位バランス練習
歩行〜走行練習
立位での自主練習
ジャンプ・着地練習
応用片脚立ち練習
歩行練習
走行練習
身体を壁面にもたれ体幹の伸展と股関節の伸展の運動を図る
ジャンプで体幹と股関節の伸展，足関節の底屈の運動を図り，着地動作で膝関節の屈曲・伸展の協調性を図る
上肢挙上で体幹を伸展位にさせ体幹と股関節の伸展を図り，歩行の単脚支持の支持性向上を図る
ハーネスの装着と免荷量の調整による体幹の安定とトレッドミルによるスピードの増大で歩幅（股関節伸展）の増大を図る
ハーネスの装着で安全面に配慮し，さらに免荷量の調整とスピードの増大で過剰な努力なく走行を実施する

図15　立位バランス練習〜歩行・走行練習

（2）立位バランス練習〜歩行・走行練習

股関節戦略（股関節屈曲位）による立位バランスの改善を行い，立位バランスの安定後は段階的に歩行車歩行や独歩練習を実施した．歩行練習では，体重免荷トレッドミルトレーニング（BWSTT）の免荷量とスピードの調整を用いて，歩容の改善と歩行量の確保を行った（**図15**）．

（3）歩行能力の経時的変化

歩行能力の経時的変化を**図16**に示す．

（4）最終評価

神経学的評価はASIA/ISNSCIの知覚スコア（触覚・痛覚ともに）108点，運動スコア100点に向上し，改良フランケル分類はD3（独歩自立，日常生活に介助不要）と予後予測同様の歩行能力に改善した．身体機能は，体幹と股関節の筋力はMMT 5レベル，体幹機能はFACT：20/20点となり，立位バランスは向上した．歩行はWISICIが20へ向上し，屋外歩行や短距離の走行も可能になった．

（5）考察

本症例は回復期リハ病棟の入院期間内に歩行獲得および復職を目標にできるレベルであった．最初に，不全運動麻痺者特有の立位バランスの改善を図り，その後は，歩行練習で歩容の改善と練習量の確保を行い，歩行や短距離走行が獲得できた．

LECTURE 26

MEMO

体重免荷トレッドミルトレーニング（body weight supported treadmill training：BWSTT）

トレッドミルと体重免荷装置を使用し，体重を部分免荷しながらトレッドミル上を歩行するトレーニングである．脊髄損傷だけでなく，さまざまな疾患に適用されている．

ここがポイント！

歩行練習において質と量（精度，強度，頻度）が重要であるが，不全運動麻痺者においては個体要因（受傷前の活動レベル，麻痺の重症度）と使用備品，介助者の人数を考慮した練習の設定が重要である．

<table>
<tr><th>理学療法開始2か月</th><th>理学療法開始5か月</th></tr>
<tr><td> 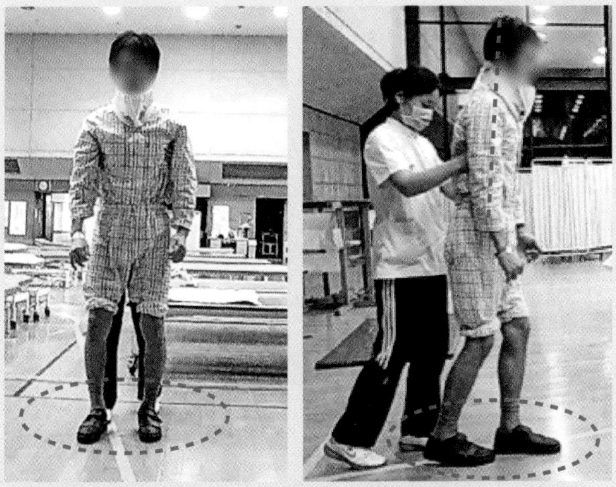歩行周期全体で体幹・下肢は屈曲位．歩隔の増大，歩幅の低下
転倒恐怖心により，目線は下向き．腕の振りはない</td><td> 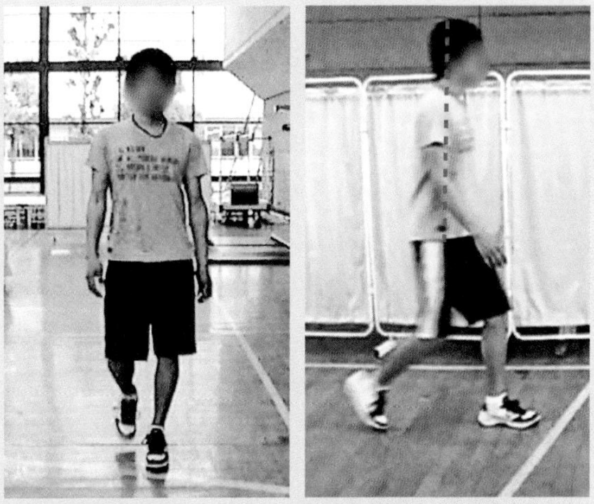歩行周期全体で体幹・下肢の屈曲位は軽減．歩隔の減少，歩幅の増大
目線は正面となり，スムーズな腕の振りがみられる</td></tr>
<tr><td>●WSICI Ⅱ：4（平行棒内で，装具なしで，1人の介助で，10m）
●TUG：不可
●SCIM（点）：75/100（セルフケア：19/20，呼吸と排泄管理：39/40，移動：17/40）</td><td>●WSICI Ⅱ：20（何も使わず，介助なしで，10m）
●TUG：7.2 秒
●SCIM：100/100（セルフケア：20/20，呼吸と排泄管理：40/40，移動：40/40）</td></tr>
</table>

図 16　歩行能力の経時的変化
WISCI：Walking Index for Spinal Cord Injury，TUG：Timed Up and Go test，SCIM：脊髄損傷自立度評価法．

理学療法開始 1 か月（受傷後 3 か月）でフィラデルフィアカラーを着用せず離床が可能となり，理学療法開始 5 か月で屋外歩行と短距離走行が自立し，理学療法開始 180 日目（受傷 236 日目）に自宅退院となった．自宅退院後は前職場への復帰に至った．

■引用文献

1）高橋 功，北原孝雄ほか：急性頸髄損傷に対する MRI 診断― T2 強調画像の重要性について．日救急医会誌 1999；10（7）：402-6.
2）森 英治，芝啓一郎ほか：頸髄損傷の MRI 画像と臨床像．臨整外 1991；26（10）：1163-71.
3）Scivoletto G, Tamburella F, et al.：Who is going to walk? A review of the factors influencing walking recovery after spinal cord injury. Front Hum Neurosci 2014；8：141.
4）水上昌文：脊髄損傷による姿勢異常に対する理学療法．理学療法 2007；24（1）：215-21.
5）日本褥瘡学会編：褥瘡予防・管理ガイドライン．照林社；2009．p.21.
6）島袋尚紀：基本動作①寝返り・起きあがり．岩崎 洋編：脊髄損傷理学療法マニュアル．第 3 版．文光堂；2020．p.121-9.
7）安田孝司，山嵜敏夫ほか：対麻痺・四肢麻痺者のトランスファー技術．理学療法ジャーナル 2009；43（2）：141-50.
8）福田文雄，植田尊善：改良 Frankel 分類による頸髄損傷の予後予測．リハビリテーション医学 2001；38（1）：29-33.
9）古関一則：不全脊髄損傷による歩行障害の評価と治療．理学療法ジャーナル 2020；54（11）：1296-302.
10）Kawashima N, Nozaki D, et al.：Shaping Appropriate Locomotive Motor Output Through Interlimb Neural Pathway Within Spinal Cord in Humans：J Neurophysiol 2008；99：2946-55.
11）Dobkin B, Harkema SJ, et al.：Modulation of locomotor-like EMG activity in subjects with complete and incomplete spinal cord injury. J Neuro Rehabil 1995；9：183-90.

■参考文献

1）坂井宏旭，弓削 至ほか：脊椎・脊髄損傷の診断．MB Orthop 2017；30（10）：84-96.
2）岩崎 洋編著：脊髄損傷理学療法マニュアル．第 3 版．文光堂；2020.
3）武田 功編著：PT マニュアル 脊髄損傷の理学療法．第 3 版．医歯薬出版；2017.
4）水上昌文：動作解析指標を用いた脊髄損傷者のプッシュアップストラテジの分類．理学療法学 2000；27（2）：27-33.
5）日本褥瘡学会編：褥瘡ガイドブック．第 2 版．照林社；2015.

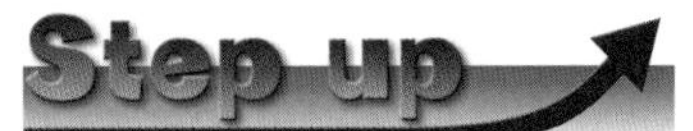

1．脊髄損傷者の車椅子

脊髄損傷者にとって，車椅子は在宅や社会生活において重要な補装具である．脊髄損傷者が使用する車椅子は，モジュラー型車椅子（図1）とよばれており，脊髄損傷者の身体や動作特性に適合した車椅子である．

標準型車椅子とモジュラー型車椅子を比較しながら，モジュラー型車椅子の特性を紹介する．

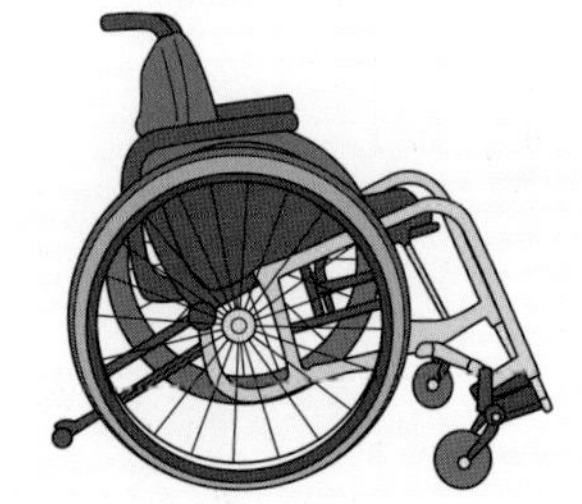
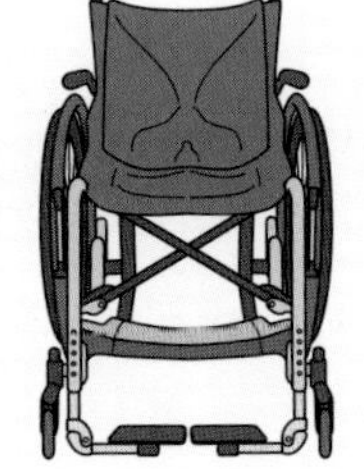

図1　モジュラー型車椅子

1）座位保持の安定

脊髄損傷者は，体幹や下肢の麻痺により，車椅子座位保持の不安定性や転落のおそれが生じる．そこで，シートとバックサポート（背もたれ）の傾斜角度（座背角度と座角）を大きくすることで，バックサポートに体幹をもたれやすくし，車椅子座位の安定を図ることができる（図2）．

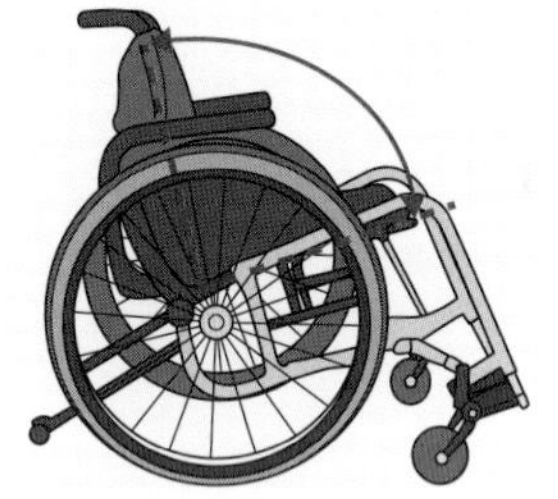

図2　傾斜角度の増大

2）駆動

脊髄損傷者は，限られた上肢の筋力や可動域で，車椅子駆動やキャスター（前輪）上げを実施する．車軸を前方に設定することで，駆動やキャスター上げを容易にする．一方で，設定を前方にしすぎると，後方へ転倒しやすくなるため注意が必要である（図3）．

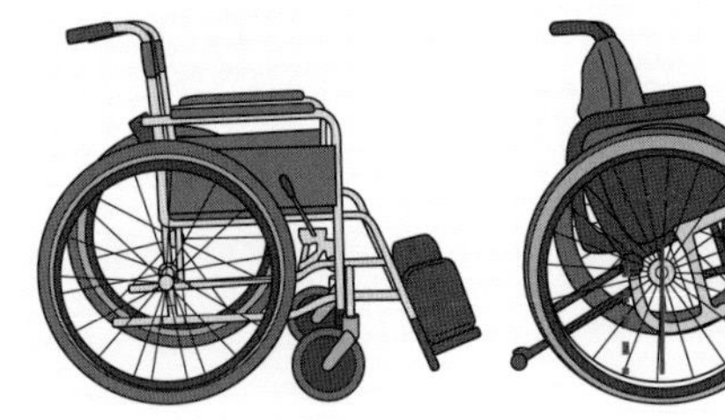

図3　車軸の前方設定

3）移乗

脊髄損傷者は，ベッドだけでなくトイレや自動車など多様な環境で移乗動作を実施する．そこで，動作特性と環境に合わせたアームサポート（肘かけ）（デスク型，タイヤR型，着脱型）に設定することで，殿部がアームサポートに接触することなく最短距離で移乗することができる（図4）．

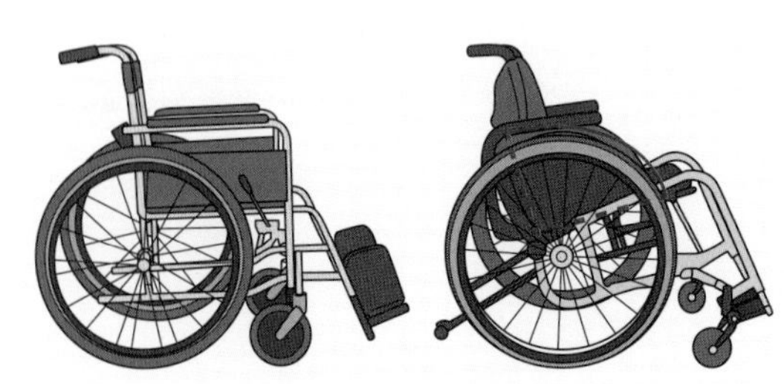

図4　アームサポートの形状（タイヤR型）

2．脊髄損傷者のシートクッション

シートクッションは材質や形状から分類され，それぞれに長所と短所がある（図5）．シートクッションには体圧分散や姿勢保持などの機能があり，車椅子と合わせて評価・選定する．

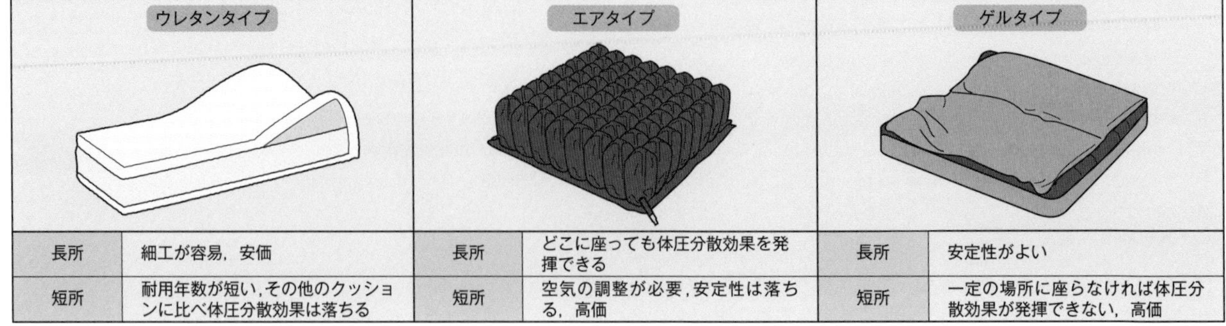

	ウレタンタイプ		エアタイプ		ゲルタイプ
長所	細工が容易，安価	長所	どこに座っても体圧分散効果を発揮できる	長所	安定性がよい
短所	耐用年数が短い，その他のクッションに比べ体圧分散効果は落ちる	短所	空気の調整が必要，安定性は落ちる，高価	短所	一定の場所に座らなければ体圧分散効果が発揮できない，高価

図5　シートクッションの長所と短所

■参考文献

1）Engström B 著，高橋正樹，中村勝代ほか訳：からだにやさしい車椅子のすすめ—車椅子ハンドブック．三輪書店；1994.

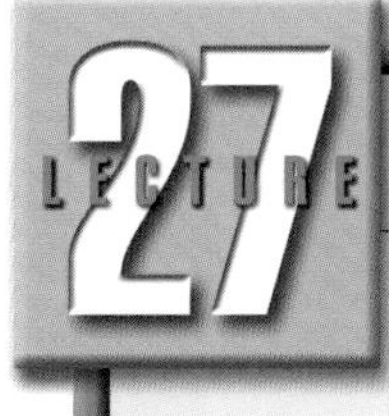

多発性硬化症の病態

到達目標

- 多発性硬化症の病態を理解する．
- 多発性硬化症の治療と進行の仕方，予後について理解する．
- 多発性硬化症特有の症状を理解する．

この講義を理解するために

この講義では，多発性硬化症に対する理学療法を実践していくうえで備えておくべき疾患に関する基礎知識を整理します．多発性硬化症の病巣は中枢神経系と視神経のどこにでも生じうることと，再発することからその症状も多彩です．多発性硬化症の病態について理解し，次にその疫学や症状，経過，進行の過程や内科的治療について学びます．

多発性硬化症の病態や症状，経過を学ぶにあたり，以下の項目をあらかじめ学習しておきましょう．

□ 大脳，小脳，脳幹，脊髄と視神経の構造，位置関係を復習しておく（Lecture 1，16～18 参照）．
□ 神経細胞（ニューロン）の基本的な構造を復習しておく（Lecture 1 参照）．
□ 中枢神経系と末梢神経系の有髄神経の構造と髄鞘について学習しておく．
□ 視覚の伝導路について学習しておく．
□ 視野欠損と複視のメカニズムについて学習しておく．
□ 免疫の仕組みを学習しておく．

講義を終えて確認すること

□ 多発性硬化症の病態，病因と予後について理解できた．
□ 多発性硬化症の分類が理解できた．
□ 多発性硬化症特有の症状が理解できた．

講義

1. 脱髄疾患

神経細胞（ニューロン）は，1 個の神経細胞体といくつかの樹状突起，1 本の軸索から構成されている．ある情報は樹状突起から神経細胞体，そして軸索へと伝導する．この軸索が髄鞘（ミエリン）で覆われている神経を有髄神経といい，覆われていない神経を無髄神経という．無髄神経と比べ，有髄神経では跳躍伝導できるために伝導速度が速い．

有髄神経は，中枢神経にも末梢神経にも存在している．末梢神経ではシュワン細胞が髄鞘を形成しており，中枢神経ではオリゴデンドログリア細胞が髄鞘を形成している（**図 1**）．中枢神経系の髄鞘は，オリゴデンドログリア細胞によってつくられる脂肪に富んだ膜から成っており，この膜が軸索に何層にも巻きついている．この膜の層（髄鞘）がなんらかの原因で壊れて軸索がむき出しになることを脱髄といい，跳躍伝導ができないために伝導遅延や伝導ブロックが生じる．脱髄によって神経系に障害をきたす疾患を脱髄疾患とよぶ．脱髄疾患には中枢神経系脱髄疾患と末梢神経系脱髄疾患があり，この講義では中枢神経系脱髄疾患の一つである多発性硬化症について述べる．

シュワン（Schwann）細胞

MEMO
オリゴデンドログリア細胞（oligodendroglia cell；乏突起神経膠細胞，希突起神経膠細胞）
グリア（神経膠）細胞の一種で突起の数が少ない．

多発性硬化症
（multiple sclerosis：MS）

2. 概説

1）定義，概念

多発性硬化症とは，中枢神経系（大脳，小脳，間脳，脳幹，脊髄）と視神経の炎症性脱髄を主とした，軸索変性を伴う疾患である．炎症，脱髄，グリオーシスを三主徴とし，寛解と再発，または進行性の経過をたどる．病巣の空間的多発かつ時間的多発を呈することが特徴である．

急性増悪期の髄鞘が活発に破壊されている時期は，その部位に炎症が生じ腫脹しているが，慢性期になると病巣は硬くなる．このように，空間的かつ時間的に病巣が多発し，病変部位が硬くなるために多発性硬化症とよばれている．脱髄や軸索障害のある病巣に対応した症状がみられる．多発性硬化症の診断基準を**表 1** に示す．

ここがポイント！
● 視神経の脱髄
12 対の脳神経は末梢神経系の一部とされているが，嗅神経は終脳の延長，視神経は間脳の延長で中枢神経である．嗅神経は無髄神経，視神経は有髄神経であるので，視神経にも脱髄が生じうる．
● 症状の増悪と寛解
病初期から軸索も障害されるが，病初期にはオリゴデンドログリア前細胞が成熟オリゴデンドログリアに分化し，残存軸索を再髄鞘化できる．そのため，多かれ少なかれ機能障害は回復し，それに伴って症状の寛解がみられる．

MEMO
グリオーシス（gliosis；神経膠症）
膠細胞増多症ともよばれる．中枢神経に炎症や細胞の壊死などが生じると，その病変部位で異物除去のためにアストロサイト（星状膠細胞；グリア細胞の一つ）が増生することを指す．慢性期では，グリア線維の増加がみられ瘢痕化することが多い．
- 空間的多発：中枢神経領域のうち，少なくとも 2 つの領域に病巣がある．
- 時間的多発：異なる時期の病巣がみられる．

調べてみよう
多発性硬化症のマクドナルド（McDonald）診断基準（2010 年）を調べてみよう．厚生労働省による診断基準（表 1）は，マクドナルド診断基準を一部改変したものである．

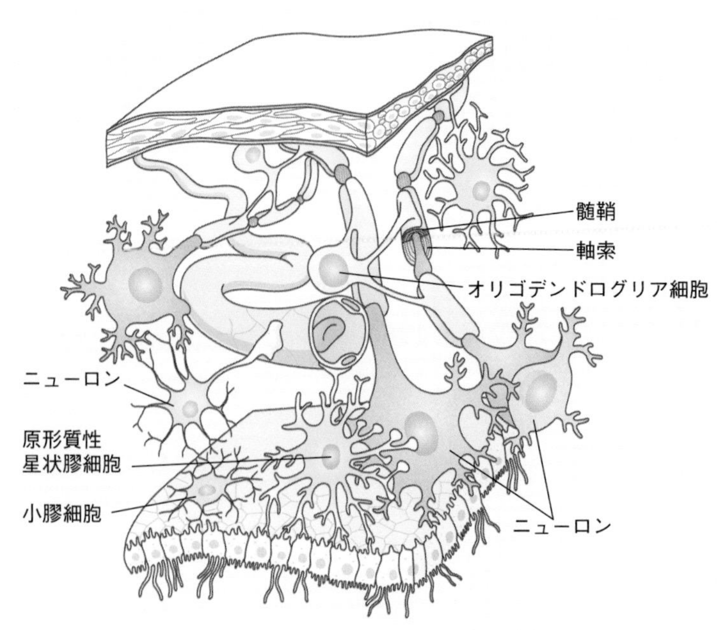

図 1　中枢神経の構造

LECTURE 27

表 1　多発性硬化症（MS）の診断基準（厚生労働省，2021）

A）再発寛解型 MS の診断 下記の a）あるいは b）を満たすこととする a）中枢神経内の炎症性脱髄に起因すると考えられる臨床的発作が 2 回以上あり，かつ客観的臨床的証拠がある 2 個以上の病変を有する．ただし，客観的臨床的証拠とは，医師の神経学的診察による確認，過去の視力障害の訴えのある患者における視覚誘発電位（VEP）による確認あるいは過去の神経症状を訴える患者における対応部位での MRI による脱髄所見の確認である b）中枢神経内の炎症性脱髄に起因すると考えられ，客観的臨床的証拠のある臨床的発作が少なくとも 1 回あり，さらに中枢神経病変の時間的空間的な多発が臨床症候あるいは以下に定義される MRI 所見により証明される MRI による空間的多発の証明： 4 つの MS に典型的な中枢神経領域（脳室周囲，皮質もしくは皮質直下，テント下，脊髄）のうち少なくとも 2 つの領域に T2 病変が 1 個以上ある（造影病変である必要はない．症候性の病変も含める） MRI による時間的多発の証明： 無症候性のガドリニウム造影病変と無症候性の非造影病変が同時に存在する（いつの時点でもよい）．あるいは基準となる時点の MRI に比べてその後（いつの時点でもよい）に新たに出現した症候性または無症候性の T2 病変および/あるいはガドリニウム造影病変がある 発作（再発，増悪）とは，中枢神経の急性炎症性脱髄イベントに典型的な患者の症候（現在の症候あるいは 1 回は病歴上の症候でもよい）であり，24 時間以上持続し，発熱や感染症がない時期にもみられることが必要である．突発性症候は，24 時間以上にわたって繰り返すものでなければならない．独立した再発と認定するには，1 か月以上の間隔があることが必要である ただし，診断には，他の疾患の除外が重要である．特に，小児の急性散在性脳脊髄炎（ADEM）が疑われる場合には，上記 b）は適用しない
B）一次性進行型 MS の診断 1 年間の病状の進行（過去あるいは前向きの観察で判断する）および以下の 3 つの基準のうち 2 つ以上を満たす．a）と b）の MRI 所見は症候性病変である必要はない a）脳に空間的多発の証拠がある（MS に特徴的な脳室周囲，皮質もしくは皮質直下あるいはテント下に 1 個以上の T2 病変がある） b）脊髄に空間的多発の証拠がある（脊髄に 2 個以上の T2 病変がある） c）等電点電気泳動法によるオリゴクローナルバンド（OB）陽性 ただし，他の疾患の厳格な鑑別が必要である
C）二次性進行型 MS の診断 再発寛解型としてある期間経過した後に，明らかな再発がないにもかかわらず病状が徐々に進行する

2）病態

多発性硬化症の原因は，いまだ解明されていない．病巣にリンパ球やマクロファージなどの炎症細胞浸潤があることから，中枢神経の髄鞘蛋白質あるいはオリゴデンドログリア細胞を標的とする自己免疫疾患と考えられているが，証明はできていない[1]．免疫応答の引き金となる自己抗体も同定されていない．

急性増悪期では，オリゴデンドログリア細胞や髄鞘を中心とした中枢神経組織に対する炎症性組織障害が生じ，再発寛解期では，T 細胞や B 細胞などの獲得免疫系による急性炎症が病態の中心となり，慢性進行期には，獲得免疫系による炎症は乏しくなり，自然免疫系の活性化による慢性炎症や自己抗体産生が病態の中心になると考えられている[2]．

3）病因

遺伝的要因としては，疾患関連遺伝子の探索，環境的要因としては，感染，緯度，日照時間の関与が考えられている[1]．

(1) 遺伝的要因

多発性硬化症は遺伝的疾患ではないが，家族内発症例や双子の研究などから，遺伝的要因もあると考えられている．多発性硬化症の兄弟姉妹における発端者一致率を調べた調査では，一卵性双生児で 25.3%，二卵性双生児で 5.4%，双生児ではない兄弟姉妹で 2.9%であった．一卵性双生児と二卵性双生児の一致率の違いは，遺伝的背景を示唆している．一方で，兄弟姉妹より二卵性双生児で一致率が高いことから，胎児の環境が影響していると考えられている[3]．

ここがポイント！

免疫応答

自己にとっての異物を非自己と判定し，それを排除して，抗体を産生するといった，疫（疾患）を免れるはたらきを担っている．アレルギーは外来の抗原（アレルゲン）に対する過剰な免疫応答の結果，生体にとって不利な反応が起こることをいう．自己免疫疾患は，自己の抗原に対する過剰な免疫応答が行われることによって，炎症や組織障害を引き起こす病態をいう．

世界の多発性硬化症有病率の違い

▶巻末資料・図 2 参照．

MEMO

発端者一致率

ここでは，発端者が多発性硬化症であった場合に，その兄弟姉妹が多発性硬化症となる割合のこと．

表２ 日本における多発性硬化症の全国臨床疫学調査結果

	1972	1982	1989	2004	2017[6]
推定患者数（人）	2,280	データなし	3,700	9,900	17,600
有病率（人/10万人あたり）	0.8〜4	1.8〜4	データなし	7.7	14.3
男女比（男：女）	1：1.7	1：2.3	1：2.6	1：2.9	1：2.4
平均発症年齢（歳）	33±13	32±13	34±13	32±13	—

（吉良潤一ほか：第５回多発性硬化症・視神経脊髄炎全国臨床疫学調査結果（第２報）[6]，藤井ちひろほか：医学のあゆみ 2015；255〈5〉：353-6[7]）

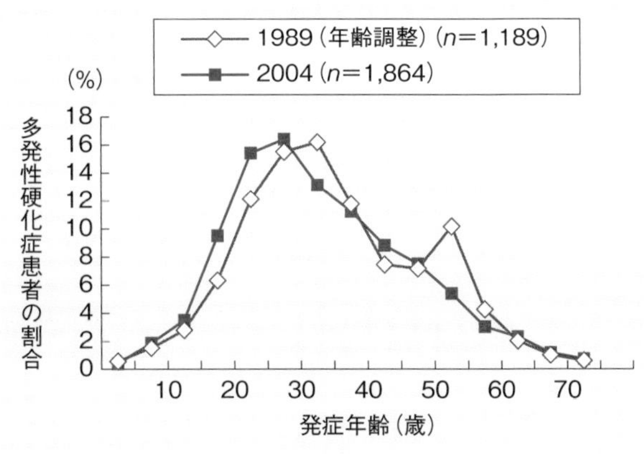

図２ 多発性硬化症の発症年齢の分布

（Kira J, et al.：Neurology Asia 2008；13：131-43[8]）

EB ウイルス（Epstein-Barr virus：EBV）
ヒトヘルペスウイルス（human herpes virus：HHV）

(2) 環境的要因

感染因子では EB ウイルス（EBV），ヒトヘルペスウイルス（HHV），生活様式や生活環境に関連した因子では血清ビタミン D 濃度と喫煙などの要因がある．

多発性硬化症の最も強い環境要因は，EBV の持続感染を示唆する抗体の存在や，EBV による伝染性単核球症の既往など，EBV が重要な感染因子の一つと考えられている．近年，ヒトヘルペスウイルス 6 型（HHV-6）の変異体の一つである HHV-6A に感染した場合，将来，多発性硬化症を発症するリスクが 2 倍以上になることがわかっている[4]．

日本における多発性硬化症有病率の違い
▶巻末資料・図 3 参照.

夏季紫外線強度と多発性硬化症有病率の関係
▶巻末資料・図 4 参照.

多発性硬化症の環境因子
▶巻末資料・表 4 参照.

4) 疫学

日本では，多発性硬化症の全国臨床疫学調査を 1972 年，1982 年，1989 年，2004 年，2017 年の 5 回実施している．2017 年の調査によれば，日本における有病率は人口 10 万人あたり 14.3 人と推定されている[5]．発症年齢は平均 32 歳，20 歳代を中心に 15〜50 歳に多く，女性の有病率は男性よりも 2.4 倍高い[6]．

全国臨床疫学調査の 1972 年と 2004 年を比較すると，多発性硬化症の推定患者数が 2,280 人（1972 年）から 9,900 人（2004 年）と約 4 倍に，有病率は約 2 倍に増加し，特に女性の比率が増えた（**表 2**）[6,7]．発症年齢のピークが 30 歳代から 20 歳代へ若年化し，以前の調査でみられた 50 歳代の第 2 のピークが消失した（**図 2**）[8]．

MEMO

2004 年の臨床疫学調査[9]による頻度

- 通常型（古典的）多発性硬化症（conventional〈classic〉multiple sclerosis：CMS）：57.7%.
- 視神経脊髄型多発性硬化症（opticospinal multiple sclerosis：OSMS）：16.5%.
- 脊髄型多発性硬化症（spinal multiple sclerosis：SMS）：10.6%.
- 視神経脳幹脊髄型多発性硬化症（optic-brainstem-spinal multiple sclerosis：OBSMS）：5.8%.
- 脳幹脊髄型多発性硬化症（brainstem-spinal multiple sclerosis：BSMS）：4.6%.

3．分類

1) 病変分布からみた分類

多発性硬化症は，病変分布から，通常型（古典的）多発性硬化症（以下，通常型），視神経脊髄型多発性硬化症（以下，視神経脊髄型），脊髄型多発性硬化症，視神経脳幹脊髄型多発性硬化症，脳幹脊髄型多発性硬化症に分けられるが，分類不能な場合もある[9]．通常型は西洋型ともいわれ，脳病変のある症例である．日本では高緯度（北）のほうが通常型になりやすく，通常型で多発性硬化症らしい脳病変を有する頻度は，南日本よりも北日本で有意に高い[9]．視神経脊髄型はアジア型ともいわれ，視神経炎と脊髄炎のみを呈する症例である．

LECTURE 27

2) 自然経過による分類

再発を繰り返すのが多発性硬化症の特徴であるが，再発回数や程度は人によって異なり，経過の予測はつかない．

再発寛解型多発性硬化症（relapsing-remitting multiple sclerosis：RRMS）
一次性進行型多発性硬化症（primary progressive multiple sclerosis：PPMS）

多発性硬化症は，自然経過から再発と寛解を繰り返す再発寛解型多発性硬化症（以下，再発寛解型）と発病当初から慢性進行性の経過をとる一次性進行型多発性硬化症（以下，一次性進行型）に大別される．欧米白人では再発寛解型が 80〜90%，一次性進行型が 10〜20%を占めるが，日本人では一次性進行型は 5%前後とやや少ない．早期から脊髄萎縮をきたす．なお，これらのタイプにあてはまらない経過の場合もある．

再発寛解型の 32〜58%は発病後 15〜20 年の経過で再発がなくても次第に障害が進行する二次性進行期に移行する．これを二次性進行型多発性硬化症（以下，二次性進行型）とよんでいる．二次性進行期への移行は後方視的に判断されることが多い．二次性進行期には錐体路の遠位部や小脳が障害されやすく，痙性対麻痺や小脳性運動失調などをきたす[1)]．

二次性進行型多発性硬化症（secondary progressive multiple sclerosis：SPMS）

インターフェロンβなどの疾患修飾薬（「6．治療」参照）は，再発寛解型で再発を減らすが，一次性進行型では障害の進行の抑制に対して有効ではない．

MEMO
疾患修飾薬
（disease-modifying drug：DMD）
再発率を減らしたり，進行を遅らせたりする作用のある薬剤．

なお，炎症性脱髄性疾患を示唆する中枢神経病巣を呈する状態が 24 時間以上続く急性の発作で，それ以前には脱髄性疾患を示唆するエピソードがないものを clinically isolated syndrome（CIS）と称する．CIS 患者のうち 38〜68%程度が 2 回目のエピソードを発症し，臨床的再発を呈すると臨床的に確実な多発性硬化症へと進展する[10)]．再発寛解型の初回の発作が CIS である．

臨床的に確実な多発性硬化症（clinically definite multiple sclerosis：CDMS）

4．症状

病巣に対応した症状（**表 3**）と，多発性硬化症特有あるいは脱髄に由来する症状がみられる．

1）病巣に対応した症状

（1）視神経障害

球後視神経炎による視力低下，視野狭窄（特に中心暗点）がみられる．視力障害は片側性に生じ，数日の経過で進行することが多い．発症から 1 か月以内に回復してくることが多いが，後遺症として重度の視力障害を残すこともある．急性増悪期には眼窩深部痛や眼球運動時痛を伴うこともある．

（2）大脳の症状

脳の萎縮は発症早期から認められ，通常，脳室拡大や脳梁の容積低下として認められ，萎縮の速度は加齢よりも速い．

精神症状としては，多幸，抑うつ，不安などがみられる．抑うつ症状が最も多くみられ，生涯有病率は 50〜59%といわれる．その他に脱抑制，人格変化，幻覚，妄想などを認めることもある．

表 3　多発性硬化症の病巣とその症状

病巣	症状		
球後視神経	視力障害	片側性．数日の経過で進行．発症してから 1 か月以内で回復してくることが多いが，後遺症が残ることもある	
	視野障害	視野狭窄，特に中心暗点	
	眼痛	眼窩深部痛，眼球運動時痛	
大脳	気分変調，精神障害	情動障害，多幸，抑うつなど	
萎縮	認知機能障害	注意障害，情報処理機能低下，遂行機能障害，長期記憶障害	
小脳	小脳性失調症	運動失調，企図振戦，バランスの低下，構音障害	
脳幹	脳神経障害など	三叉神経痛，顔面神経麻痺，仮性球麻痺→嚥下障害や構音障害など，呼吸障害，眼振，めまい，悪心	
内側縦束（MLF）	核間性眼筋麻痺（多発性硬化症の場合，多くは両側性）	左右眼球運動の協調性低下→複視	
頸髄	四肢麻痺，一側上下肢麻痺	レルミット徴候	左右非対称的な不全痙性麻痺，感覚障害，膀胱直腸障害，深部腱反射亢進，病的反射陽性
脊髄	単麻痺，対麻痺		

多発性硬化症の認知機能障害は，早期から晩期にかけて43～70％の症例で認められ，主に注意障害，情報処理機能低下，遂行機能障害，長期記憶障害がみられる[1)]．

(3) 小脳・脳幹の症状

複視，眼振，動揺視，三叉神経痛，顔面神経麻痺，めまい，仮性球麻痺による嚥下障害や構音障害，眼球運動障害，小脳性運動失調症などがみられる．複視の原因は，内側縦束の脱髄によって生じる核間性眼筋麻痺（MLF症候群）が知られている．

まれに顔面神経麻痺を伴う片麻痺を呈することがある．

(4) 頸髄・脊髄の症状

脊髄の病巣は，胸髄より頸髄のほうが多い．一側上下肢麻痺，四肢麻痺，対麻痺，単麻痺がみられ，対麻痺が最も多い．多発性硬化症における対麻痺と四肢麻痺では，非対称性に生じ，不全麻痺であることが多い．通常，数時間～数日かけて運動障害や痙縮，四肢の異常感覚や感覚障害，膀胱直腸障害などを呈する．

痙性麻痺，深部腱反射亢進，バビンスキー徴候陽性などの錐体路徴候がみられる．多発性硬化症で一側上下肢麻痺が出現しても，脳の症状ではなく，その責任病変は頸髄である場合がほとんどである．

感覚障害では，脊髄の一定レベル以下の全感覚障害や，しびれ感が多い．

多発性硬化症では，30％以上に中等度ないし高度の痙縮がみられるが，脱力，特に運動によって生じる脱力や，それによる巧緻性の低下，疲労がみられることが特徴である．

頸髄後索の脱髄病変があると，レルミット徴候がみられる．

2) 疾患特有の症状

(1) 易疲労性

疲労や倦怠感は，多発性硬化症患者の76～92％で認められており，そのうち，55～75％は日常生活に支障をきたしている[1)]．その原因としては，多発性硬化症の中枢神経機能障害や治療薬による影響，睡眠障害，うつ，暑さなどがあげられている．疲労感の強い労作は午前中に実施したり，休憩をこまめにとったりする．

両側前頭葉病変との関連も示唆されている．前触れもなく，突然，疲労感が出現する．

(2) ウートホフ現象

体温の上昇により発作的に神経症状が増悪し，体温の低下により改善する．体温の上昇によって伝導障害が増悪するだけで，病変が増悪することはなく，時間が経過すればもとに戻る．高体温を誘発する環境を避けることが重要である．夏に長時間屋外にとどまらない，冬の暖房を適温にする，運動時には適宜休憩をとる，長時間，高温の入浴を避けるなどの対応をとる．視神経脊髄炎スペクトラムでもみられる．

(3) 脱髄由来の発作性症状

脱髄に由来する発作性の症状として，三叉神経痛，有痛性強直性攣縮，レルミット徴候などがある．

三叉神経痛は，三叉神経領域の感覚障害を伴わず，両側性にみられ，トリガーポイントで誘発されにくいなどの特徴がある．

有痛性強直性攣縮は，自動的あるいは他動的な関節運動による刺激が発作を誘発し，四肢の一定部位に強直性痙攣発作を示すものである．発作は急激に発症し，数分程度持続する．頻回に反復することも多い．体動や体位変換，深呼吸，皮膚触覚刺激（トリガーゾーンを有することが多い）などによって容易に誘発される．特に足部が地面に接地した際に誘発されやすいため，理学療法介入に際しては十分留意する．視神経脊髄炎スペクトラムでもみられる．

その他，発作性のかゆみもみられる．発現部位は，異常感覚や感覚過敏帯の最上方

MEMO

MLF症候群
(medial longitudinal fasciculus syndrome；内側縦束症候群)
核間性眼筋麻痺は，第Ⅲ脳神経（動眼神経）と第Ⅵ脳神経（外転神経）を接続する神経である内側縦束の脱髄により，眼筋の運動麻痺が起こる．多発性硬化症では，しばしば両側性に生じる．例えば，右方注視時には右眼の外転と左目の内転が生じる．左の内側縦束が障害されると，右方注視時に左目の内転ができなくなる．このように，左右の眼球運動が協調しなくなるため，物が二重に見える複視が生じる．

バビンスキー（Babinski）徴候

ここがポイント！
多発性硬化症では，腱反射が減弱ないし消失することもある．前角細胞から出た脊髄神経運動性線維は下位運動ニューロンであるが，脊髄内ではオリゴデンドログリア細胞で髄鞘を形成し，脊髄の外に出るとシュワン細胞が髄鞘を形成する．前角細胞から出てすぐの脊髄内にある脊髄神経運動性線維において脱髄が生じることによる．同様に，脊髄における求心性反射神経線維が脊髄内で脱髄した場合も，深部腱反射は消失する．いずれも一見，下位運動ニューロン障害のようにみえることがある．

MEMO

レルミット（Lhermitte）徴候
頸部を他動的に前屈させた際に，電撃痛が項部から脊柱に沿って上から下に放散する現象．頸部の前屈により脱髄の生じた軸索が脊髄の伸展や圧に敏感になるためと考えられている．疼痛は直ちに出現し，動かすたびに反復する．後索を傷害する疾患でも同じ放電様の痛みを引き起こす（後索痛）．患者に苦痛を与える検査なので，あまり行うべきではない．

ウートホフ（Uhthoff）現象

視神経脊髄炎
(neuromyelitis optica：NMO)
視神経脊髄炎スペクトラム
(neuromyelitis optica spectrum disorders：NMOSD)
▶ Step up 参照．

有痛性強直性攣縮
(painful tonic spasm：PTS)

に分布する傾向があり，分節性の分布をとる．左右対称性がほとんどである．接触によって誘発されることがあり，入浴や運動により増悪することがある．

5．経過と予後

多発性硬化症の自然経過に基づいて，再発と寛解を繰り返す再発寛解型と，発病当初から慢性進行性の経過をとる一次性進行型に大別され，さらに再発寛解型の32～58%は，発病後15～20年の経過で再発がなくても次第に障害が進行する二次性進行期に移行する二次性進行型である．日本では大半が再発寛解型である．

1）経過

再発寛解型の標準的な自然経過を**図3**[11]に示す．多発性硬化症になりやすい素因は，ヒトの免疫系が形成される15歳までに獲得されると考えられている．平均して30歳頃に臨床的な初回発作を起こし，再発と寛解を繰り返す．初発時にすでに複数の潜在的な脳MRI病巣を有することが多い．

二次性進行型への移行は，Kurtzke（クルツケ（カーツキー））総合障害度スケール（EDSS）で3程度の軽い時期から始まっているとの報告もある[2]．再発寛解期は主として脱髄性炎症に，二次性進行期は軸索変性による[11]．平均寿命は一般人と同程度か，10年ほど短縮するといわれている[11]．

一次性進行型は再発寛解型よりも発症年齢が10歳遅いが，進行はより速い[11]．成人多発性硬化症では，一次性進行型でも再発寛解型や二次性進行型でもEDSSがスコア6.0に達する年齢は48～49歳，8.0に達する年齢は58歳である[12]．成人多発性硬化症のEDSSスコアが4.0に達するまでの期間は臨床病型によりさまざまであるが，

Kurtzke総合障害度スケール（Expanded Disability Status Scale of Kurtzke：EDSS）
▶**巻末資料・表5a参照．**

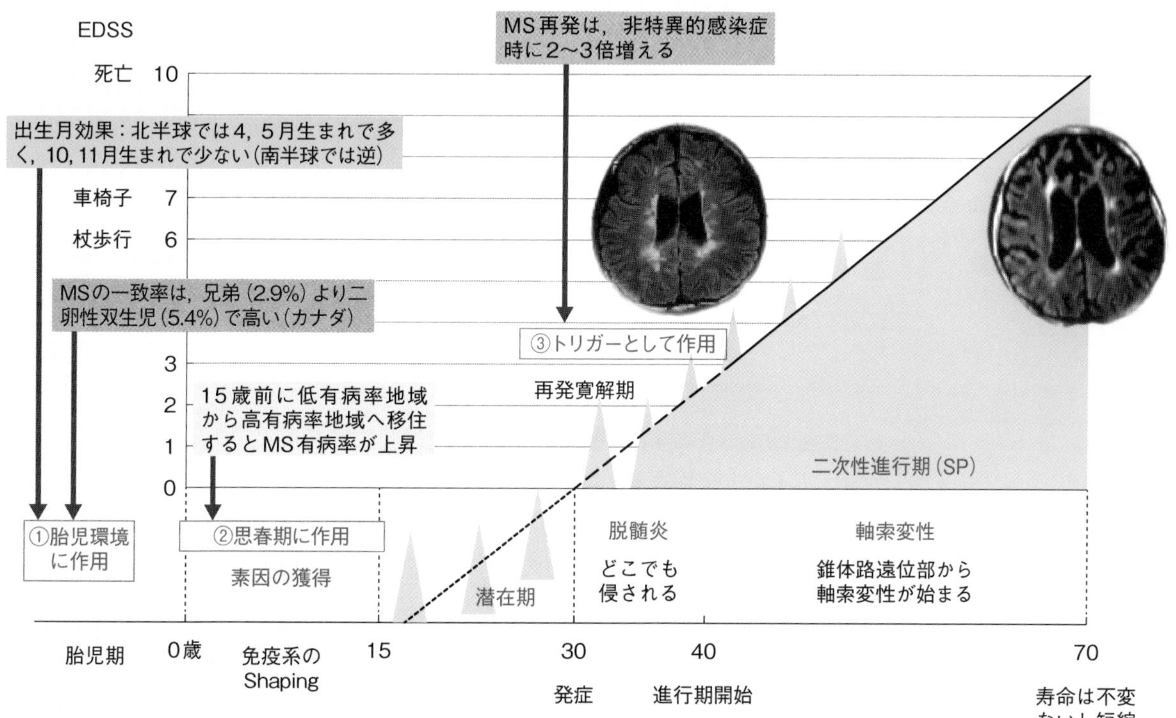

図3　多発性硬化症（MS）の自然経過と環境因子の作用時期

環境因子は，①胎児期，②思春期まで，③急性増悪時の3点で作用し，MSの疾患感受性を高める．平均30歳で再発寛解型として発症するが，二次性進行型への移行は，実はEDSSで3程度の軽い時期（補助装具なしに歩ける軽い麻痺や感覚障害・中等度の視野障害）から始まっていることが欧米白人MSの疫学調査で示されている．再発寛解期は主として脱髄性炎症に，二次性進行期は軸索変性による．寿命は10歳ほど短くなるか不変とされている．
（吉良潤一：日本内科学会雑誌 2016；105〈5〉：849-904[11]）

LECTURE 27

MEMO
小児多発性硬化症
一般に15歳未満で発症したものをいう．多発性硬化症全体の3〜5%を占める．

MEMO
多発性硬化症診断の早期化
多発性硬化症の診断では，症状の空間的かつ時間的多発性の存在が重要視されている．しかし，初診時の画像ですでに病巣が認められながら，自覚症状があまりなかったために空間的かつ時間的多発性の証明がされず診断に至らなかった症例が多かった．近年，ガドリニウム（gadolinium：Gd）により造影される新しい病変と，造影されない古い病変が混在することで時間的多発性を証明できるようになり，より早期の診断が可能となっている．早期より疾患修飾薬を開始し，疾患の進行を抑制することが重要であり，早期診断・早期治療が基本となる．

MEMO
- PDDS 2：中等度の障害；歩行能力に制限なし．しかし，MSによる他の症状が日常の活動を制限しているため，重大な問題を抱えている．
- PDDS 4：初期の杖；常にまたは時折，歩行の際，特に外を歩くときに，片側の杖，松葉杖，あるいはほかのなんらかの形式のサポートを要する．

▶ PDDS（Patient Determined Disease Steps）の詳細は，Lecture 28・表3参照．

表4　多発性硬化症（MS）の病型と経過

		成人多発性硬化症[2,12,13]		小児多発性硬化症[15]
		RRMS/SPMS	PPMS	
発症年齢（平均）[2,15]		30歳	40歳	13.7歳
発症〜二次性進行期までの期間（中央値）[2,15]		15〜20年	—	28.1年
二次性進行期年齢[2,15]		40〜50歳	—	41.4歳
発症〜あるEDSSまでの期間（中央値）[13,15]	EDSS			
	4.0	11.4年	0.0年	20.0年
	6.0	23.1年	7.1年	28.9年
	7.0	33.1年	13.4年	37.0年
EDSS 4〜あるスコアまでの期間（中央値）[13]	4.0→6.0	5.7年	5.4年	
	4.0→7.0	12.1年	12.0年	
	6.0→7.0	3.3年	4.0年	
EDSSと年齢（中央値）[12,15]	3.0	41歳	43歳	
	4.0			34.6歳
	6.0	48歳	49歳	42.2歳
	7.0			50.5歳
	8.0	58歳	58歳	
	10.0	78歳	78歳	

RRMS：再発寛解型多発性硬化症，SPMS：二次性進行型多発性硬化症，PPMS：一次性進行型多発性硬化症，EDSS：Kurtzke総合障害度スケール．

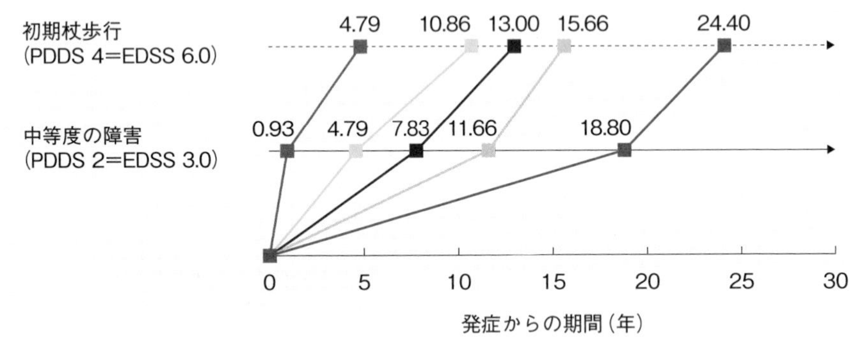

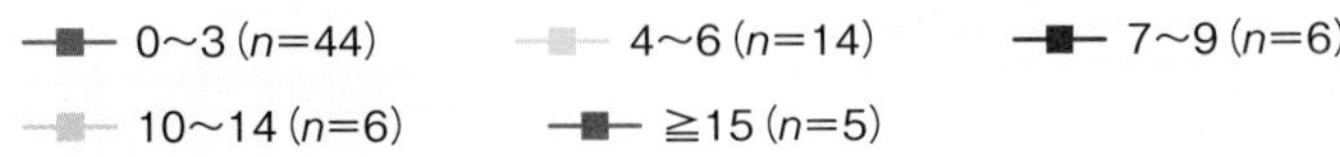

図4　PDDSを基準にした進行の平均期間
（Nakashima I, et al.：Clin Exp Neuroimmunol 2015；6〈3〉：275-80[14]）
PDDS：Patient Determined Disease Steps.

LECTURE 27

スコア4.0から6.0に至る期間は病型や再発の有無に関係なく一定とされている[13]（**表4**）．

日本における調査でも，PDDS 2（EDSS 3.0）からPDDS 4（EDSS 6.0）への進行に要する期間はPDDS 2に至るまでの進行が速い，遅いにかかわらず一定の進行速度であることがわかっている（**図4**）[14]．

小児期発症の多発性硬化症では，二次性進行期に入るまでの期間は28.1年で成人より約10年長いものの，年齢では41.4歳と成人よりも若く進行期に入る[15]（**表4**）．

2）予後と予後因子

多発性硬化症の予後不良因子は，男性，高齢発症，一次性進行型，初発時の運動症候・小脳症候・括約筋障害の存在，再発間隔の短さ（年間再発率の高さ），病初期の再発の多さ，初期からの障害の残存，より多くの神経機能障害，発症5年後の障害度の高さ，MRI病巣の多さなどがあげられている（**表5**）[2]．

再発寛解型では初回発作からの回復の程度は年齢に依存し，完全回復する割合は若

表5 多発性硬化症(MS)の予後を予測する因子

	予後良好を示唆する因子	予後不良を示唆する因子
MS	●女性 ●若年発症 ●再発寛解型の経過 ●初発時に運動障害がない ●発症5年後のEDSSが2.5以下 ●発症5年以内の再発が少ない ●年間再発率が低い	●男性 ●高齢発症 ●PPMS ●初発時の運動症候・小脳症候・括約筋障害 ●再発間隔の短さ ●初回発作の回復が完全でない
RRMS	●MSと同じ(上記)	●発症年齢が高い ●初回発作からの回復が不完全 ●二次性進行期の開始 ●年間再発率の高さ ●発症5年後の障害度の高さ ●第2回目の発作までの期間の短さ ●より多くの神経機能の障害 ●発症5年後のMRI lesion loadの多さ
PPMS		●2年後,5年後の障害度の高さ

妊娠・出産は長期の予後には影響を与えない.
(辻 省次総編集,吉良潤一編:アクチュアル脳・神経疾患の臨床 最新アプローチ 多発性硬化症と視神経脊髄炎.中山書店;2012. p.23[2]))
RRMS:再発寛解型多発性硬化症,PPMS:一次性進行型多発性硬化症.

年者では87.4%,高齢者では68%であった[2]).また,二次性進行型に移行する確率は,発症時年齢が20歳に比して40歳で2倍,50歳で3倍と高くなる[12]).

発症5~10年後にEDSS 2.0以下の人は,10~20年後に障害を呈するリスクが低いといわれている[2]).

日本人の多発性硬化症では,発症後平均10年を経過しても脳MRIで多発性硬化症らしい脳病変を欠き,長大な脊髄病巣も有さない,障害の進行が遅い多発性硬化症が44%を占める.これらは比較的良性の経過をたどる[2]).

6. 治療

多発性硬化症の治療としては,急性増悪期の治療,再発予防(進行抑制)の治療,対症療法の3つに分かれる.多発性硬化症治療の目的は,急性増悪期の短縮と後遺症の軽減,再発寛解型の再発頻度の減少と再発の程度軽減,二次性進行型への進行防止,対症療法によって障害を軽減させ,患者の満足のいく社会生活が送れることである.そのためにも早期診断,早期治療が重要である.

1)急性増悪期の治療

(1)薬物療法

急性増悪期では,高用量の副腎皮質ステロイド薬(以下,ステロイド薬)による治療を行うことが推奨されている.特に,メチルプレドニゾロンの静注療法,いわゆるステロイドパルス療法で神経症候の回復を促す効果が確認されており,広く行われている.

症状の改善が悪い場合や重症の再発の場合は,後療法としてステロイド薬の経口投与が行われることもある.この場合,経口のプレドニゾロン(プレドニン®,プレドニゾロン®)0.5~1 mg/kg/日を投与し,2~3週で漸減,中止する.

(2)血液浄化療法

血液中の病因物質を除去あるいは浄化する治療法で,血球成分を除去する血球除去療法と,血漿成分を除去する血漿浄化療法がある.

急性増悪期においてステロイドパルス療法の効果が不十分,あるいは合併症や副作

副腎皮質ステロイド
(corticosteroid:CS)

MEMO
血液浄化療法の種類
- 血漿浄化療法
(plasmapheresis:PP)
血漿交換療法と血漿吸着療法に分けられる.血漿交換療法は,単純血漿交換療法と二重膜濾過法に分けられる.
- 単純血漿交換療法
(plasma exchange:PE)
全血を採取し,中空糸状の濾過膜(膜型血漿分離器)を用いて血球成分と血漿成分に分けて,血球成分は生体に戻し,病因物質が含まれる血漿成分を廃棄し,代わりに血漿アルブミン製剤,新鮮凍結血漿を補充する.
- 二重膜濾過法(double filtration plasmapheresis:DFPP)
単純血漿交換療法で使用する血漿分離器(一次膜)で分離された血漿成分を,さらに病因関連物質の選択的除去を目的として血漿分画器(二次膜)を用いて濾過する.一次膜で濾過されなかった血球成分と二次膜で濾過された病因物質を含まない濾過液は体内へ戻され,血漿アルブミン製剤を補充する.
- 血漿吸着療法
(plasma adsorption:PA)
血漿分離器で分離された血漿を各種吸着剤で病因物質を除去した後,血球成分とともに体内へ戻す.

LECTURE 27

表 6　多発性硬化症に対する疾患修飾薬とその特徴（2023）

		Moderate-efficacy DMDs				High-efficacy DMDs			DMD for SPMS
疾患修飾薬（DMD）	一般名	インターフェロンβ		グラチラマー酢酸塩	フマル酸ジメチル	フィンゴリモド	ナタリズマブ	オファツムマブ	シポニモド
		IFNβ-1b	IFNβ-1a						
	商品名	ベタフェロン®	アボネックス®	コパキソン®	テクフィデラ®	ジレニア®/イムセラ®	タイサブリ®	ケシンプタ®	メーゼント®
日本での適応症		RRMS	RRMS	RRMS	RRMS	RRMS	RRMS	RRMS, SPMS	SPMS
効果		年間再発率を約 30％抑制		年間再発率を約 30％抑制	年間再発率を約 50％抑制	年間再発率を約 50％抑制	年間再発率を約 70％抑制	年間再発率を約 70％抑制	3 か月間の身体的障害の進行発現リスクを約 20％抑制
使用法		1 回/2 日 800 万国際単位/回　皮下注射	1 回/週 30 μg 筋肉内注射	1 回/日 20 mg 皮下注射	2 回/日 240 mg/ 回を内服	1 回/日 0.5 mg 内服	1 回/4 週 300 mg を 1 時間かけて点滴静注	1 回/4 週 20 mg 皮下注射	1 回/日 2 mg 内服
妊娠中の適応		治療上の有益性が危険性を上回ると判断される場合にのみ投与				禁忌	治療上の有益性が危険性を上回ると判断される場合にのみ投与		禁忌
授乳中		治療上の有益性および母乳栄養の有益性を考慮し，授乳の継続または中止を検討				禁忌	授乳を避けさせること．最終投与後 12 週間は授乳を中止	治療上の有益性および母乳栄養の有益性を考慮し，授乳の継続または中止を検討	授乳しないことが望ましい
頻度の高い副作用／重篤な副作用（過敏症を除く）		インフルエンザ様症状，発熱，頭痛／自殺企図，躁状態，間質性肺炎，劇症肝炎，白血球減少		注射部位反応／注射直後反応，肝障害	下痢，腹痛，潮紅／リンパ球減少，感染症，肝障害，PML	肝障害，徐脈性不整脈／感染症（帯状疱疹，PML など），黄斑浮腫	頭痛／ PML，急性網膜壊死，感染症	注射部位反応，発熱，血中 IgM 減少／上気道感染，PML など	肝障害，徐脈性不整脈／感染症（帯状疱疹，PML など），黄斑浮腫

（茂木晴彦ほか：BRAIN and NERVE 2023；75（5）：485-9[16] をもとに作成）

用のためにステロイド治療が施行できない再発寛解型の症例には，血液浄化療法の一つである血漿浄化療法を行うが，長期的な予防効果はないので慢性進行型多発性硬化症に対しては行わない．血漿浄化療法の方法としては，単純血漿交換療法において有効性が確立されている[1]．

2）再発予防（進行抑制）の治療（疾患修飾薬；表 6）

再発予防としての疾患修飾薬が次々と開発されており，2023 年現在，日本で承認されている薬は 8 種類である（**表 6**）[16]．

中程度の効果を示す Moderate-efficacy DMDs を第一選択薬として用い，疾患活動性の徴候がみられた場合により効果的な High-efficacy DMDs を第二選択薬として切り替える方法が用いられてきた．しかし，疾患活動性が高い場合に治療が後手に回り，障害が蓄積する可能性が憂慮されてきたことから，High-efficacy DMDs から開始することが最も身体障害の進行を抑制する治療戦略と考えられている．High-efficacy DMDs では，進行性多巣性白質脳症などのリスクが増大するので注意が必要である．また，多くの疾患修飾薬は再発寛解型に対する治療薬であったが，2020 年以降に二次性進行型に対する治療薬であるシポニモド，オファツムマブが日本で承認された．妊娠希望や出産後の授乳希望のある患者に対してはインターフェロンβ，グラチラマー酢酸塩，ナタリズマブのいずれかを検討する．

疾患修飾薬によって再発が抑制できない，あるいは副作用で用いることができない場合に免疫抑制薬を投与することがある（保険適用外投与）．

3）対症療法

痙縮，疼痛，疲労，倦怠感，抑うつ，排尿・排便障害などに対して，薬物療法やリハビリテーションなどが有効である（**表 7**）．

進行性多巣性白質脳症（progressive multifocal leukoencephalopathy：PML）

インターフェロンβ（interferon-β：IFNβ）

表 7　多発性硬化症に対する対症療法

症状		対症療法	
痙縮		理学療法	痙縮を起こしにくい肢位の習得 徒手や起立台を用いたストレッチ 装具療法
		物理療法	寒冷，低周波，振動刺激
	症状が強い	薬物療法	筋弛緩作用のある薬物
	薬物療法で十分な効果が得られない場合	ブロック療法	ボツリヌス注射
	重度	バクロフェン髄注療法	
痛み，しびれ感		薬物療法	抗うつ薬，抗てんかん薬，筋弛緩薬
疲労，倦怠感		運動療法	持久力，筋力を向上させる運動
抑うつ		薬物療法	抗うつ薬
		認知行動療法や運動療法	
排尿障害	過活動膀胱	抗コリン薬，骨盤底筋トレーニング，膀胱訓練，定時排尿，肥満患者に対する減量	
	弛緩性膀胱	用手圧迫，間欠的自己導尿，留置カテーテル法，α遮断薬	
排便障害		緩下薬，浣腸，摘便，食物繊維・水分摂取など	

MEMO

ガイドライン[1]では，痙縮，疲労感・倦怠感には理学療法が基本とされている．

■引用文献

1）日本神経学会監，多発性硬化症・視神経脊髄炎診療ガイドライン作成委員会編：多発性硬化症・視神経脊髄炎診療ガイドライン 2017.
2）辻 省次総編集，吉良潤一編：アクチュアル脳・神経疾患の臨床 最新アプローチ 多発性硬化症と視神経脊髄炎．中山書店；2012.
3）Willer CJ, Dyment DA, et al.：Twin concordance and sibling recurrence rates in multiple sclerosis. Proc Natl Acad Sci USA 2003；100（22）：12877-82.
4）Engdahl E, Gustafsson R, et al.：Increased serological response against human herpesvirus 6A is associated with risk for multiple sclerosis. Front Immunol 2019；10：2715.
5）日本神経学会監，多発性硬化症・視神経脊髄炎スペクトラム障害診療ガイドライン作成委員会編：多発性硬化症・視神経脊髄炎スペクトラム障害診療ガイドライン 2023．医学書院；2023.
6）吉良潤一ほか：厚生労働科学研究費補助金（難治性疾患政策研究事業）．神経免疫疾患のエビデンスに基づく診断基準・重症度分類・ガイドラインの妥当性と患者 QOL の検証．分担研究報告書．第 5 回多発性硬化症・視神経脊髄炎全国臨床疫学調査結果（第 2 報）.
7）藤井ちひろ，栗山長門：多発性硬化症の疫学．医学のあゆみ 2015；255（5）：353-6.
8）Kira J, Ishizu T, et al.：Multiple sclerosis in Japan：Nationwide surveys over 30 years. Neurology Asia 2008；13：131-43.
9）吉良潤一：日本人多発性硬化症の臨床研究における最近の進歩．臨床神経学：2009；49（9）：549-59.
10）郡山達男：Clinically isolated syndrome―多発性硬化症への進展予測と病態修飾療法の開始．臨床神経学 2011；51（3）：179-87.
11）吉良潤一：最新の多発性硬化症治療．日本内科学会雑誌 2016；105（5）：894-904.
12）Scalfari A, Neuhaus A, et al.：Age and disability accumulation in multiple sclerosis. Neurology 2011；77（13）：1246-52.
13）Confavreux C, Vukusic S, et al.：Relapses and progression of disability in multiple sclerosis. N Engl J Med 2000；343（20）：1430-8.
14）Nakashima I, Harada N, et al.：Results of patient-reported outcome in Japanese patients with multiple sclerosis：Evaluation of the severity and progression of gait disability. Clin Exp Neuroimmunol 2015；6（3）：275-80.
15）Renoux C, Vukusic S, et al.：Natural history of multiple sclerosis with childhood onset. N Engl J Med 2007；356（25）：2603-13.
16）茂木晴彦，北川 賢ほか：多発性硬化症治療薬―治療戦略と疾患修飾薬．BRAIN and NERVE 2023；75（5）：485-9.

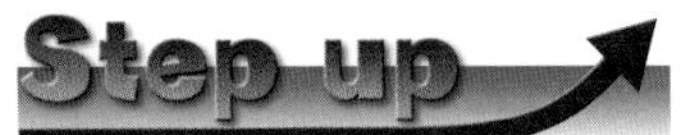

視神経脊髄炎と視神経脊髄型多発性硬化症

視神経脊髄炎（neuromyelitis optica：NMO）は，重症の視神経炎と横断性脊髄炎を特徴とする中枢神経の炎症性疾患である．1894年にデビック医師が「視神経炎を伴った亜急性脊髄炎」と題して報告し，デビック（Devic）病ともよばれている．その病理は，両側視神経の高度脱髄，下部胸髄から腰膨大部に及ぶ脱髄と壊死巣がみられたが，脳病変はみられなかったとし，単相性の重症視神経脊髄炎と定義されていた．以降，長い間にわたり視神経と脊髄が選択的に障害され，脳病変がないことが視神経脊髄炎の特徴と考えられてきた．

視神経脊髄炎を独立の疾患概念と考えるか，多発性硬化症のサブタイプとするかは長年にわたり議論されてきた．欧米では視神経と脊髄に病変の主座をおくタイプを視神経脊髄炎とし，再発の有無の違いをあまり考慮せず，多発性硬化症とは異なる病態ではないかという考えが主流であった．

一方，日本では，視神経脊髄炎は両側の視神経炎と横断性脊髄炎を数週間以内に連続して発症し，再発はないとされ，再発するものは視神経脊髄型多発性硬化症（opticospinal multiple sclerosis：OSMS）として区別していた．視神経脊髄型多発性硬化症は多発性硬化症の亜型としてとらえ，欧米で記載されている多発性硬化症より重症で，多くの症例で失明したり寝たきりになったりしていたが，これらの特徴は人種の違いによるものと考えられてきた．

しかし，2004年に視神経脊髄炎で特異的にみられる自己抗体（NMO-IgG，アクアポリン〈aquaporin：AQP〉4抗体）が発見されたことにより，急速に視神経脊髄炎，視神経脊髄型多発性硬化症の疾患概念が変化し，日本における視神経脊髄型多発性硬化症の一部は視神経脊髄炎であることがわかってきた．

2006年の視神経脊髄炎の診断基準までは，視神経脊髄炎の診断には視神経炎と急性脊髄炎の両方が必須だった．しかし，AQP4抗体陽性例のなかには脳症候群を呈することもまれではなく，2015年の新たな国際基準では，本疾患の総称として視神経脊髄炎スペクトラム（neuromyelitis optica spectrum disorders：NMOSD）を用いることが提唱された．新たな診断基準では，AQP4抗体陽性NMOSDとAQP4抗体陰性NMOSDの2つに分けられた[1,2]（**巻末資料・表6**参照）．

視神経脊髄炎スペクトラムの病因は自己免疫的機序によりAQP4抗体がアストロサイトを主に破壊することによって脱髄が生じていると考えられている．AQP4抗体陽性例の日本における有病率は10万人あたり2～4人，女性が約9割を占め，発症年齢は平均40歳，多くは再発性で慢性進行はまれである．60歳以降の発症もしばしばみられる．小児の発症もまれではない．視神経炎は重症で両眼性視覚障害や失明もまれではない．

一方，AQP4抗体陰性例では女性優位性がなく，視神経炎と脊髄炎の同時発症が比較的多く，重症の視覚障害は少ない．

視神経脊髄炎スペクトラムの臨床症状は視神経病変，脊髄病変，最後野・脳幹病変，脳幹・視床下部病変，大脳病変に由来する．脊髄炎は横断性脊髄障害を生じることが多く，脊髄髄節レベルに一致した感覚障害，対麻痺，膀胱直腸障害を認めやすい．最後野病変による難治性吃逆，嘔吐，間脳・視床下部病変による抗利尿ホルモン分泌異常症や過眠症，まれに大脳病変による片麻痺などが認められる[2]．

■引用文献

1）Wingerchuk DM, Banwell B, et al.：International consensus diagnostic criteria for neuromyelitis optica spectrum disorders. Neurolory 2015；85（2）：177-89.
2）日本神経学会監：多発性硬化症・視神経脊髄炎診療ガイドライン 2017.

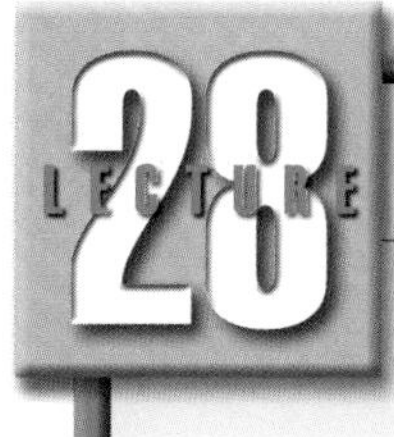

多発性硬化症に対する理学療法とその実際

到達目標

- 理学療法介入時の禁忌，リスク，中止基準を理解する．
- 多発性硬化症にみられる疲労の評価法を理解する．
- 多発性硬化症の病巣と障害像，障害度の評価について理解する．
- 病期および障害度，障害像に合わせた理学療法介入を理解する．

この講義を理解するために

この講義では最初に多発性硬化症の評価について理解し，次にその障害像と病期に応じた理学療法，目標設定について学びます．多発性硬化症が中枢神経系のどこにでも生じうること，病巣部位によって障害像が異なること，再発すること，進行の速度が症例によって異なることから，決まった理学療法介入があるわけではなく，障害像やライフステージに合わせた介入になります．

多発性硬化症に対する理学療法とその実際を学ぶにあたり，以下の項目をあらかじめ学習しておきましょう．

- □ 多発性硬化症の病態や疫学を復習しておく（Lecture 27 参照）．
- □ 多発性硬化症の経過や予後を復習しておく（Lecture 27 参照）．
- □ 多発性硬化症の病巣および対応する症状を復習しておく（Lecture 27 参照）．
- □ 多発性硬化症特有の症状について復習しておく（Lecture 27 参照）．

講義を終えて確認すること

- □ 多発性硬化症の理学療法を行うにあたってのリスクファクターが理解できた．
- □ 多発性硬化症の重症度評価が理解できた．
- □ 多発性硬化症の障害像，障害度とそれに対応する評価が理解できた．
- □ 多発性硬化症の病歴の重要性が理解できた．
- □ 多発性硬化症の病期および障害度，障害像に合わせた理学療法について理解できた．

1．理学療法の基本的な考え方

多発性硬化症
(multiple sclerosis：MS)

多発性硬化症では，病巣の場所や大きさ，再発の回数や頻度が症例によって異なる．また，成人多発性硬化症のKurtzke(クルツケ(カーツキー))総合障害度スケール（EDSS，「3．理学療法評価」参照）スコアが4.0に達するまでの期間は，臨床病型によりさまざまである．したがって，共通の原則として，多発性硬化症の理学療法介入は病期，障害像，障害度に合わせて行う．

ここがポイント！
多発性硬化症では，病期に合わせた介入が重要である．急性炎症が起こる時期（急性増悪期）なのか，症状が安定し回復に向かう時期（回復期・安定期）なのかに注意しなければならない．

1）理学療法の基本方針

機能を可及的に維持し，重症化していなければ，再燃前までの状況への回復を図る．身体能力の障害の進行をできるだけ抑えて，適切な運動量，活動量を見極め，活動量の指導や生活指導にあたる．疲労や過用を避け，かつ，廃用を防止するための適切な負荷量で理学療法を行う．加えて，日常生活の自立度を向上させ，1日の活動を分散させることで廃用を防止する．軽量の補装具や自助具，車椅子などを用いて動作の安定化と効率化，介助量の軽減を図る．複数の移動手段を確保し，生活のなかで疲労を招かないように調整する．

ここがポイント！
運動負荷量の調節
廃用症候群を予防し，かつ，疲労，過用をまねかない運動強度と運動量の決定では，自覚的に疲労を感じるレベルまで運動負荷をかけてみなければわからない．運動強度と運動量は数値化できる内容で行い，前方視および後方視的に運動負荷を検討・修正できるよう工夫する．例えば，歩行練習であれば，歩行距離，歩行時間，歩行補助具の有無と，練習前後の脈拍数，筋力，歩容の変化の有無，翌日の疲労の残存の有無など，いくつかの指標を用いて検討する．
情動障害や認知機能の低下などで自覚的な疲労を把握することが難しい場合はパルスオキシメータなどで脈拍をモニターしながら，歩容の変化に留意して行う．

2）理学療法の原則

(1) 障害像，障害度に合わせた理学療法

対麻痺に対しては対麻痺の理学療法に，片麻痺に対しては片麻痺の理学療法に，失調症に対しては失調症の理学療法に，というように，それぞれの障害像に準じて展開していく．そのうえで，障害度に合わせた介入を実施する．

(2) 病期に合わせた理学療法

急性増悪期は投薬治療を積極的に行っているため，廃用を防止することが主となる．寛解期，維持期に入ってから徐々に積極的に介入する．

2．禁忌，リスク，中止基準の確認

多発性硬化症の理学療法介入にあたって注意しなければならないのは，疲労，過用，温度上昇，感染，転倒である（**表1**）．

1）疲労，過用

多発性硬化症では伝導の遅延，伝導ブロックに加えて頻度依存性伝導ブロックが電気生理学的異常としてみられ，これが疲労の要因の一つになっている．過用性筋力低

表1　多発性硬化症のリスクファクター

筋の疲労，過用	筋疲労が動作にあらわれるとき 筋疲労の訴えがみられるとき	運動負荷の前後で筋力（MMT）低下がみられないか確認 RPE，翌日の疲労の確認 活動量の把握（日常生活，理学療法）
温度上昇	発汗がみられるとき 暑さを訴えたとき	室温や衣類の調節
易感染性	常時	マスク着用，手洗いの励行 発熱，咽頭痛などの感染症状の確認
転倒，転落	脱力出現時 注意力散漫の場合	起居移動動作では常に近くに立ち，目と手を離さない 転倒しそうになったとき，そのエピソードを繰り返し伝え，注意を促す 補装具や歩行補助具の導入を検討する

MMT：徒手筋力テスト，RPE：自覚的運動強度．

下，過用性筋損傷をきたすことがあるため，高負荷で長時間にわたる運動は避ける．一方，運動量の不足による廃用症候群を防止しなければならない．したがって，疲労や過用を判断する基準や休憩をとる基準について，評価を進めるなかで決めていくとよい（「3. 理学療法評価」参照）．

2）温度上昇

ウートホフ現象を防ぐよう，理学療法介入を行う部屋の温度や厚着にも注意する．なお，温熱療法は禁忌である．

ウートホフ（Uhthoff）現象
▶ Lecture 27 参照.

3）易感染性

多発性硬化症に対する治療で大量の副腎皮質ステロイド薬，免疫抑制薬，インターフェロンなどの薬剤が投与されている場合，感染にも注意する必要がある．

MEMO
感染症対策
感染症の種類，流行している時期にもよるため，感染症対策を医師に確認する．一般的にはマスクの着用や手洗いの励行，行動可能な範囲などを医師に確認するとよい．

4）転倒

視力障害や，副腎皮質ステロイド薬の副作用として現れる骨粗鬆症，下肢の麻痺がみられる場合，転倒にも注意する．

MEMO
転倒予防
歩行補助具の使用や病室の環境整備などで転倒を防ぐとともに，退院後の環境調整についても家族や介護にかかわるスタッフに指導する．

3．理学療法評価

多発性硬化症の病巣は，空間的かつ時間的に多発してみられるため，理学療法評価の目的は，その時点での障害像を把握すること，障害像の時間的な病歴を把握することにある．易疲労性が強くみられるため，活動量の把握と過用の見極めも重要になり，活動量と疲労，その関連性を評価する必要がある．

1）情報収集

評価を開始する前に，カルテから情報を収集する（**表2**）．

多発性硬化症についての病歴と，動作障害，ADL（日常生活活動）障害に関する病歴については，理学療法の目標設定に必要であり，この段階で不明な内容は評価時に聴取する．併せて，多発性硬化症の病巣についてCTやMRIなどの画像所見から把握しておく．治療方針や治療予定期間についても，カルテから確認する．

ADL（activities of daily living；日常生活活動）

2）身体障害度とQOLの評価

多発性硬化症は，脱髄のある病巣によってさまざまな症状がみられ，多彩な症状の重症度やQOLなど多面的に評価する必要がある．多発性硬化症の障害度の評価として，EDSS，MSFC，PDDSなどが知られている．QOLの評価には，FAMS，MSQOL54などが知られている．

QOL（quality of life；生活の質）

表2　理学療法評価前の情報収集

基礎情報		氏名，性別，年齢
医学情報	診断名	病型，EDSS
	現病歴	発症日，入院日，再燃の回数・頻度，ADL障害の推移
	既往歴	
	禁忌・注意事項	安静度，感染症対策など
	主訴などの訴え	主訴，不安，疾病の理解，痛み・しびれの有無など
	治療内容	ステロイドパルス療法，血漿浄化療法，疾患修飾薬，免疫抑制薬など
	検査結果	画像所見より病巣の確認，視力・視野障害
環境情報	発症前ADL	特に再燃の場合．今回の再燃前のADL，家事動作も含む
	家族構成	キーパーソン，介護者の有無
	家屋構造	段差の有無とその高さ，手すりの有無，トイレ・浴室の構造，寝具（ふとん/ベッド）
職業情報	社会的役割	家事分担，就労の有無，内容，配置転換の可能性
	通勤・通院手段	公共交通機関，歩行距離，階段昇降の必要性など

EDSS：Kurtzke 総合障害度スケール．

表 3　Patient Determined Disease Steps (PDDS)

このスケールは，主に歩行に焦点を当てています．自分の状況に当てはまらない場合もあります．自分の状態に最も近いカテゴリを 1 つマークしてください

□0　正常：いくつかの軽度の症状がある場合があるが，ほとんどは多発性硬化症（MS）によるものと感じ，自分の活動に制限はない．再発したとしても，再発の治療が終了すれば再発前の通常の状態に戻っている

□1　軽度の障害：MS によるいくつかの顕著な症状があるが，それらは軽微であり，ライフスタイルに与える影響はわずかである

□2　中程度の障害：歩行能力に制限なし．しかし，MS による他の症状が日常の活動を制限しているため，重大な問題を抱えている

□3　歩行障害：MS によって活動，特に歩行に制限あり．フルタイムで働くことができるが，運動や肉体的に厳しい活動は，以前よりも困難になっている．通常，歩行に杖やその他の歩行補助具は必要ないが，再発中では歩行補助具が必要になる場合がある

□4　初期の杖：常にまたは時折，歩行の際，特に外を歩くときに，片側の杖，松葉杖，あるいは他のなんらかの形式のサポート（例えば，壁を伝う，誰かの腕に寄りかかる）を要する．杖や松葉杖なしで 20 秒間に 25 フィート（7.62 m）歩くことができる．3 ブロック以上歩きたい場合は，常になんらかの歩行補助具（杖または松葉杖）が必要である

□5　後期の杖：25 フィート歩くのに，杖，松葉杖，または誰かにつかまる必要がある．家具につかまる，壁を伝うなどで，家や他の建物を歩き回ることができる．もっと遠くに行きたい場合，スクーターや車椅子を使うことがある

□6　両側サポート：25 フィート歩くには，両側の杖または松葉杖，歩行器を要する．長距離では，スクーターや車椅子を使用することがある

□7　車椅子/スクーター：主な移動手段は車椅子．立ったり，1〜2 歩程度なら踏み出せるが，松葉杖や歩行器を使用しても 25 フィート歩くことができない

□8　寝たきり：車椅子に 1 時間以上座ることができない

(the North American Research Consortium on Multiple Sclerosis 〈NARCOMS〉: Patient Determined Disease Steps 〈PDDS〉 Performance Scales 〈PS〉[4])

表 4　視覚の重症度分類

Ⅰ度	矯正視力 0.7 以上，かつ視野狭窄なし
Ⅱ度	矯正視力 0.7 以上，視野狭窄あり
Ⅲ度	矯正視力 0.7 未満，0.2 以上
Ⅳ度	矯正視力 0.2 未満

注 1：矯正視力，視野ともに，良好なほうの眼の測定値を用いる．

注 2：視野狭窄ありとは，中心の残存視野がゴールドマン（Goldmann）Ⅰ/4 視標で 20 度以内とする．

(1) 障害度の評価

Kurtzke 総合障害度スケール (Expanded Disability Status Scale of Kurtzke：EDSS)
▶巻末資料・表 5a 参照.

機能別障害度 (functional system：FS)
▶巻末資料・表 5b 参照.

a. Kurtzke 総合障害度スケール (EDSS)[1,2]

多発性硬化症の身体障害度の評価として一般的に広く用いられている．最初に，機能別障害度とよばれる中枢神経系の機能を評価する．この尺度では，軽症の段階では，顔面または指の一過性のしびれ感，視力障害など，機能系の状態を評価する．比較的症状の重い段階では，歩行可能距離などの運動能を測定し，EDSS の値を算出する．EDSS は 0（正常）〜10（死亡）の 20 段階で示され，数字が大きくなるほど障害が重い．急性増悪期治療の効果判定の一つとして，臨床症状の評価によく用いられている．

MSFC (Multiple Sclerosis Functional Composite)

b. MSFC

EDSS では検者によって点数にばらつきがみられ，また，歩行能力に重点がおかれているために変化を検出する感度が高くない，点数変化が直線的でないなどの問題が指摘されている．これらの欠点を補うために，MSFC が開発された．

MSFC は，移動能力（25 フィート歩行の所要時間），上肢機能（9 穴のペグボードに 9 つのペグを配置し，それからそのペグを取り除くまでの所要時間），認知機能（連続聞き取り加算テスト）の点数から，参照集団のデータを用いて標準化した Z スコアを求める[3]．しかし，Z スコアの臨床的意義はいまだ明らかになっていない．

連続聞き取り加算テスト (Paced Auditory Serial Addition Test：PASAT)

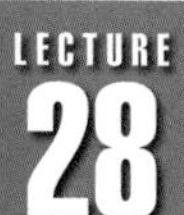

PDDS (Patient Determined Disease Steps)

c. PDDS

北米多発性硬化症研究委員会による，多発性硬化症の自己評価スケールである．0（正常）〜8（寝たきり：車椅子に 1 時間以上座ることができない）の 9 段階となっている（**表 3**）[4]．

d. 視覚の重症度分類

多発性硬化症では，運動機能だけでなく，視覚障害がみられる．視覚の重症度分類を**表 4** に示す．

表 5　多発性硬化症の障害像に合わせた理学療法評価

脊髄			小脳，第四脳室，脳幹	
単麻痺〜四肢麻痺	運動麻痺 多くは対麻痺か四肢麻痺で不全であり，左右差あり	随意性の評価 残存レベル 麻痺の分布	小脳性失調症	運動失調（企図振戦，測定障害，変換運動障害など）
	感覚障害 異常感覚	残存レベル 異常感覚の程度や分布		バランスの評価 →立位・歩行時ワイドベース歩行，酩酊歩行
	筋緊張	痙縮，または急な脱力を伴うことがある		構音障害（断綴性言語），眼振など
	深部腱反射	亢進あるいは減弱〜消失		
	病的反射	陽性	視神経	
	膀胱直腸障害	神経因性膀胱	視力障害	眼科などから情報を収集
レルミット徴候	誘発する必要はない		視野障害	
有痛性強直性攣縮	出現したときには誘発刺激と考えられる内容，皮膚触覚刺激（トリガーゾーン），持続時間などを記録する		眼痛	眼窩深部痛，眼球運動時痛など，痛みの有無とその方向を確認
大脳			脳幹	
気分変調	抑うつの有無 脱抑制，多幸，人格変化，幻覚，妄想などの有無		脳神経障害	三叉神経痛の有無 顔面神経麻痺の有無（中枢性） 仮性球麻痺症状の有無 めまいなどの有無
認知機能障害	理学療法介入中の注意障害，情報処理機能の低下，遂行機能障害，長期記憶障害などの有無		内側縦束	左右眼球運動協調性低下→複視の有無
共通	ADL，ROMT，MMT，握力，基本動作や動作分析，家屋構造，職業内容や家庭での役割，社会的資源の利用状況			

ROMT：関節可動域検査，MMT：徒手筋力テスト．

(2) QOL の評価

多発性硬化症の疾患特異的QOL評価に日本語版FAMS，日本語版MSQOL54がある．

FAMSは，7つの構成要素（活動性，症状，精神的健康感，一般的満足感，思考および疲労感，家族・社会的健康感，その他），58の質問項目から成る[5]．

MSQOL54は，健康状態（5段階で評価），活動性の制限（3段階で評価），ここ4週間の就業面や情緒面における問題の有無などの54項目から成る質問票である．

3) 病巣と関連した障害像に対する評価

多発性硬化症の理学療法評価は，病巣と関連した障害像に合わせて評価する（**表5**）．片麻痺であれば片麻痺に準じた評価を，対麻痺であれば対麻痺に準じた評価を行う．なお，多発性硬化症で一側上下肢に麻痺が出現しても，脳の症状ではなく，その責任病変は頸髄である場合がほとんどである．多発性硬化症では30%以上に中等度ないし高度の痙縮と腱反射の亢進がみられるが，一方で脱力と腱反射減弱ないし消失を呈することがある．さらに，運動によって生じる脱力や，それによる巧緻性の低下，疲労がみられることが特徴であり，評価の際にはこれらのことを考慮する．

第四脳室周囲に病変がある場合，小脳症状や脳幹部の症状を示す．小脳症状に対しては失調の評価を行う．脳幹部の症状に対しては，各種脳神経麻痺の評価，仮性球麻痺（嚥下障害，構音障害）の有無，眼球運動障害の有無，めまいの有無などを確認する．延髄の症状としては，難治性の吃逆（きつぎゃく）（しゃっくり）や呼吸障害がみられる．

共通の評価項目としては，感覚障害（病巣に応じた部位の評価），ADLの評価，起居移動動作障害，歩行障害の評価などである．患者のADLで介助を要する項目がある場合には，体重も確認しておく．

4) 特有の症状に対する評価

多発性硬化症特有の症状としては，易疲労性，痛み，精神症状があげられる．痛みについては，有無や出現する状況を確認する．また，脊髄に病巣がある場合，レル

MEMO
多発性硬化症における「難病法」による医療費の助成は，EDSS 4.5（障害はあるが補助具なしで休まず300 m歩行可能）以上，または視覚の重症度分類においてⅡ度，Ⅲ度，Ⅳ度の人が対象となっている．
▶ Step up 参照．

MEMO
難病法
正式名称は「難病の患者に対する医療等に関する法律」．2014（平成26）年成立．

FAMS
(Functional Assessment of Multiple Sclerosis)

MSQOL54
(Multiple Sclerosis Quality of life-54)

病巣に対応した症状
▶ Lecture 27 参照．

レルミット（Lhermitte）徴候，有痛性強直性攣縮
▶ Lecture 27 参照．

表6　理学療法における疲労の評価の例

日付	条件	負荷前							負荷量		負荷後						
		疲労度(10点満点)	血圧(mmHg)	脈拍(bpm)	MMT(膝伸展)		膝伸展時間		歩行距離(m)	歩行時間	疲労度(10点満点)	血圧(mmHg)	脈拍(bpm)	MMT(膝伸展)		膝伸展時間	
					右	左	右	左						右	左	右	左
12/3	T字杖+AFO	2	110/62	70	3	5	1'30"	—	400	8'28"	6	112/70	78	3	5	1'10"	—
12/4	T字杖+AFO	2	108/60	72	3	5	1'40"	—	400	8'06"	6	110/62	72	3	5	1'30"	—
12/5	T字杖+AFO	2	112/68	70	3	5	1'45"	—	480	9'01"	7	118/70	78	3	5	1'30"	—
12/6	T字杖+AFO	3	106/60	74	3	5	1'40"	—	480	9'03"	6	112/60	78	3	5	1'30"	—

—はこの症例が右麻痺のため実施していないことを表す.
AFO：短下肢装具.

表7　日常生活における活動量と疲労の評価の例

月日	歩数(歩)	トイレ*	洗面*	入浴**	その他の活動	疲労度(10点満点)	気づいたこと	プレドニン® 服薬(錠)	ステロイドパルス療法**
12/3(月)	2,810	正 丅	下	○	売店・玄関へ行く	7		2	
(火)									
(水)									
(木)									
(金)									
(土)									
(日)									

*回数を正の字で記載.
**該当日の欄に○を記載.

ミット徴候や有痛性強直性攣縮による痛みがみられることもある.

5) 筋力評価

徒手筋力テスト(manual muscle testing：MMT)

理学療法介入の前後で徒手筋力テスト(MMT)を用いた筋力評価を行い，介入後に明らかな筋力低下を生じていないか確認する．抵抗に抗するのが難しいほどの筋力低下，つまりMMT 3前後であれば，3の肢位を保てる時間を介入の前後で計測し，保持時間の短縮がみられないか確認する.

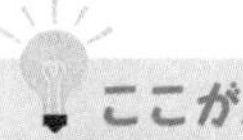

ここがポイント！
筋力評価
MMT項目の選択は，介入で疲労が想定される筋を選ぶとよい．歩行練習であれば，抗重力伸展活動中にはたらく筋から選択し，かつ，休憩の座位で行える膝伸展がよい.

6) バイタルサイン，自覚的疲労度の評価

理学療法介入時の前後でバイタルサイン，自覚的疲労度などを評価する．**表6**に例示したように，理学療法介入の際にその負荷量を数値で表し，記録しておくとよい.

ここがポイント！
自覚的疲労度の評価
歩行であれば歩行距離とそれに要した時間，回数や休憩の時間なども併せて記録しておく．生活指導において過用をまねかない連続歩行距離や時間の目安，あるいは休憩時間など，具体的な指標を示すのに役立つ.

7) ADLにおける活動量の評価

数値で示せる客観的指標を用いて評価する．**表7**に例示したように，1日あたりのトイレ，洗面所に行った回数，入浴の有無，売店への移動などを記録する．座位中心の生活であれば，ベッド上リクライニング座位，端座位，椅子座位，車椅子座位など座位の種類と時間を記入する．歩行が可能であれば，歩数計を用いて1日あたりの歩数など，活動量の目安をできるだけ数値化し，併せて疲労度なども書きとめておく.

8) その他の評価

多発性硬化症は，急性増悪期の適切な治療によって寛解する可能性があるが，再燃前にすでに生じていた障害は残存する．したがって，理学療法は再燃前の状態に回復することが最大の目標となり，急性増悪期の治療後にみられた回復状況と併せて目標を設定することとなる．目標設定のために，入院前までの状況を把握しておく.

具体的には，発症から入院までの運動麻痺や視力低下，移動能力やADLの推移について，わかる範囲で聞き取る．就労や就学の内容，就労に要する能力，通勤・通学

手段，自立度，介助量，介助法，補装具使用の有無，経路内の段差や手すり，家具の配置などを確認する．

すでに受けている社会的サービスについても確認する（Step up 参照）．介護給付，補装具や車椅子，日常生活用具などについては，「障害者自立支援法」で給付を受けることができる．

ここがポイント！
ADL における活動量の評価
疲労の評価の記録を振り返り，活動量の見直しや理学療法における活動量を調整していく．また，減薬やステロイドパルス療法のタイミングでは活動量を抑え，理学療法介入を増やさないなどの配慮が必要となるため，それらについての記録も残しておく．

4．理学療法の実際

多発性硬化症に決まった理学療法プログラムはなく，病期および障害度，障害像に合わせたプログラムとなる．特に，急性増悪期はステロイドパルス療法などの炎症の鎮静化を図っている時期のため，障害の程度が軽度であっても軽強度の運動療法が中心となる．回復期から安定期にかけて，運動の強度や頻度，時間を漸増していく．

1）病期に合わせた理学療法介入

(1) 急性増悪期

炎症の鎮静化のため，積極的な運動は実施せず，廃用防止に努める．廃用防止を図るとともに，ステロイドパルス療法点滴中の時間を避けて，身の回り動作の確認や指導を行い，活動量の維持，拡大を図る．

意識障害や重度の運動麻痺を呈する場合は，良肢位の保持，体位変換，他動運動，呼吸理学療法などを実施する．

(2) 回復期

症状や機能障害の回復状況を確認しつつ，軽い運動強度で個々の障害像に応じたリハビリテーションを行う．疲労や過用に配慮し，活動量を記録してもらい，過用の徴候や過用をまねく活動量の目安などの情報を確認し，生活指導に役立てる．

補装具や歩行補助具を用いた移動能力の安定化や改善，リーチャーやユニバーサルカフなど自助具による自立度の拡大，トランスファーボードや除圧に優れたクッションなどを用いて介助量の軽減や座位時間の延長を図るなど，症状や重症度に合わせて対応する．

ここがポイント！
回復期介入のポイント
- 廃用を防止するためにも，早期から ADL の自立度の向上を図り，日中の活動量を分散して増やしていくとよい．
- 補装具や自助具など，対象者個人への処方は回復を見極めてから決める．

(3) 安定期

障害像と重症度に合わせて，軽度ないし中等度の運動強度でリハビリテーションを行う．復職，自宅復帰を見据えて，それに必要な ADL 自立の拡大，残存機能の改善，運動耐容能の改善，バランス能力の向上，歩行などの起居移動動作の自立，安定化を積極的に図っていく．

ガイドライン[1]によれば，対象者の疲労やパフォーマンスの変化に十分注意を払えば，耐久性運動で 60% $\dot{V}O_2$ max 程度の中等度の運動負荷までならば有害事象や再発のリスクは少ないとされている．

$\dot{V}O_2$ max（最大酸素摂取量）

2）障害度に合わせた理学療法介入

(1) EDSS 6.0 程度まで

障害に応じて，軽度～中等度までの運動強度で持久性（有酸素）運動，レジスタンストレーニングやセラバンド®による筋力増強運動，バランストレーニング，歩行練習，ストレッチなどを実施する[1]．杖やクラッチ，補装具など歩行補助具，補装具の導入を検討する．

(2) EDSS 6.5 以上

座位や臥位でできる低強度の運動療法を検討する．座位バランスの低下，車椅子レベル，あるいは椅子中心の生活では自助具を検討する．リーチャーの活用やトランスファーボードの導入を検討する．日中の座位生活が中心となる場合，車椅子の適合を確認するとともに除圧に優れたクッションを選ぶとよい．

LECTURE 28

3）障害像，退院後の生活像に合わせた理学療法介入

運動麻痺には，神経筋再教育や筋力増強トレーニングを行って麻痺の回復を図り，運動失調には協調性運動を改善するための介入を行って動作の安定化を図るというように，病巣や障害像に合わせた理学療法介入を行う．

（1）運動失調

運動失調のなかでも脊髄性の場合は，深部感覚障害による失調であるため，視覚を用いたトレーニングを考慮する．視覚障害を有するときには，支持基底面の大きい歩行補助具による歩行の安定化，凸凹のインソールを挿入した靴による感覚のフィードバックの増加などを試みる．

（2）歩行障害

歩行補助具の導入や下肢装具の作製は回復を見極めてからにし，易疲労性も考慮して軽量のタイプを選ぶ．脱力がみられる場合には，短下肢装具による膝折れの制動には後方制動・制限をかけずに膝のロックを許し，反張時に生じる後方への衝撃を軽減する程度の制動とする．

歩行障害が進行した場合や易疲労性のために実用的な歩行が困難な場合は，自走式車椅子や電動車椅子が適応となる．移乗動作のためにも，起立・立位・短距離のステップ動作の能力はできるだけ維持する．

（3）上肢の運動麻痺

爪切り台の利用，ユニバーサルカフの利用などを作業療法士とともに検討する．

（4）視覚障害

視覚障害による ADL の制限に対しては，ロービジョンケアに用いられる自助具の導入やそれらを使った動作練習を行う．

必要に応じて，白杖による歩行，点字の読み書き，ADL の工夫を行い，パソコンでの画面読み上げソフト，画面拡大ソフト，ネット検索ソフトなどのアプリケーションの利用を検討する．

（5）疼痛，異常感覚

ストレッチ，リラクセーション，寒冷療法などを，痙縮に対しては徒手的ストレッチ，装具療法，高頻度経皮的電気刺激などを行う．

（6）記憶障害，遂行機能障害

メモやアラームの活用，手順の表記などの行動療法を，実際に行う家事労働や勤務内容に合わせて行う．

（7）嚥下障害

舌や頸部の筋力増強運動，嚥下反射誘発法，姿勢調整などを行う．

（8）家事動作

調理では，キッチンバサミや皮むき器の活用など，手の巧緻性に合わせたツールの導入や，食材のカットや下ごしらえ済みの半調理品，解凍やトースターによる仕上げで食べられる冷凍食品の宅配を利用するなど，さまざまな工夫ができるので検討する．

家事動作では，食器洗い乾燥機，乾燥機付き全自動洗濯機，ロボット掃除機などの家電製品の活用を検討する．障害度が進んだときには，「障害者総合支援法」によるホームヘルプサービスなど，社会的サービスの活用も検討する．

5．症例提示

1）概要

30 歳代，女性（右利き）．多発性硬化症．左頸髄に病巣を認める．

3 年前の 4 月頃，左側の首から下のしびれを感じて整形外科を受診し，検査を行っ

MEMO

歩行補助具は，上肢の筋力低下や軽度の運動失調の場合は，ロフストランドクラッチ（Lofstrand crutch）が適応となる．運動失調のために歩行が不安定な場合は，歩行器が適応となる．

MEMO

ロービジョン（low vision）とは，なんらかの原因により視力低下や視野狭窄などの視覚障害を受け，日常生活での不自由さをきたしている状態を指す．

ロービジョンケアとは，ロービジョンを有する人への支援の総称である．よりよく見る工夫，視覚以外の感覚の活用，情報入手手段の確保，生活改善などさまざまな支援がある．

ここがポイント！

視覚障害への介入のポイント

退院後の生活を見据えて，通院や通勤手段の確立，必要な動作において可能な限り状況を再現し，動作の安定化や工夫を提案して練習する．必要に応じて，環境調整や住宅改修についても検討する．

ここがポイント！

ADL・起居移動動作や家事動作においては，可能・不可能だけでなく，疲労や過用をまねかない活動量にとどめるよう，生活全体において考慮する．体力および耐久性の回復を図るなかで，疲労を起こさないように指標を呈示しながら，適切な活動量の目安について生活指導を行う．

たが診断がつかず，3か月後に症状は自然と治まった．

2年前の5月，左手全体の脱力が生じ，整形外科を受診．X線上の異常が認められないものの，左握力低下があることから神経内科を紹介受診し，多発性硬化症と診断される．ステロイドパルス療法を実施して左上肢の脱力症状が改善したため，インターフェロンβの自己注射を導入し，退院する．特定疾患医療受給者証が交付される（Step up 参照）．

1年前に結婚．あらかじめ主治医に相談し，妊娠判明直後からインターフェロンβを中止し，再燃なく出産．

本年7月（出産1か月後），左肩のしびれを感じ，安静にしても次第に左上下肢へとしびれが広がり，神経内科へ緊急入院となった．入院後にさらに左上下肢の運動麻痺が出現したため，ステロイドパルス療法を2クール実施し，運動麻痺は回復傾向にある．

再燃前までADLはすべて自立していて，夫と乳児との生活で，近所に住む実母のサポートを受けながら家事と育児をこなしていた．住環境は一戸建てで段差は少なく，トイレは洋式だが寝具は布団である．

ここがポイント！
多発性硬化症は女性に多く，平均発症年齢は30歳前後であるが，多発性硬化症が妊娠や出産に悪影響を与えることはない．
再発寛解型多発性硬化症では，妊娠の最終3か月間は再燃のリスクが低く，出産後の3か月頃は再燃率が最も高いといわれている[1]．

2）理学療法評価

理学療法評価の結果を**表8**に示す．

3）統合と解釈

（1）国際生活機能分類（ICF）を用いた現状の把握

この症例の問題点を抽出するため，ICFを用いて現状を把握した（**図1**）．理学療法における中心的な問題は，左片麻痺による起居移動動作の障害と易疲労性，耐久性の低下であり，育児に必要な動作への介入も必要となる．足関節の分離運動が不十分であるため，歩行時の転倒リスクが生じている．育児のために床上動作やおむつ交換に伴う手指，上肢の巧緻性，人工乳による授乳などの動作確認と練習も必要と考える．

国際生活機能分類（International Classification of Functioning, Disability and Health：ICF）

表8　症例の理学療法評価

問題点		評価
EDSS		入院前1.0，現在はFS 2×2個より2.5（軽度運動麻痺と感覚鈍麻）
運動麻痺		左上下肢麻痺
ブルンストロームステージ		上肢Ⅵ，手指Ⅴ，下肢Ⅴ
感覚障害		左半身の軽度感覚鈍麻
筋緊張		左上下肢痙縮
歩行障害		時々左膝ロッキングあり
易疲労性		歩行耐久性の低下（連続300 mで疲労する）
高次脳機能障害		特になし
その他	視力障害	なし
ADL	食事	右手にて箸を使用し自立
	排泄	病室トイレ利用で自立
	入浴	シャワー浴，洗体一部介助
	更衣	下衣と靴下一部介助．それ以外は座位で自立
	整容	病室洗面所にて自立
起居・移動動作	ベッド上動作	自立
	移乗動作	自立
	院内移動動作	歩行（オルトップ®）にて病棟内自立．病棟外は車椅子介助
住環境		一戸建てで段差が少ない．トイレ洋式，寝具布団
家事動作		入院前はすべて行っていた
育児		近所に住む実母の協力あり．母乳と人工乳を併用していた．現在は夫と実母による育児と，緊急保育を利用

EDSS：Kurtzke総合障害度スケール．

FS（functional system；機能別障害度）
▶巻末資料・表5b参照．

LECTURE 28

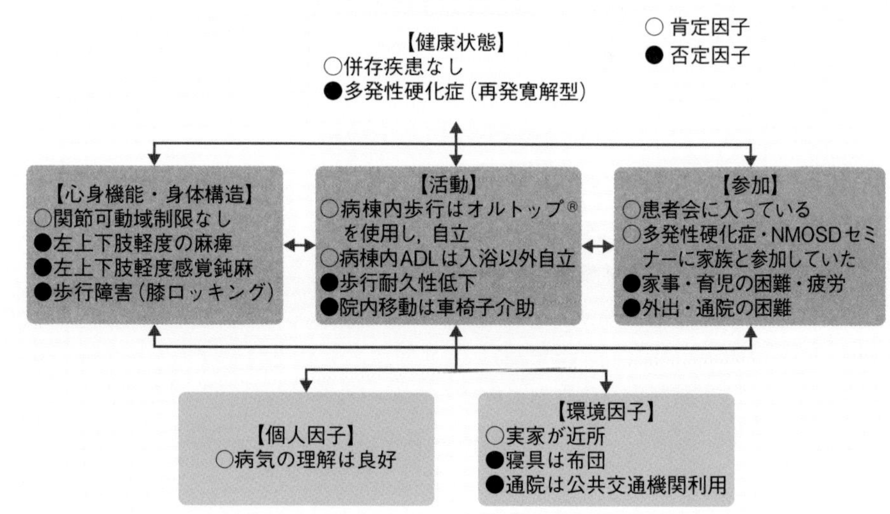

図 1　初回評価における国際生活機能分類（ICF）の概要
NMOSD：視神経脊髄炎スペクトラム．

(2) 現在の病態と想定される予後

病棟での治療方針として，ステロイドパルス療法 2 クールを終了した．今後は効果を判定し，インターフェロンβを再開する方針である．この先 2 週間程度は入院予定である．疾患修飾薬を再開する予定のため授乳はせず，人工乳で対応する．

運動麻痺は軽度であり，回復しつつあることから，市販の短下肢装具を利用すれば歩行の不安定性や耐久性低下の改善は見込める．さらに，運動麻痺が改善すれば装具は不要となるが，易疲労性が残る場合は足関節の背屈を補助するアンクルストラップを検討する．家事動作や育児に必要な動作を中心に，動作練習と環境調整が必要である．育児のために寝具は布団のままとし，床上動作や人工乳の授乳など，育児を想定した動作指導を併せて行う．

(3) 本人の希望

現在，育児を実母と夫が担っており，都合がつかないときは地域の緊急保育を利用している．今後は地域の子育て支援，一時保育を併用しながら在宅生活をしたいと考えている．早期の自宅退院を希望している．家事動作の負担軽減を図るため，半調理品や冷凍食品，飲み物などの宅配については，入院を契機に夫が導入した．

(4) 目標設定

多発性硬化症は，内科的治療によって症状の寛解が期待できる．今回は軽度の片麻痺を呈しているため，片麻痺と感覚障害は一部残存する可能性があることと，易疲労性に対して家事と育児の負担軽減を考慮する．

a. 長期目標

在宅生活に関して，育児を含めた自立が目標となる．

現在，片麻痺が回復しつつあり，退院時には市販のアンクルストラップの使用で屋外歩行が自立，自宅内歩行は独歩かアンクルストラップを使用して自立を目標とする．

家事について，掃除はフローリングワイパーを使用し，風呂掃除などは家族が援助する．洗濯は，全自動洗濯乾燥機を導入する予定である．

今後，障害が悪化した場合，寝具をベッドにし，家事を援助してもらうヘルパーの導入などを考慮することとし，今回の退院後は過用を起こさないように適宜休憩をとりつつ，育児と主婦業を両立させていくことを目標とする．

ステロイドパルス療法
▶ Lecture 27 参照．

インターフェロンβ
▶ Lecture 27・表 6 参照．

ここがポイント！

● **長期目標の設定**
再燃前は左上下肢の脱力が改善し，ADL も自立していたため，最も高い目標は左上下肢麻痺が回復したもとの生活に復帰することである．

● **経過と後遺症**
急性脱髄性炎症に伴う軸索の切断は早い時期から生じているが，病初期はオリゴデンドログリア細胞が残存軸索を再髄鞘化できる．そのため，多かれ少なかれ機能障害は回復し，それに伴って症状の寛解がみられる．しかし，次第に軸索障害が蓄積することにより再発後に後遺症を残すようになる．
発症後 15～20 年の経過で再発がなくても次第に進行するようになり，二次性進行期に入る．二次性進行期では錐体路の遠位部に病巣が生じやすく，痙性対麻痺が悪化していく形をとりやすい．次いで小脳が障害されやすいため小脳性運動失調が次第に増悪する．

● **経過と目標設定**
二次性進行期に移行すると一定の速度で進行していくため，目標も悪化に合わせた設定となる．
▶ Lecture 27 参照．

b. 短期目標

残存筋力の改善，入院中の廃用防止，歩行能力および耐久性の改善，育児に必要な床上動作，授乳動作，おむつ交換などの自立とする．

4) 理学療法プログラム

(1) 基本方針

左軽度片麻痺と易疲労性による歩行の不安定性と耐久性の低下が認められている．足関節の分離運動が不十分であるため，足関節の分離運動の促通，起居移動動作能力の向上を図るとともに，補装具にて1週間の歩行練習後，裸足での歩行練習を行い，歩行の安定化を図る．過用性の筋力低下をまねかないよう，連続歩行距離の目安や休憩のとり方についても指導し，通院が可能なレベルを目指す．

育児に必要な動作の確認と動作練習を行う．

(2) 理学療法介入

現在，寛解期に入っており，左上下肢，特に足関節の背屈を促通し，併せて動作を指導する．起居移動動作トレーニングは，床上起座，起立動作，段差・階段昇降などに取り組む．

歩行は，最初に市販のプラスチック製短下肢装具を装着して屋内歩行から開始する．そして，足関節の背屈の自動運動改善に伴ってアンクルストラップおよび裸足での屋内歩行，アンクルストラップによる野外歩行練習へと展開していく．通院時の電車の利用を考慮し，駅舎での歩行，階段昇降，車両への乗降動作などを想定した動作練習も行う．その際には疲労の評価や，連続歩行可能な距離などの活動量を把握する方法の指導も並行して行う．

ここがポイント！
多発性硬化症の「心身機能・身体構造」や「活動」への理学療法介入も大切だが，ライフステージに沿った理学療法介入や支援が重要である．本症例では育児や家事に関する動作や支援につながる介入をする．

(3) 作業療法士との連携

家事動作や育児に関する動作は，作業療法士と相談しながら進めていく．動作を一通り確認・指導し，自助具や育児を援助する用具の導入を検討する．

(4) 住環境の整備

疲労時に左爪先の引っかかりがみられるため，玄関の上がりがまちや浴室に手すりの設置を検討する．ベッドの導入は，症状が悪化した場合に検討する．

(5) 社会保障制度の活用

特定疾患の認定を受けているので医療費の面では問題ないが，今後，麻痺のさらなる悪化や疲労が著しい場合には，身体障害者手帳の申請，ヘルパーの導入，住環境整備などの社会的資源についても考慮していく．

■引用文献

1) 日本神経学会監，多発性硬化症・視神経脊髄炎診療ガイドライン作成委員会編：多発性硬化症・視神経脊髄炎診療ガイドライン 2017.
2) Kurtzke JF：Rating neurologic impairment in multiple sclerosis：an expanded disability status scale (EDSS). Neurology 1983；33 (11)：1444-52.
3) Fischer JS, Jak AJ, et al.：Multiple Sclerosis Functional Composite (MSFC)：Administration and Scoring Manual. National Multiple Sclerosis Society；2001.
4) the North American Research Consortium on Multiple Sclerosis (NARCOMS)：Patient Determined Disease Steps (PDDS) Performance Scales (PS). http://portal.cdisc.org/Questionnaire%20Documentation/Patient%20Determined%20Disease%20Steps%20(PDDS)/PDDS%20v1%20Annotated%20CRF.pdf
5) 菊地ひろみ，菊地誠志ほか：多発性硬化症患者の生活の質構成要素に関する調査．BRAIN and NERVE 2007；59 (6)：617-22.

■参考文献

1) 日本神経学会監，多発性硬化症・視神経脊髄炎スペクトラム障害診療ガイドライン作成委員会編：多発性硬化症・視神経脊髄炎スペクトラム障害診療ガイドライン 2023．医学書院；2023.

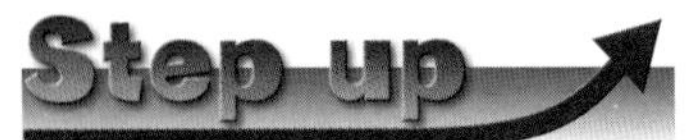

1．難病とは

「難病」という言葉は，社会通念上の「不治の病」に対して用いられてきた．1955年頃から発生し始めたSMON（スモン）（subacute myelo-optico-neuropathy；亜急性脊髄視神経症）が端緒となり，調査・研究の推進，医療施設の整備，医療費の自己負担軽減など難病への対策の必要性が高まり，国としての難病対策が始まった．

1972（昭和47）年の「難病対策要綱」では，難病は，①原因不明，治療方法未確立であり，かつ，後遺症を残すおそれが少なくない疾病，②経過が慢性にわたり，単に経済的な問題のみならず介護などに著しく人手を要するために家族の負担が重く，また精神的にも負担の大きい疾病と定義されていた．しかし，費用負担が増加したことと，対象疾病の要件を満たす疾病であっても医療費助成の対象とならないなど，疾病間の不公平が生じていた．そこで，持続可能で公平かつ安定的な社会保障給付の制度となるよう審議がなされ，2015年に現在の「難病の患者に対する医療等に関する法律（難病法）」が施行された．多発性硬化症もいわゆる「難病」に含まれている．

2．社会保障制度の概要

難病を支援するための制度として，医療費の助成，「障害者総合支援法」によるサービスなどがある．

1）医療費助成制度

指定難病と診断され，重症度分類などに照らして病状の程度が一定程度以上の場合と，症状の程度が疾病ごとの重症度分類などに該当しない軽症者でも，高額な医療を継続することが必要な人は，医療費助成の対象となる．

多発性硬化症は指定難病の一つであり，多発性硬化症と診断され，さらに定められた条件を満たした場合に医療受給者証が交付され，医療費の一部を公費で助成される．助成後の自己負担の上限額は，世帯の収入によって異なる（**巻末資料・表7**参照）．

（1）症状が重症な場合

症状がEDSS 4.5以上であるか，または視覚の重症度分類においてⅡ度，Ⅲ度，Ⅳ度であるか，あるいはその両方の場合は一般の医療費助成の対象となる．

（2）医療費が高額な場合

医療費総額が33,330円/月を超える月が，支給認定申請月以前の12か月以内に3回以上ある場合は軽症高額に該当する．例えば，医療保険3割負担の場合，医療費の自己負担がおよそ1万円/月となる月が年3回以上ある場合である．

医療費総額が5万円/月を超える月が支給認定申請月以前の12か月以内に6回以上ある場合は，高額かつ長期に該当する．

多発性硬化症で疾患修飾薬（Lecture 27参照）を導入し継続している場合は，症状が軽度であっても医療費が高額かつ長期に該当する．

2）「障害者総合支援法」によるサービス

サービスは，個々の障害のある人の障害程度や勘案すべき事項（社会活動や介護者，居住などの状況）をふまえ，個別に支給決定が行われる障害福祉サービスと，市区町村の創意工夫により，利用者の状況に応じて柔軟に実施できる地域生活支援事業に大別される．

障害福祉サービスでは，介護の支援である介護給付と，訓練等の支援を受ける訓練等給付，補装具や日常生活用具の給付などが受けられる．

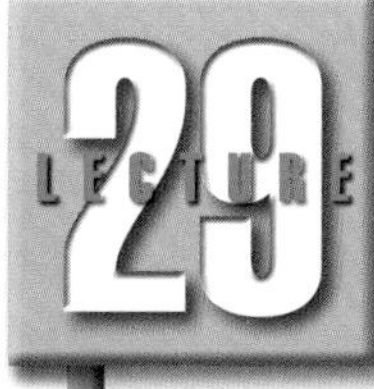

筋萎縮性側索硬化症（ALS）の病態

到達目標

- 運動ニューロン疾患の概要について理解する．
- 筋萎縮性側索硬化症（ALS）の病態と疫学を理解する．
- ALSの症状と陰性症状を理解する．
- ALSの病型と特徴を理解する．
- ALSの重症度のスケールと進行の仕方，予後について理解する．
- ALSの薬物療法，対症療法を理解する．
- 進行性の疾患であるALSの問題と配慮について理解する．

この講義を理解するために

この講義では，ALSに対する理学療法を実践していくうえで備えておくべき疾患に関する基礎知識を整理します．ALSは運動ニューロン疾患であり，進行性に随意運動が困難になります．最初にALSの病態について理解し，次にその疫学や症状，経過，進行の過程や対症療法について学びます．

ALSの病態を学ぶにあたり，以下の項目をあらかじめ学習しておきましょう．

□ 上位（一次）運動ニューロン，下位（二次）運動ニューロンについて学習しておく．

□ 上位運動ニューロン障害，下位運動ニューロン障害について学習しておく．

□ 脊髄の構造を復習しておく（Lecture 18 参照）．

□ 拘束性換気障害について復習しておく（Lecture 23 参照）．

講義を終えて確認すること

□ ALSの病態，疫学，予後が理解できた．

□ ALSの症状，陰性症状，障害像が理解できた．

□ ALSの治療について理解できた．

□ ALSと診断されたときの社会的支援について理解できた．

講義

1．概説

運動ニューロンは，上位（一次）運動ニューロンと下位（二次）運動ニューロンに分かれている．ALSは，上位運動ニューロンと下位運動ニューロンの細胞体あるいは核周部が散発性・進行性に変性・脱落する神経変性疾患である．運動ニューロンの変性によって変性した神経に支配されている筋が萎縮すること，脊髄の側索が変性して硬くなることからこの病名がつけられた．

運動ニューロン疾患とは，これらの運動ニューロンが選択的に障害される疾患の総称であり，狭義にはALSと同義に用いられるが，広義にはALSの他，同じように運動ニューロンの変性を主体とする球脊髄性筋萎縮症や，脊髄性筋萎縮症などを含めて用いられている．

ALSは，上位運動ニューロンと下位運動ニューロンが選択的に障害される．病理学的には，中心前回と錐体路の変性，脊髄前角と下位脳神経運動核の変性がさまざまな程度の組み合わせでみられる．

1）病因

ALSの病因は，遺伝子異常，酸化ストレスやグルタミン酸過剰による神経障害などの原因説がいくつか提唱されている．

（1）遺伝子の変異

ALSには家族性ALSと孤発性ALSがある．

家族性ALSは家系内にALS類症者が存在する場合とされ，ALSのうち約5～10%を占める．家族性ALSの約30%で病因遺伝子が特定されている．日本では*SOD1*遺伝子異常に伴う家族性ALS（ALS1）が最も多く（約36%），*FUS*遺伝子異常を伴うALS（ALS6）が2番目に，*TARDBP*遺伝子異常を伴うALS（ALS10）が3番目に多いことがわかっている[1,2]．2020年5月末の時点で遺伝子変異の詳細を公表しているOMIMには，ALSとして25病型，遺伝子として23遺伝子が登録されている．遺伝子変異が単一ではないことや病態機序に多様性があることから，ALSが単一の疾患であるとの確証はない．

一方，孤発性ALSの原因は不明ではあるが，家族性ALSの既知の病因遺伝子変異が同定される場合が多く，内因（複数の疾患感受性遺伝子の存在）と外因（摂取物など）の両方の因子で発症するのではないかと考えられている．

a．SOD1

SOD1をコードする遺伝子に変異が生じると，毒性をもった蛋白の構造異常を有したSOD1が運動ニューロンに蓄積し，ALSを発症させると考えられている．SOD1が異常な立体構造をとる原因は，酸化ストレスの増大と銅・亜鉛イオンの解離によるという説が有力である．

b．FUS

TDP-43と同様にRNA結合蛋白質であり，TDP-43と同様の病態が想定されている．

c．TDP-43

*TARDBP*遺伝子がTDP-43という蛋白質をコードしており，TDP-43はRNA代謝の多くの過程にかかわっている．ALSの下位運動ニューロンでは，TDP-43が細胞質に異常に凝集して封入体を形成していることがわかっており，TDP-43の蓄積を基盤とする疾患をTDP-43プロテイノパチーとよんでいる[3]．TDP-43の構造異常が運動ニューロンを変性させる機序についてはいまだ不明な点が多い．

筋萎縮性側索硬化症
（amyotrophic lateral sclerosis：ALS）

MEMO

- **上位運動ニューロン（upper motor neuron：UMN）**

大脳から筋に至る経路において，大脳皮質運動領野の錐体細胞から，皮質延髄路を経て脳幹の脳神経運動起始核までの経路と，皮質脊髄路を経て脊髄前角細胞までの経路（錐体路）をいう．

- **下位運動ニューロン（lower motor neuron：LMN）**

脊髄前角細胞や脳神経運動核から，運動性末梢神経を経て神経筋接合部までをいう．

- **ニューロン（neuron）**

神経細胞のことであり，大まかに，細胞体（soma），樹状突起（dendrite），軸索（axon）の3つの部分に分けられる．細胞体は細胞の中央部分にあたり，細胞核は細胞体の中に存在する．

運動ニューロン疾患
（motor neuron disease：MND）

家族性ALS
（familial amyotrophic lateral sclerosis：fALS）
孤発性ALS
（sporadic amyotrophic lateral sclerosis：sALS）

MEMO

近年では，孤発性にみえる症例であっても遺伝子解析によって家族性ALSの既知の病因遺伝子変異が同定された場合があり，遺伝学的には遺伝性ALS（genetic amyotrophic lateral sclerosis：gALS）と表現されることもあるが，慣例的に家族性ALSとよばれる．

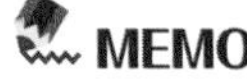

MEMO

OMIM（Online Mendelian Inheritance in Man）
ヒトの遺伝性疾患に関するデータベース．

FUS（fused in sarcoma）

(2) グルタミン酸毒性仮説

神経のシナプスでは，軸索の末端から興奮性アミノ酸の一つであるグルタミン酸という神経伝達物質が放出されている．ALS の場合，グルタミン酸を再び取り込む機能が障害されるため，神経細胞の外のグルタミン酸が過剰になって神経細胞が死滅するのではないかと考えられている．

(3) 環境説

紀伊半島南部，グアム島，西ニューギニアなどで，ALS の発症率が他の地域より高いことが知られており，これらの西太平洋の高集積地における ALS を西太平洋 ALS ともいう．これらはほぼ東経 140 度の線に位置し，土壌が似ていること，さらにパーキンソニズムと認知症を主症状とする神経変性疾患であるパーキンソン認知症複合（PDC）という病気の多発も報告されていることから，環境が原因なのではないかという説がある．

パーキンソン認知症複合（parkinsonism-dementia complex：PDC）

2) 疫学

ALS 医療受給者証所持者数から，日本における発症率は 10 万人あたり 1.1～2.5 人，有病率は 7.0～8.5 人と推定されている．紀伊半島南部，グアム島，西ニューギニアなど，古くから多発地区とされている地域があり，和歌山県における有病率は 10 万人あたり 11.3 人である．男女比は約 1.3～1.4：1 と男性に多い[4]．

2009 年度における指定難病医療助成の対象として認定された ALS 患者の全国調査によれば，対象者は 10,231 人であり，同年度に新たに認定された対象者はそのうちの 2,263 人であった（**巻末資料・図 5** 参照）．有病率は 10 万人あたり 9.9 人，発症率は 2.2 人であった．有病率と発症率が最も高かったのは 70～79 歳の年齢層で（**巻末資料・図 6，7** 参照），男女比は約 1.5：1 であった[4]．

MEMO
指定難病医療助成
厚生労働省による衛生行政報告例では 2009 年度の対象者は 8,492 人であり，この違いは死亡によって受給者証が返還されたためと考察されている[5]．

2. 症状，分類

1) 症状

ALS の臨床症状は，特に古典型 ALS では上位運動ニューロン障害，下位運動ニューロン障害である．上位運動ニューロン障害では痙縮，腱反射亢進，病的反射陽性，手指の巧緻性低下が，下位運動ニューロン障害では四肢の筋力低下や筋萎縮（**図 1**），線維束性収縮，球麻痺症状などがみられる．球麻痺症状とは，延髄の核から出る舌咽神経（第Ⅸ脳神経），迷走神経（第Ⅹ脳神経），舌下神経（第Ⅻ脳神経）の障害で生じ，舌の麻痺，舌の萎縮，構音障害，嚥下障害などをおよぼす下位運動ニューロン障害である．

病型によって初発症状が異なり，病巣に沿って症状が現れ始めるので，筋は前角細胞が脱落するとこれらの軸索が分布した筋線維群ごとに萎縮し，病巣の広がりに伴って萎縮する筋の範囲が広がっていく．

下位運動ニューロン障害もしくは上位運動ニューロン障害のみが前景となることがあるが，最終的には上位運動ニューロンと下位運動ニューロンがともに障害される．ただし，下位運動ニューロン障害が強い場合には，上位運動ニューロン障害が覆い隠される傾向がある．

呼吸筋麻痺が初期からみられる症例や，体幹筋障害が主体となる症例，認知症を伴う症例などもあり，多様性がみられる．ALS の 15～20％で臨床的に認知症がみられ，病型の違いにかかわらず，病期の進行に伴って認知機能障害を呈する割合が増加し，重症化することがわかっている[4]．

古典型 ALS では，症状は運動ニューロン系に限局し（系選択性），眼球運動障害，感覚障害，膀胱直腸障害，褥瘡，錐体外路症状などは起こりにくい（陰性症状）が，

MEMO
古典型 ALS
ALS は，1869 年にフランスのシャルコー（Charcot JM, 1825～1893 年）によって初めて報告された病気で，シャルコー（Charcot）病ともよばれている．1925 年にシャルコー生誕 100 年記念 ALS シンポジウムにおいて，シャルコーの基準が ALS の疾患概念として確立された．シャルコーの疾患概念とは，上位運動ニューロンと下位運動ニューロンが障害される変性疾患とされ，古典型 ALS とよばれている．

MEMO
人工呼吸管理の発展と普及により生存期間が延長した結果，陰性症状と考えられていた症状が経過とともに出現することがわかってきており，最終的には多系統に障害されていくと考えられている．

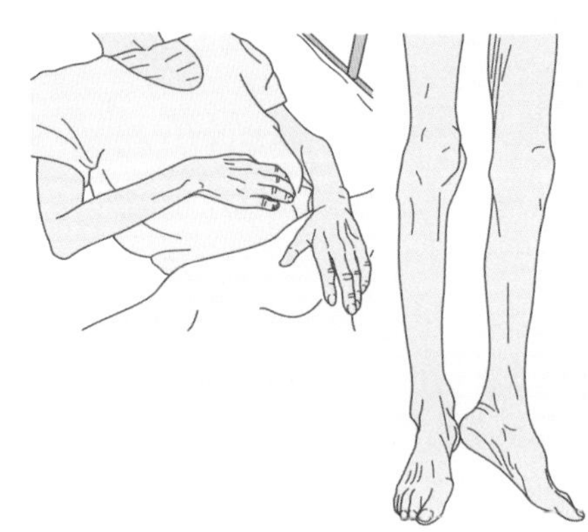

図 1　筋萎縮

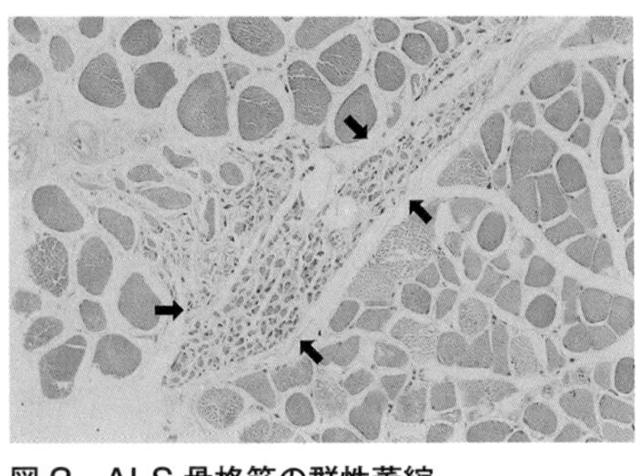

図 2　ALS 骨格筋の群性萎縮
（小柳清光：筋萎縮性側索硬化症〈ALS〉. 2004[6]）

病型によっては優位にみられることがある.

なお，病理学的に動眼神経核，外転神経核，オヌフ核は変性を免れて保存されることが多く，その場合は外眼筋や外尿道括約筋は随意筋であるが障害されない．したがって，末期になっても感覚障害，眼球運動障害，膀胱直腸障害，褥瘡はみられず，これらを四大陰性症状とよぶ．その他，小脳症状，パーキンソニズム，自律神経障害などもみられない.

四肢の筋力低下が初発になることが多く，その分布は左右非対称で，前角細胞の変性脱落に対応した群性萎縮（**図 2**）[6] を示すため，節性であることが多い.

2）分類

（1）臨床病型

ALS には特異的なバイオマーカーがなく，臨床像からの診断が基本だが，その臨床病型は多彩である．古典型 ALS，進行性球麻痺が中核であり，いくつかの亜型と考えられる病型が存在する．近年，非典型的な ALS が報告されるようになっているため，古典型 ALS と種々の亜型を**表 1** に示す[7].

（2）初発症状の発現部位による分類

ALS は発症様式により以下の 3 型に分けられる．これ以外にも，呼吸筋麻痺が初期から前景となる例や体幹筋障害が主体となる例，認知症を伴う例もあり多様性がみられる.

a. 上肢型（普通型）

上肢の筋萎縮と筋力低下が主体で，下肢は痙縮を示すタイプである.

b. 下肢型（偽多発神経炎型）

下肢から発症し，下肢の腱反射の低下・消失が早期からみられ，下位運動ニューロン障害が前面に出るタイプである.

c. 球麻痺型（進行性球麻痺）

言語障害，嚥下障害など球麻痺症状が主体となるタイプである.

3．診断，重症度スケール

1）診断基準

現在のところ ALS に特異的な検査はなく，診断基準の作成は容易ではない．臨床では，世界神経学会による改訂 El Escorial 診断基準が広く用いられているが，基準が厳しすぎるとの指摘もある．そこで，針筋電図による線維束収縮電位を取り入れた Awaji 診断基準，さらに Update Awaji 診断基準が提唱され，より早期の検出を可能とするよう現在も検討が続いている.

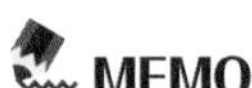

MEMO

オヌフ（Onuf）核

アメリカの神経学者オヌフロヴィッツ（Onufrowicz W）によって記載された脊髄前角細胞群で，ヒトでは第 2 仙髄を中心に存在し，一部が第 1・3 仙髄にのびている．オヌフ核で興奮が生じると，体性神経である陰部神経を介して外尿道括約筋が収縮する.

MEMO

群性萎縮

神経原性萎縮の特徴として，変性脱落の生じた神経に支配された運動単位ごとに筋が萎縮する.

MEMO

脊髄性筋萎縮症（spinal muscular atrophy：SMA）

発症年齢，臨床経過に基づき，以下に分類される.

- Ⅰ型：重症型（ウェルドニッヒ-ホフマン病〈Werdnig-Hoffmann disease：WHD〉）
- Ⅱ型：中間型（デュボビッツ〈Dubowitz〉病）
- Ⅲ型：軽症型（クーゲルベルク-ウェランダー〈Kugelberg-Welander〉病）
- Ⅳ型：成人期に発症

小児期発症の脊髄性筋萎縮症Ⅰ～Ⅲ型は，原因が *SMN* 遺伝子の変位または欠失であることが判明しているが，成人発症のⅣ型は原因遺伝子が不確定な症例が多い.

厚生労働省特定疾患では，下位運動ニューロン障害のみを示す運動ニューロン疾患は，脊髄性筋萎縮症Ⅳ型としている．国際的には，成人発症の下位運動ニューロン障害型運動ニューロン疾患を進行性筋萎縮症（progressive muscular atrophy：PMA）と称することが多い.

MEMO

改訂 El Escorial 診断基準（Airlie House 基準）

1990 年，スペインのエル・エスコリアル（El Escorial）にて世界神経学連合が主催するワークショップをもとに 1994 年に制定された診断基準を，1998 年に開催地エアリーハウス（Airlie House）において改訂した ALS 診断基準.

表 1　筋萎縮性側索硬化症（ALS）の病型

病型	特　徴
古典型 ALS	● 上位運動ニューロン障害，下位運動ニューロン障害，球麻痺症状のすべてがみられる ● 四肢筋力の低下が初発になることが多く（約 60〜70%），その分布は非対称性で，前角細胞の変性脱落に対応して節性であることが多い（図 2）[6] ● 上肢の運動麻痺は一側の固有手筋や肩甲帯から始まり，下肢筋においても近位や遠位から症状が発現する ● 筋の脱力に始まり，次第に筋萎縮がみられ，同じ頃から深部腱反射の亢進，舌の萎縮，線維束性収縮などが現れる
進行性球麻痺（progressive bulbar palsy：PBP）	● 進行性の球麻痺のみを示し，女性に多い ● 下位運動ニューロン障害としての球麻痺に始まり，次第に四肢筋の症状が加わる ● 球麻痺症状のみのこともあるが，多くは腱反射の亢進を伴う
脊髄性筋萎縮症（spinal muscular atrophy：SMA）	● 四肢の遠位部や近位部が障害され，球麻痺を併発することもある ● 経過は多様で，経過中に上位運動ニューロン障害が出現し，古典型 ALS に移行する症例もある ● MEMO 参照.
原発性側索硬化症（primary lateral sclerosis：PLS）	● まれな亜型であり，ALS の約 2%程度を占め，上位運動ニューロン障害のみを示す ● 3〜4 年以上にわたって上位運動ニューロン障害のみを呈し，非常に緩徐に進行する ● 臨床的に上位運動ニューロン障害のみを示していても，発症後 4 年程度を境に針筋電図で下位運動ニューロン障害の所見がみられた場合は，上位運動ニューロン障害優位の ALS の可能性が高い（その場合，経過とともに下位運動ニューロン障害が出現することが多い） ● 下位運動ニューロン障害の所見がみられず，上位運動ニューロン障害のみで推移した場合には，原発性側索硬化症の診断となる ● 症状は緩徐進行性の痙縮で始まり，経過は古典型 ALS より長い
flail arm syndrome（ヴュルピアン〈Vulpian〉型）	● 脊髄性筋萎縮症の特殊なタイプで，症状が両上肢に限局するもの ● 下位運動ニューロン障害のみを示す ● 両上肢近位部や肩甲帯（特に棘上筋，棘下筋，三角筋）に限局した筋力低下，筋萎縮を呈する ● 上肢がほぼ対照的に障害され，両腕が垂れ下がり，宙づり型筋萎縮，オランウータンの腕徴候ともよばれる ● 上肢の深部腱反射は低下するものの，下肢は何年も正常に保たれる．経過とともに球麻痺症状や胸鎖乳突筋の障害がみられる症例もあり，長期に及ぶと上肢の下垂によって生じる肩関節の亜脱臼がみられる ● 一般に古典型 ALS よりも臨床経過が長く（平均 57 か月），男性に多い（男性：女性が 6：4〜9：1）[7]
flail leg syndrome（偽多発神経炎型）	● 脊髄性筋萎縮症の特殊なタイプで，症状が両下肢に限局するものであり，偽多発神経炎型ともいう ● 下位運動ニューロン障害が優位であり，片側下肢の遠位から筋力低下と筋萎縮が始まり，やがて両側下肢に及び，下垂足を呈する．筋力低下や筋萎縮は大腿へも及び，さらに上肢の上位運動ニューロン障害がみられることも多い ● 古典型 ALS や進行性球麻痺に比べて，きわめて緩徐に進行する ● 男女差はほとんどみられない ● 進行が急速なタイプも報告されており，その特徴として，比較的若年発症である，錐体路徴候と球麻痺症状が軽度あるいは欠如している，呼吸筋の萎縮が強い，呼吸障害が強く現れるなどがあげられる
多系統病変型（広範型）	● 男性が圧倒的に多く，発症は若年から高齢者にわたる ● 発症後比較的急速に進行し，臨床症状や病理学的所見が運動神経系を超えて多系統に現れる（運動ニューロン疾患固有の病変に加え，後索や脊髄小脳路など脊髄の病変，自律神経系の病変，眼球運動諸核や黒質などの脳幹部の病変，歯状核など小脳の病変，淡蒼球や視床，視床下核などの病変と多岐にわたって病理学的所見がみられる） ● 気管切開を要する時期は発症から 1.5 年以内であるが，人工呼吸器装着による長期生存例が多い ● 多系統に障害が及ぶため，錐体外路症状や眼球運動障害，感覚障害，自律神経症状，神経因性膀胱などがみられる
片麻痺型	● 長期間にわたって筋力低下，筋萎縮，球麻痺などの症状が片側に優位に現れるタイプで，左右差が顕著にみられる ● 球麻痺症状も片側優位で，挺舌（ていぜつ）で舌の罹患側への偏位がみられることもある

日本では，独自の ALS の診断基準として厚生労働省特定疾患認定における基準（**表 2**）[8] が用いられている．

2）重症度・障害度を示すスケール

ALS で使用される重症度・障害度スケールとしては，厚生労働省神経変性疾患領域における基盤的調査研究班によるに重症度分類（**表 3**）[8] と，簡便かつ総合的な機能評価として ALSFRS-R（ALS 機能評価スケール改訂版）[9] がある．

ALSFRS-R は 12 項目を 0〜4 点で評価し（最高 48 点），点数が高いほど機能が保たれており，重症化に伴って点数が減少していく．

MEMO

Awaji 診断基準

2006 年に国際臨床神経生理学会連合が主催するワークショップが兵庫県淡路島で開催され，電気診断基準の問題を改訂した診断基準．

調べてみよう

改訂 El Escorial 診断基準，Awaji 診断基準の内容について調べてみよう．

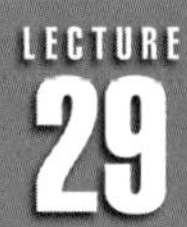

表2　特定疾患認定におけるALS診断基準

1. 主要項目
(1) 以下の①〜④のすべてを満たすものを，筋萎縮性側索硬化症と診断する ①成人発症である（生年月日から判断する） ②経過は進行性である ③神経所見・検査所見で，下記の1か2のいずれかを満たす 身体を，a. 脳神経領域，b. 頸部・上肢領域，c. 体幹領域（胸髄領域），d. 腰部・下肢領域の4領域に分ける（領域の分け方は，2. 参考事項を参照） 下位運動ニューロン徴候は，(2) 針筋電図所見（①または②）でも代用できる 1. 1つ以上の領域に上位運動ニューロン徴候を認め，かつ2つ以上の領域に下位運動ニューロン症候がある 2. *SOD1* 遺伝子変異など既知の家族性筋萎縮性側索硬化症に関与する遺伝子異常があり，身体の1領域以上に上位および下位運動ニューロン徴候がある ④鑑別診断であげられた疾患のいずれでもない
(2) 針筋電図所見 ①進行性脱神経所見：線維束性収縮電位，陽性鋭波，線維自発電位 ②慢性脱神経所見：運動単位電位の減少・動員遅延，高振幅・長持続時間，多相性電位
(3) 鑑別診断 ①脳幹・脊髄疾患：腫瘍，多発性硬化症，頸椎症，後縦靱帯骨化症など ②末梢神経疾患：多巣性運動ニューロパチー，遺伝性ニューロパチーなど ③筋疾患：筋ジストロフィー，多発性筋炎，封入体筋炎など ④下位運動ニューロン障害のみを示す変性疾患：脊髄性進行性筋萎縮症など ⑤上位運動ニューロン障害のみを示す変性疾患：原発性側索硬化症など
2. 参考事項
(1) *SOD1* 遺伝子異常例以外にも遺伝性を示す例がある (2) まれに初期から認知症を伴うことがある (3) 感覚障害，膀胱直腸障害，小脳症状を欠く．ただし，一部の例でこれらが認められることがある (4) 下肢から発症する場合は早期から下肢の腱反射が低下，消失することがある (5) 身体の領域の分け方と上位および下位運動ニューロン徴候は以下のとおりである

	a. 脳神経領域	b. 頸部・上肢領域	c. 体幹領域（胸髄領域）	d. 腰部・下肢領域
上位運動ニューロン徴候	下顎反射亢進 口尖らし反射亢進 偽性球麻痺 強制泣き・笑い	上肢腱反射亢進 ホフマン反射亢進 上肢痙縮 萎縮筋の腱反射残存	腹壁皮膚反射消失 体幹部腱反射亢進	下肢腱反射亢進 下肢痙縮 バビンスキー徴候 萎縮筋の腱反射残存
下位運動ニューロン徴候	顎，顔面 舌，咽・喉頭	頸部，上肢帯，上腕	胸腹部，背部	腰帯，大腿，下腿，足

（厚生労働省老健局老人保健課長通知〈老老発0930第2号〉別添3特定疾病にかかる診断基準[8]）

表3　ALS重症度分類

2以上を対象とする
1. 家事・就労はおおむね可能 2. 家事・就労は困難だが，日常生活（身の回りのこと）はおおむね自立 3. 自力で食事，排泄，移動のいずれか1つ以上ができず，日常生活に介助を要する 4. 呼吸困難・痰の喀出困難あるいは嚥下障害がある 5. 気管切開，非経口的栄養摂取（経管栄養，中心静脈栄養等），人工呼吸器使用
※診断基準および重症度分類の適応における留意事項 1. 病名診断に用いる臨床症状，検査所見等に関して，診断基準上に特段の規定がない場合には，いずれの時期のものを用いても差し支えない（ただし，当該疾病の経過を示す臨床症状等であって，確認可能なものに限る） 2. 治療開始後における重症度分類については，適切な医学的管理の下で治療が行われている状態であって，直近6か月間で最も悪い状態を医師が判断することとする 3. なお，症状の程度が上記の重症度分類等で一定以上に該当しない者であるが，高額な医療を継続することが必要なものについては，医療費助成の対象とする

（厚生労働省老健局老人保健課長通知〈老老発0930第2号〉別添3特定疾病にかかる診断基準[8]）

ALSFRS-R（The revised Amyotrophic Lateral Sclerosis Functional Rating Scale；ALS機能評価スケール改訂版）
▶巻末資料・表8参照.

4. 予後

1) 生命予後

JaCALSの研究では，2006〜2012年までに登録された451例の孤発性ALS患者を対象に，発症から死亡もしくは気管切開下陽圧換気（TPPV）に至るまでを生存期間と定義すると，生存期間中央値は48か月であった[10)].

1995年に報告されたアメリカの大規模施設コホートにおける831人のALS患者の生存曲線を**図3**[11)]に示す．発症から1年以内に10%弱，約3年で半数が亡くなる一方，10年で約10%生存しており，個人差が大きいことがわかる．

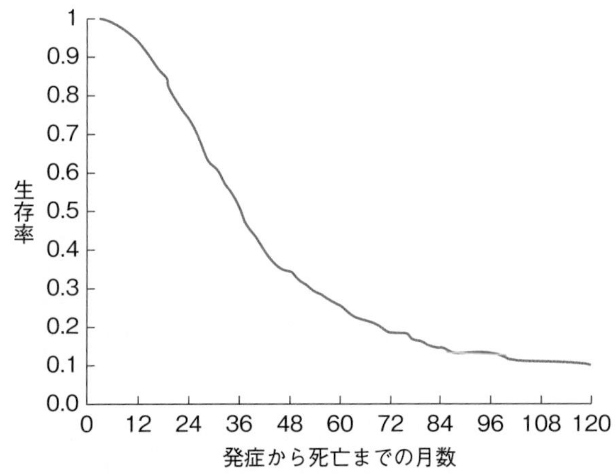

図3 ALSの生存曲線

(Haverkamp LJ, et al.：Brain 1995；118 〈Pt 3〉：707-19[11)])

2) 予後不良因子

ALS患者の予後不良因子を**表4**に示す．球麻痺発症，呼吸障害発症は予後不良である．ALS登録時の頸部屈筋筋力低下の程度が，その後の進行や予後不良と強く関連することが示されている（**図4**）[12)]．MRCスコアで3以下の場合は球麻痺や呼吸筋障害の進行が速く，生命のリスクが切迫してきている可能性を考慮する．頸部屈筋群は主にC2〜C4髄節支配であり，横隔膜を支配するC3〜C5と重なり，球筋を支配する神経核とも近いことが関係していると考えられる．

高齢発症も予後不良因子である．**図5**[13)]は，発症から死亡もしくはTPPV導入までの期間を発症年代別に示しているが，高齢発症であるほど予後不良であった．これは高齢発症であるほど嚥下不能となるまでの期間が短いことも関係している．

診断時または経過中の栄養不良も予後不良である．診断時のBMI<18.5 (kg/m^2) は予後不良であり，BMIが30〜35 (kg/m^2) が最も予後良好であった[14)].

表4 ALS患者の予後不良因子

- 球麻痺発症
- 呼吸障害発症
- 高齢発症
- 栄養状態不良
- 球筋，上肢筋，下肢筋の各領域について症候が発症早期に複数領域に進展する
- 前頭側頭葉変性症：非侵襲的陽圧換気療法や胃瘻造設を受け入れない例が多いとも影響

3) 重症度でみた進行パターン

図6[15)]は，JaCALS登録の465例の孤発性ALS患者のALSFRS-Rの経過を示したものであり，個々のALS患者によって経過がきわめて多様であることがわかる．この多様な経過を緩徐進行型，シグモイド型，単調進行型，急速進行型の4種類に分類し，タイプ別に遺伝子を解析し，急速進行型との関連を示す遺伝子が7つ同定された．

5. 治療

家族性ALSの原因遺伝子として1993年に*SOD1*が発見されて以降，それに続く原因遺伝子の発見や，iPS細胞を用いた研究は創薬の分野に大きく影響した．加えて，社会的サポートや生活をサポートする機器などの拡充を背景として，ALSをとりまく環境は大きく変化してきている．

1) 薬物療法

ALSの保険診療で使用可能な薬は，リルゾールとエダラボンの2つである．

(1) リルゾール（リルテック®）

ALSのグルタミン酸毒性仮説に基づき，1999年からリルゾールが使用可能となった．薬理学的には，シナプス前ニューロンからのグルタミン酸放出の抑制と，ニューロンのナトリウムチャネルを阻害することによって神経細胞死を抑制し，神経細胞保護作用を発現すると考えられている．リルゾールは死亡または人工呼吸器装着のための挿管や気管切開までの期間を2〜3か月程度延長させることがわかっている[4)].

(2) エダラボン（ラジカット®）

ALSの酸化ストレス仮説に基づき，2015年からエダラボンが使用可能となった．

MEMO

JaCALS（Japanese Consortium for Amyotrophic Lateral Sclerosis Research）

ALSの発症や進行などに関する臨床的，遺伝的な因子を明らかにすることを目的とし，将来の治療法開発へつながる成果を生み出すことを目指した研究組織．

MEMO

MRC（Medical Research Council）スコア

MRCスコアは徒手筋力テストと同じ6段階で検査を行う．

- MRCスコアによる筋力評価

Grade 0：視診あるいは触診において収縮がない

Grade 1：視診あるいは触診によりわずかな収縮が認められるが，四肢の動きはみられない．

Grade 2：重力を除いた状態でほぼ全可動域関節を動かせる

Grade 3：重力に抗してほぼ全可動域を動かせる

Grade 4：中程度の抵抗に抗してほぼ全可動範囲を動かせる

Grade 5：正常筋力

BMI (body mass index)

MEMO

シグモイド（sigmoid）型

ギリシア文字シグマ（σ）の語末形（ς）に似た形のこと．S字形ともいう．

iPS細胞（induced pluripotent stem cell；人工多能性幹細胞）

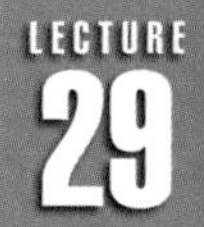

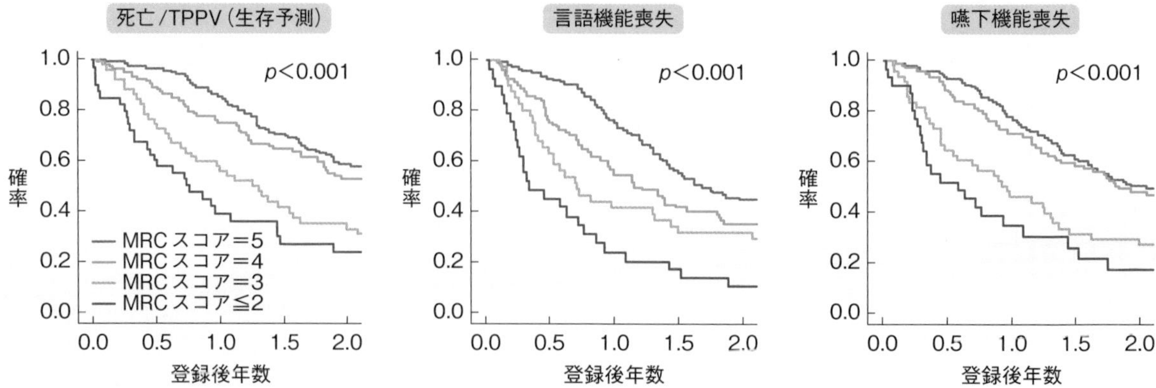

図4　頸部筋力による孤発性 ALS 患者の予後予測

登録時の頸部屈筋の徒手筋力検査によって，その後の経過，予後がどのように異なるかを示した．それぞれ登録時から死亡もしくはTPPV 開始まで，および登録から言語機能喪失などのそれぞれの状況に至るまでを生存曲線で示した．

（Nakamura R, et al.：J Neurosurg Psychiatry 2013；84〈12〉：1365-71[12]）

TPPV：気管切開下陽圧換気，MRC：Medical Research Council.

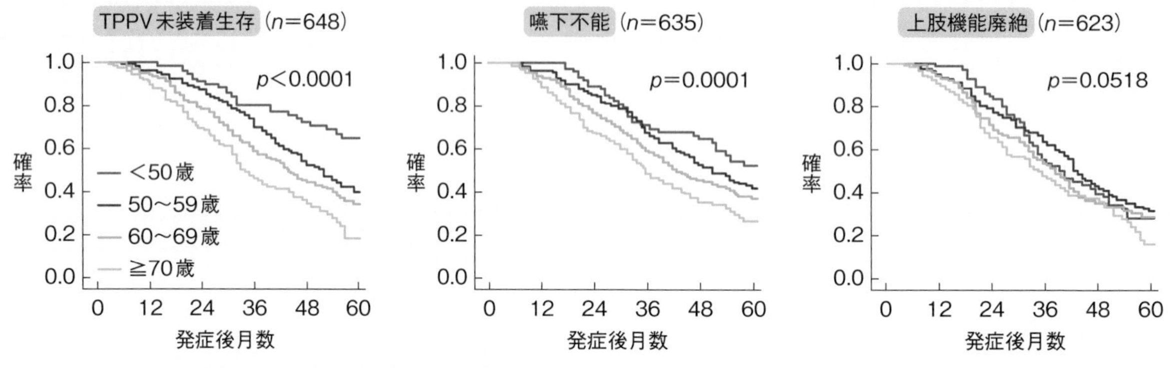

図5　孤発性 ALS 患者の予後と発症年齢

発症年齢を 50 歳未満，50～59 歳，60～69 歳，70 歳以上の 4 群に分け，発症から TPPV もしくは死亡まで，発症から嚥下不能となるまで，発症から上肢機能廃絶に至るまでの期間を示した．

（Yokoi D, et al.：J Neurol 2016；263〈6〉：1129-36[13] をもとに作成）

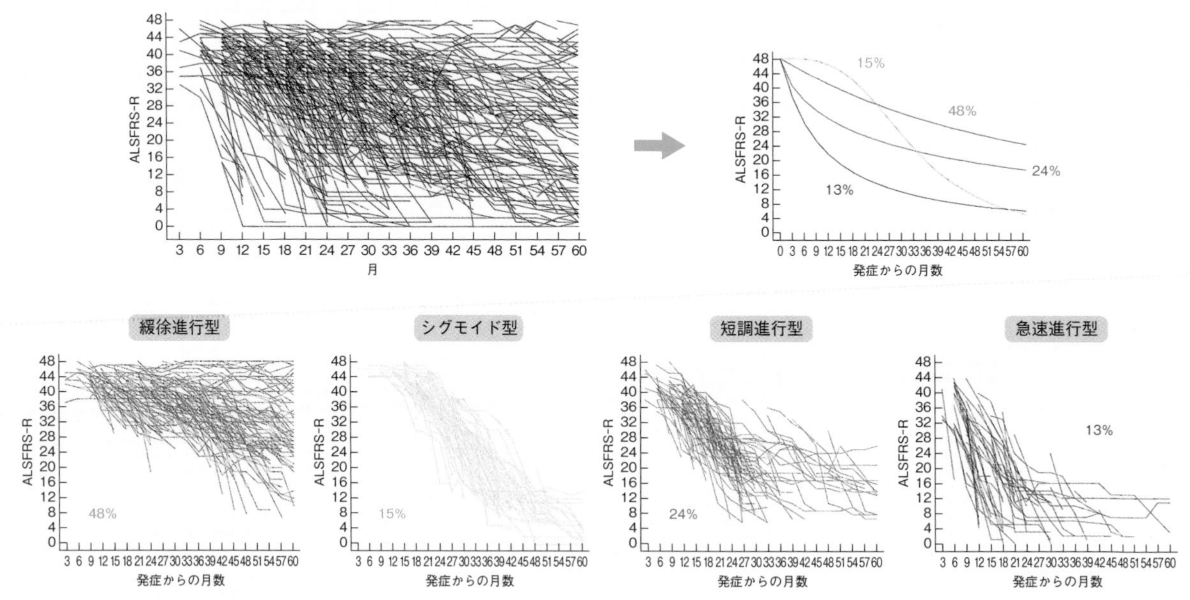

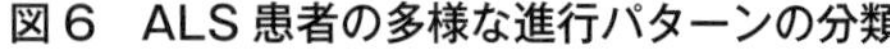

図6　ALS 患者の多様な進行パターンの分類

JaCALS 登録の孤発性 ALS 患者における ALSFRS-R スコアの非常に多様な経過を 4 種類に分類し，関連する遺伝子多型を探索した．

（Watanabe H, et al.：J Neurol Neurosurg Psychiatry 2016；87〈8〉：851-8[15]）

ALSFRS-R：ALS 機能評価スケール改訂版.

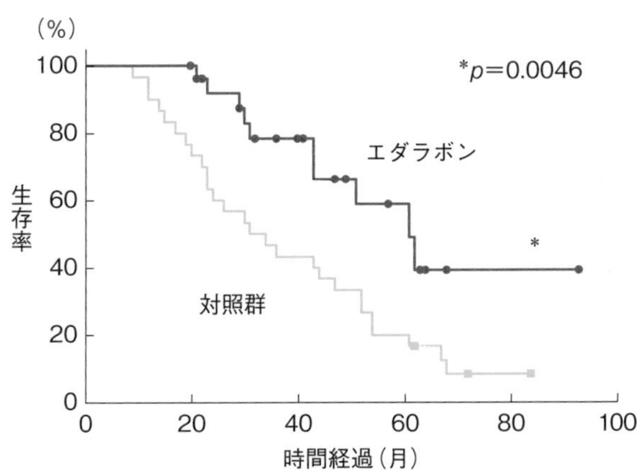

図 7　エダラボン投与群と対照群の死亡または人工呼吸器導入までの生存曲線
(Okada M, et al.：eNeurologicalSci 2018；11：11-4[16])

2010～2016 年の長期にわたってエダラボンの投与効果を後方視的に検証した結果，対照群で球麻痺発症のタイプが多かったことに留意する必要があるが，非投与対照群（30 人）と比べて，エダラボン投与群（27 人）で死亡または人工呼吸器導入までの期間が有意に改善（エダラボン群で中央値 61.0 か月，対照群で同 32.5 か月）したことが報告された（**図 7**）[16]．2023 年から，経口投与できる内用懸濁液が承認され，自宅で内服できることとなった．

MEMO
エダラボンは，従来は脳梗塞急性期の脳保護目的で用いられていた抗酸化薬である．

2）対症療法

（1）抑うつ，痙縮，痛みなど

不安や抑うつには安定薬や抗うつ薬を，痙縮が著しい場合は抗痙縮薬を，痛みに対しては鎮痛薬や湿布薬を用いるなどして，症状の緩和を図る．

流涎に対する薬物（アトロピン，トリヘキシフェニジル〈アーテン®〉，スコポラミン，β遮断薬）や，強制笑い，強制泣きに対する薬物（アミトリプチリン〈トリプタノール®〉，フルボキサミン〈デプロメール®，ルボックス®〉）なども使用される．

（2）呼吸不全

ALS の呼吸障害は，神経細胞の脱落に起因する呼吸筋麻痺と肺のコンプライアンスの低下による呼吸仕事量の増加によるものである．球麻痺症状である誤嚥性肺炎とともに予後不良と相関している．呼吸筋の筋力低下による拘束性換気障害が主体となり，嚥下障害が生じると閉塞性換気障害も併発する．このことから，球麻痺症状を含めた呼吸状態の把握が必要となる．

ALS の進行は病型の違いや個人差があるが，疾患の進行に伴って呼吸機能が障害され，人工呼吸器の装着が必要となる段階がくる．人工呼吸器装着の必要性について主治医から説明を受けても，実際に装着するかどうかを決断することは患者本人にとっても家族にとっても大きな精神的負担となる．

人工呼吸器の導入時期については，安全性を考えると自覚症状のはっきりしない早期からの導入が望ましい．ただし，人工呼吸器装着の決断がなかなかできないこともあるため，緊急時の呼吸介助の方法を早期に家族へ指導しておく．

人工呼吸器の導入とともに気道内分泌物を排出するための吸引装置や，咳嗽を補助するための排痰補助装置の導入を検討する．

ALS における人工呼吸器は，大きく分けて非侵襲的人工呼吸器と侵襲的人工呼吸器の 2 つの方法がある．

MEMO
呼吸不全
動脈血中の酸素分圧が 60 mmHg 以下になること．二酸化炭素分圧の増加を伴わない場合（45 mmHg 以下）をⅠ型呼吸不全，45 mmHg を超える場合をⅡ型呼吸不全とよぶ．ALS はⅡ型である．

MEMO
コンプライアンス
物体の伸びやすさを表す用語で，肺のコンプライアンスとは肺や胸郭の膨らみやすさ（伸展性）を指す．1 cmH_2O の圧をかけたときに何 mL 膨らむのか（単位：mL/cmH_2O）を計測し，数値が小さいほど硬く（＝コンプライアンスが低い），数値が大きいほど軟らかい（＝コンプライアンスが高い）．

MEMO
排痰補助装置
機械による咳介助，機械的排痰補助（mechanical insufflation-exsufflation：MI-E）ともいう．

試してみよう

コンプライアンスについて，ゴム風船からイメージしてみよう（図8）.

- 薄手のゴム風船はコンプライアンスが高く，膨らましやすい.
- 厚手のゴム風船はコンプライアンスが低く，膨らましにくい.

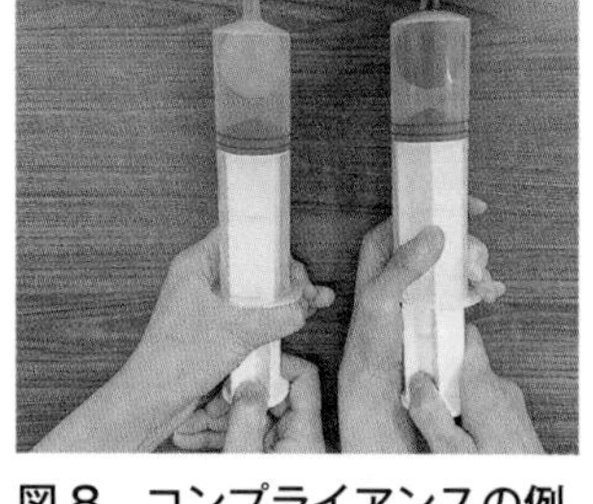

図8　コンプライアンスの例
給餌用シリンジに小さなゴム風船を取りつけたもの（左：薄手の風船，右：厚手の風船）.

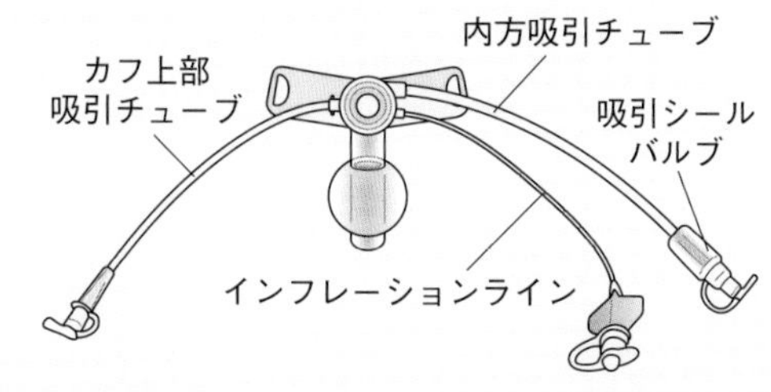

図9　気管カニューレの例
コーケンダブルサクションカニューレ（高研）. 2か所の痰を吸引できる.
（コーケンダブルサクションカニューレ．高研[17]をもとに作成）

%FVC（予測努力性肺活量に対する割合）

非侵襲的陽圧換気（noninvasive positive pressure ventilation：NPPV）

気管切開下陽圧換気（tracheostomy positive pressure ventilation：TPPV）

a. 非侵襲的人工呼吸器

鼻マスクやフェイスマスクを用いて陽圧換気を行う．%FVCが50%以下では，非侵襲的陽圧換気（NPPV）の使用を勧める．嚥下障害や球麻痺症状が軽度な場合に適応でき，発声が可能でコミュニケーションが妨げられないことと，挿管しないため異物を気道に挿入することによる合併症を起こさないことがメリットである．

b. 侵襲的人工呼吸器

気管切開を行い，人工呼吸器を装着する．%FVCが40%以下になるとNPPVでは対応できなくなるため，気管切開下陽圧換気（TPPV）の使用を勧める．侵襲的人工呼吸器は，死腔の減少と痰などの吸引がしやすいことがメリットである．気管カニューレの吸引用チューブ（**図9**）[17]と低量持続吸引器を接続することで持続的な痰の吸引が可能となり，夜間の介護負担の軽減を図ることができる．

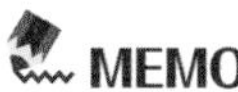

MEMO
カニューレ（cannula）
心臓や血管，気管などに挿入する太めの管．気管切開後に切開部から気管内に挿入し，留置する管を気管カニューレという．

MEMO
増粘剤
食品に粘りやとろみをつけるもの．水分の多いものは誤嚥しやすいため，適度にとろみをつけることによってまとまりをつけ，食塊を形成させて嚥下しやすくする．

MEMO
経皮内視鏡的胃瘻造設術（percutaneous endoscopic gastrostomy：PEG）
内視鏡を用いて腹壁とそこに接している胃に瘻孔をあけ，胃瘻カテーテルを留置する手術．胃瘻を造設することにより栄養剤を管から胃に直接注入できる．

(3) 嚥下障害

嚥下障害のある患者には，食物の形態を工夫する，水分の多い食品には増粘剤を混ぜる，少量ずつ口に入れて嚥下する，顎を引いて嚥下するなど，摂食嚥下のプロセスへの配慮が欠かせない．嚥下障害が進行し，食物の形態や摂食方法を工夫しても経口のみでの栄養摂取に対応しきれない場合，経皮内視鏡的胃瘻造設術を行って胃瘻を用いた栄養療法を考慮する必要がある．ALSは進行性の疾患であるため，一時的な栄養確保ではなく，経皮内視鏡的胃瘻造設術をすることが多い．

日本では，気管切開による人工呼吸器装着を行っているALS患者は30〜40%とされている．気管切開術を施行され，気管カニューレ装着によって嚥下時の喉頭挙上が妨げられ，また，カニューレの一部であるカフが食道を圧迫することで嚥下障害が悪化する．気管支や肺胞からの分泌物もあるため，痰の吸引が多くなり，患者や家族の負担が増える．さらに，誤嚥性肺炎のリスクから経口摂取を断念せざるをえないため，食の楽しみを失うことになる．

その対応として誤嚥防止術がある．喉頭全摘出術，喉頭気管分離術，気管食道吻合術など，食物の通り道と気道を完全に分離する．欠点は発声が不可能となることであるが，ALSは進行性の疾患であり，発声機能も徐々に失われ，発声機能の回復が望めない時期にこの手術を行うため，ほとんど問題にはならない．誤嚥が減少・消失するので，食物の形態を工夫すれば食の楽しみは確保できる．

(4) コミュニケーション障害

疾患の進行に伴い，新たなコミュニケーション手段を考慮する．球麻痺がある場合は，筆談やコンピュータなどによる入力が可能かなど，症状に応じた手段を評価し，早期に新たなコミュニケーション手段を習得する．体や目の動きが一部でも残存していれば，透明な文字盤やコンピュータ，マルチメディア，意思伝達装置，入力スイッ

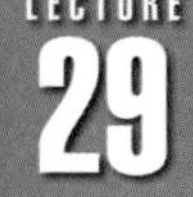

チの使用により，コミュニケーションが可能となることが多い．完全閉じ込め状態（TLS）に至った場合，脳波計測による意思伝達装置が開発されている．

3）緩和ケア

人工呼吸器を装着しない場合は，苦痛を取り除く目的で緩和ケアを検討する．

MEMO
完全閉じ込め状態（totally locked-in state：TLS）
locked-in state は，意識や精神機能は保持されているが，眼球運動と開閉眼以外の随意運動はすべて麻痺した状態である．TLS では，眼球運動や開閉眼も麻痺し，眼球運動によるコミュニケーションすら行えなくなる．ALS 患者は人工呼吸器の装着によって長期の生存が可能となり，進行に伴って陰性症状とされている眼球運動障害も認められるようになる．侵襲的人工呼吸器を装着した患者の 1～2 割は，TLS となっている．

■引用文献

1）鈴木直輝，西山亜由美ほか：家族性 ALS．脳と神経 2019；71（11）：1169-81.
2）熱田直樹，中村亮一ほか：ALS における患者レジストリの役割— JaCALS など．脳と神経 2019；71（11）：1215-25.
3）吉田眞理：ALS の病理．脳と神経 2019；71（11）：1152-68.
4）日本神経学会監，筋萎縮性側索硬化症診療ガイドライン作成委員会編：筋萎縮性側索硬化症診療ガイドライン 2013．南江堂；2013.
5）Doi Y, Atsuta N, et al.：Prevalence and incidence of amyotrophic lateral sclerosis in Japan. J Epidemiol 2014；24（6）：494-9.
6）小柳清光：筋萎縮性側索硬化症（ALS）．2004.
http://www.jsnp.jp/cerebral_11.htm
7）辻 省次総編集，祖父江元専門編集：アクチュアル 脳・神経疾患の臨床．すべてがわかる ALS（筋萎縮性側索硬化症）・運動ニューロン疾患．中山書店；2013．p.69.
8）厚生労働省老健局老人保健課長通知（老老発 0930 第 2 号）別添 3 特定疾病にかかる診断基準.
9）大橋靖雄，田代邦雄ほか：筋萎縮性側索硬化症（ALS）患者の日常活動における機能評価尺度日本版改訂 ALS Functional Rating Scale の検討．脳と神経 2001；53（4）：346-55.
10）Watanabe H, Atsuta N, et al.：Factors affecting longitudinal functional decline and survival in amyotrophic lateral sclerosis patients. Amyotroph Lateral Scler Frontotemporal Degener 2015；16（3-4）：230-6.
11）Haverkamp LJ, Appel V, Appel SH：Natural history of amyotrophic lateral sclerosis in a database population. Validation of a scoring system and a model for survival prediction. Brain 1995；118（Pt 3）：707-19.
12）Nakamura R, Atsuta N, et al.：Neck weakness is a potent prognostic factor in sporadic amyotrophic lateral sclerosis patients. J Neurosurg Psychiatry 2013；84（12）：1365-71.
13）Yokoi D, Atsuta N, et al.：Age of onset differentially influences the progression of regional dysfunction in sporadic amyotrophic lateral sclerosis. J Neurol 2016；263（6）：1129-36.
14）Paganoni S, Deng J, et al.：Body mass index, not dyslipidemia, is an independent predictor of survival in amyotrophic lateral sclerosis. Muscle Nerve 2011；44（1）：20-4.
15）Watanabe H, Atsuta N, et al.：A rapid functional decline type of amyotrophic lateral sclerosis is linked to low expression of TTN. J Neurol Neurosurg Psychiatry 2016；87（8）：851-8.
16）Okada M, Yamashita S, et al.：Long-term effects of edaravone on survival of patients with amyotrophic lateral sclerosis. eNeurologicalSci 2018；11：11-4.
17）コーケンダブルサクションカニューレ（滅菌済）．高研.
https://www.kokenmpc.co.jp/products/medical_plastics/tracheal_tube/double_suction_cannula/index.html

■参考文献

1）日本神経学会監，筋萎縮性側索硬化症診療ガイドライン作成委員会編：筋萎縮性側索硬化症（ALS）診療ガイドライン 2023.

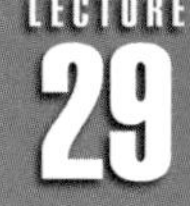

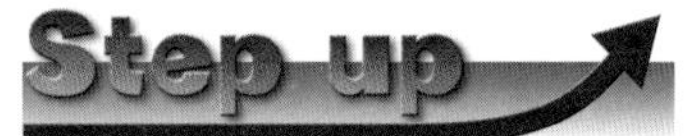

ALSと社会資源

ALSと診断された場合，「健康保険法」「厚生年金保険法」「介護保険法（40歳以上の場合）」「身体障害者福祉法」「障害者総合支援法（障害者の日常生活及び社会生活を総合的に支援するための法律）」「難病法（難病の患者に対する医療等に関する法律）」などに従い，所得や就労状況，障害の程度，年齢などの個々の状況にもよるが，さまざまな社会的サービスが受けられる．医療費や介護費などの自己負担は年齢，世帯の収入，支払った医療費，人工呼吸器装着の有無などによって決定される．

以下，ALS患者の医療費の助成，在宅生活における主な社会的サービスについて概説する．

1）医療費の助成

● **指定難病医療費助成の申請**：「難病法」

ALSと診断され，重症度分類（**講義・表3**参照）の2以上の場合や高額な医療を継続することが必要な人は，医療費助成の対象となる．申請して特定医療費（指定難病）受給者証の交付を受ける．

● **高額療養費の還付制度の利用**：「健康保険法」

● **身体障害者手帳があれば，障害者医療費助成制度（重度障害者医療証など）の利用**：「身体障害者福祉法」

2）在宅生活で受けられる主な社会的サービス

指定難病受給者証や身体障害者手帳がある場合は，「障害者総合支援法」による障害福祉サービスが受けられる．このサービスは，対象者に対して80項目に及ぶ調査を行い，その人に必要なサービスの度合い（障害支援区分）を測り，その度合いに応じたサービスが利用できるようになっている．したがって，障害が進行し，重度の肢体不自由となり，障害支援区分が4以上など，さまざまな要件が該当した場合は重度訪問介護を受けることも可能であり，必要に応じて24時間の連続介護も受けられる．

ただし，年齢が40歳以上であれば，介護保険によるサービスを受け，不足分については「障害者総合支援法」によるサービスを受けることとなる．

(1)「介護保険法」によるサービス

訪問で可能なサービスとして，生活援助，身体介護，訪問看護，訪問入浴介護，訪問リハビリテーション，居宅療養管理指導（医師，歯科医師，薬剤師，栄養士などによる管理・指導）などがある．介護ベッド，車椅子などのレンタルや入浴・排泄関係の福祉用具の購入費の助成，住宅改修費の助成などのサービスもある．

(2)「障害者総合支援法」による障害福祉サービス

居宅介護（ホームヘルプ），重度訪問介護，同行援護，行動援護などがある．日常生活用具・補装具（介護ベッド，車椅子，意思伝達装置など）の給付や，住宅改修費の助成などのサービスがある．

重度訪問介護であれば，本人の意向に沿ったサービスが受けられる．例えば，長時間の外出・外泊の援助・介護，入院時の入院先への訪問介護などが受けられ，常に利用者の介護に慣れたヘルパーに対応してもらえる．

(3) その他

吸引器，パルスオキシメーターなどは，障害者総合支援法地域生活支援事業の「在宅療養等支援用具」として給付を受けられる．

人工呼吸器は，医療保険により病院からレンタルする．

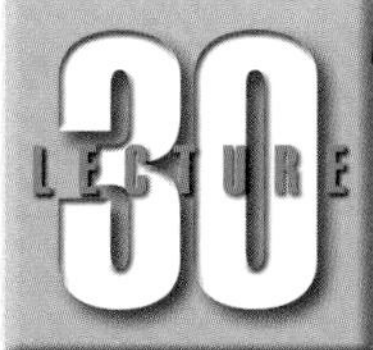

筋萎縮性側索硬化症（ALS）に対する理学療法とその実際

到達目標

- 筋萎縮性側索硬化症（ALS）の障害像について理解する.
- ALS の評価法を理解する.
- 進行，重症度に合わせた理学療法介入を理解する.
- ALS の障害像と理学療法評価の内容について理解する.
- ALS の理学療法介入時の禁忌，リスク，中止基準を理解する.

この講義を理解するために

この講義では，最初に ALS の評価について理解し，次に進行や重症度に応じた理学療法，目標設定について学びます．また，他職種との連携が不可欠であること，他職種で対応できることも学びます．

ALS に対する理学療法とその実際を学ぶにあたり，以下の項目をあらかじめ学習しておきましょう．

□ ALS の病態と症状，病型について復習しておく（Lecture 29 参照）．
□ ALS の呼吸不全と呼吸器装着をめぐる患者の心の葛藤を理解しておく．
□ ALS のコミュニケーション障害について復習しておく（Lecture 29 参照）．
□ ALS の対症療法を復習しておく（Lecture 29 参照）．

講義を終えて確認すること

□ ALS の障害像について理解できた．
□ ALS の評価が理解できた．
□ ALS の理学療法を行ううえでのリスクファクターが理解できた．
□ ALS の理学療法における他職種との連携が理解できた．
□ ALS のコミュニケーション手段について理解できた．

1.「今までのALS観」から「新しいALS観」へ

シャルコーが1869年に初めて報告した筋萎縮性側索硬化症（ALS）は，「発症から3～4年で呼吸筋麻痺によって死亡する疾患」とされ，長い間，この疾患概念をもとに医療者はALSを「呼吸筋麻痺がターミナル（終末＝「死」）であり，原因がわからず（no cause），治療法のない（no cure），希望のもてない（no hope）悲惨な病気である」ととらえ，ALS患者に対応してきた．このような「今までのALS観」から，医療者は家族のみに病名を告知し，患者本人には告知してこなかった．

1980年代に入り，ポータブルの人工呼吸器や吸引器，胃瘻造設など，医療・ケア技術の目覚ましい発展があり，長期にわたって在宅も含めた療養生活が可能な時代になった．そして，ALS患者が呼吸不全時に救急搬送された際に，呼吸器を装着されていたことで，告知を受けていない患者と医療者，告知を受けている家族の間にしこりが残ることから，呼吸器装着までに患者へ告知する医療施設があらわれた．

1990年代には，ポータブルの人工呼吸器や吸引器を導入して在宅で療養生活を送る患者が増加し，医療やケアの経験の積み重ねによって，「侵襲的人工換気は延命治療ではなく，治療手段の一つであり，呼吸筋麻痺はALSのターミナルではなく，ALSという病気のなかの一つの障害である」ととらえられるようになった．こうしたとらえ方は「今までのALS観」に対して「新しいALS観」とよばれ，現在に至っている[2]．2002年の「ALS治療ガイドライン」では，「告知は最初から患者と家族に同時に行う」[3]と示されている．

MEMO
シャルコー（Charcot JM）
シャルコーは筋萎縮性側索硬化症（amyotrophic lateral sclerosis：ALS）について「この病気の予後は，今のところ，まったく希望のもてない状態である．私が記憶した症候に基づいて診断した患者のなかで，回復した患者は，私の知る限り皆無である．果たしてそれが予後に関しての結論といえるだろうか？　それは将来まで待たなければならない」と嘆いた[1]．

2. 理学療法の目的と基本的な考え方

病初期から呼吸不全へ対応し，残存機能を可及的に維持して，廃用症候群の予防・改善と過用の防止を図る．発症初期は病型によって残存部位が異なるため，病型に合わせ，疾患の進行や重症度に対応した理学療法を展開していく．複数の移動手段の確保（補装具や自助具，車椅子の検討），スイッチの工夫，ナースコールへの対応，呼吸困難時の対応，コミュニケーションの手段や環境への対応など，次の障害段階を予想して対応を進めていくことが重要になる．

家族や介護者への介助法の指導，住宅改修も検討する．

ここがポイント！
ALSでは，咳嗽力の低下や高二酸化炭素血症に伴う呼吸不全が直接的な死因となる．換気不全に対する人工呼吸器や排痰への対応により気道クリアランスを保つことはALS患者の活動性を向上させる可能性があり，そのための支援をすることが理学療法士の役割となる．

3. 禁忌，リスク，中止基準の確認

ALSで注意しなければならないのは，疲労，過用，関節の緩み，脱臼，捻挫，転倒，呼吸不全，誤嚥，精神的問題などである．ALSの病型によって症状や部位，重症度，進行の速さなどが異なるため，患者によってリスクの高さが変わってくる．

1）疲労，過用

ALS患者は，しばしば筋力低下に対して自分で筋力増強トレーニングを行おうとするが，過度のトレーニングは筋の過用による損傷をまねく危険がある．また，下位運動ニューロン障害がみられている筋では，運動負荷が過負荷となりやすい．動作中の姿勢や動作の変化，疲労感に留意して，活動量や運動量を調整する．

2）関節の緩み，脱臼，捻挫

筋力や筋緊張の低下，筋萎縮によって，反張膝，関節の緩み，肩関節などの亜脱臼・脱臼，足関節の捻挫を生じやすい．軽量のプラスチック製短下肢装具やサポーターなどの補装具を使用するとよい．

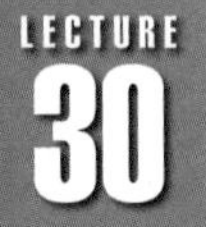

3）転倒

下肢の運動麻痺が出現すると，爪先がひっかかりやすくなり，転倒の危険性が出てくる．また，上肢の麻痺が出現すると，歩行そのものは可能だが，転倒時に上肢による伸展反応が困難となる．転倒の危険を回避しながら生活できるよう，進行に合わせて補装具や車椅子，リクライニング機能付き車椅子などの導入を検討する．

4）呼吸不全

呼吸不全は，主に呼吸筋の筋力低下による拘束性換気障害で，自力での最大吸気量と最大呼気量が減少していき，換気量の減少がみられる．球麻痺が進行すると，嚥下障害による閉塞性換気障害も加わる．進行が急激で自覚的な呼吸困難感が強くない場合もあるため，理学療法時には，患者への聞き取りだけでなく，経皮的酸素飽和度（SpO_2）や脈拍のモニタリングを実施して，呼吸不全の徴候を早期にとらえる．

5）誤嚥

球麻痺症状が出現すると，食後の残渣物や唾液を誤嚥する可能性がある．口腔内を清潔に保ち，理学療法を行う前に吸引し，唾液がたまってきたらティッシュペーパーやガーゼなどで拭き取る．吸引を頻回に必要とする場合は，低圧持続吸引器（**図 1**）の導入を検討する．

6）精神的問題

患者は，診断の告知によってショックを受ける．疾患の進行に伴って随意運動が困難になっていき，できないことが増え，家族への介護負担が増加していくと，患者も家族も抑うつ傾向を示すようになり，感情のコントロールができなくなる．介護保険によるサービスは限定的なものであり，患者も家族も疲弊して無力感にさいなまれ，自分を責めて人生に絶望することもある．

障害が進行すると，介護保険に加えて，重度訪問介護による 24 時間の連続介護が受けられるようになり家族の負担が減るため，自身のことを落ち着いて見つめることができるようになる．環境が整えば，自ら情報を発信・発言することや就労など，社会のなかで役割を果たせるケースもあり，自らの価値を再認識できる．これらの経過を経て ALS である自分自身を受容できるが，その境地に至るまでは障害の進行，介護体制および環境の調整など，年単位の時間を要することが多い．

4．理学療法評価

ALS は病状の進行が速いため，重症度と進行の速さに合わせた対応が必要である．また，経過や背景，価値観がさまざまな患者と信頼関係を築きながら，希望や意向に沿った生活様式をかなえるため，社会的背景を含めて評価する．

ALS の障害像は，病型と時期によって異なる．上肢型（普通型），下肢型（偽多発神経炎型），球麻痺型（進行性球麻痺）など，症状に沿った評価を行う．現状の障害像をつかみ，病状の進行に伴う機能障害とその重症化を想定し，理学療法プログラムの実施だけでなく，今後の生活に必要な日常生活用具や福祉サービスなどの情報提供も考慮する．

1）情報収集

評価を開始する前に，カルテから情報を収集する（**表 1**）．

（1）医学情報

病歴や症状，現在の状態に加えて，告知の状況，今後の治療に対する本人の意思などを確認する．

個人のもつ人生の価値やゴールについて考え，将来自分で意思決定ができなくなったときに備えて，自身が望む医療について事前に家族・医療者などと話し合い，共有

MEMO

経皮的酸素飽和度（SpO_2）
パルスオキシメータによる，動脈血中の酸素と結合しているヘモグロビンの割合．

a
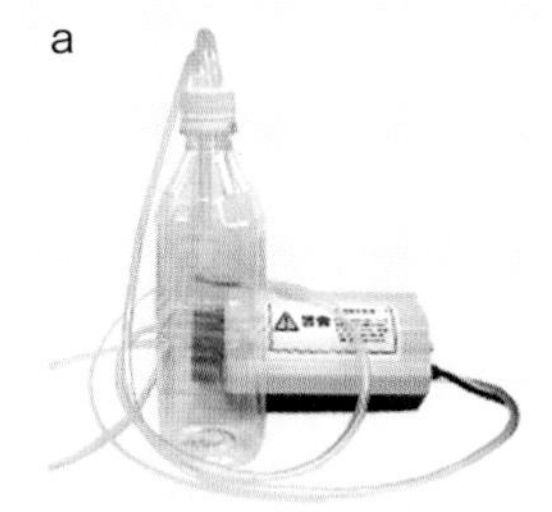

b
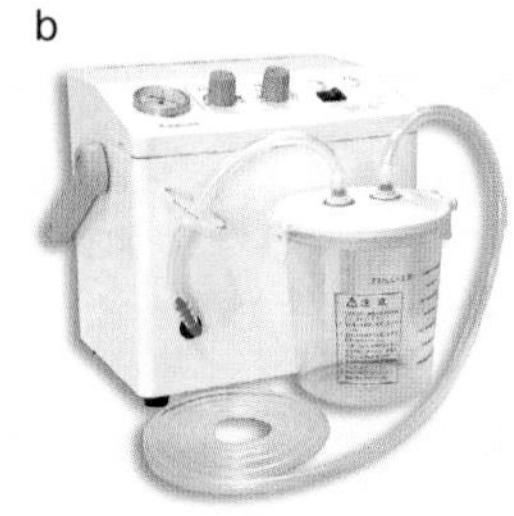

図 1　低圧持続吸引器
a：唾液専用の低圧吸引器（コンセント式低圧吸引ポンプ oxim-30001〈シースター〉）．観賞魚用エアポンプを改造したもので医療用具ではない．口腔内にたまった唾液の持続吸引に用いる．
b：気管内喀痰自動吸引システム（痰吸引器アモレ SU1〈トクソー技研〉）．専用のカニューレに接続してカニューレ内吸引孔から喀痰の吸引ができる．人工呼吸下であっても使用できる．夜間の喀痰吸引回数を減少させ，患者，介護者ともに負担の軽減を図れる．

ここがポイント！
ALS 患者の価値観は，時間や環境，社会的サポートなど，さまざまな要因で変化する．胃瘻の造設，気管切開や人工呼吸器装着など生死にかかわる意思決定を求められるとき，患者の気持ちが常に揺れ動いていることを理解して接する必要がある．

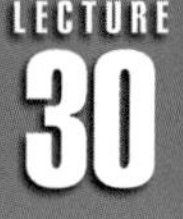

表 1　理学療法評価前の情報収集

基礎情報		氏名，性別，年齢，身長，体重，BMI (body mass index)
医学情報	現病歴	発症日，経過年数，ADL 障害の推移
	初発部位，症状	球麻痺，上肢（右・左），下肢（右・左）
	既往歴，合併症	
	人工呼吸器	未使用，NPPV，TPPV
	経口摂取，代替栄養	無・有（食形態の変更，胃瘻・経鼻胃チューブ・CV ポート）
	告知の状況	未・済（告知日） 治療の方針 胃瘻，気管切開，人工呼吸器 リルテック®，ラジカット®（開始日） 治験など
環境・生活情報	移動手段	独歩，歩行補助具使用，車椅子
	機器の利用	コミュニケーション機器，環境制御装置など
	家族構成	キーパーソン，介護者の有無
	家屋構造	段差の有無やその高さ，トイレ，浴室の構造，寝具
職業情報	社会的役割	家事，就労の有無，内容，在宅勤務の可能性
	通勤・通院手段	公共交通機関，歩行距離，階段昇降の必要性など
社会的サービス	指定難病 身体障害者手帳 介護保険	難病法：医療費助成 障害者医療費助成 障害者総合支援法：重度訪問介護，吸引器の給付 介護サービス，介護ベッドなどのレンタルの有無

NPPV：非侵襲的陽圧換気，TPPV：気管切開下陽圧換気.

アドバンス・ケア・プランニング (advance care planning：ACP)

するプロセスをアドバンス・ケア・プランニング（ACP）という．ALS 患者においては，告知の内容とともに胃瘻の造設，気管切開や人工呼吸器装着などの希望や考え，意思をカルテから確認しておく．

(2) 環境・生活・職業情報

現在の移動手段，利用している機器やコミュニケーションの手段，自宅の環境について情報収集する．職業については，仕事の内容や通勤手段を確認する．重度訪問介護を受けているケースであっても，在宅で環境を整えて仕事をしている患者もいる．

(3) 社会的サービス

「難病法」「障害者総合支援法」「介護保険法」などに基づく社会的サポートの有無を確認する．

2) 理学療法評価

ALSの障害像に合わせた理学療法評価項目を**表2**に示す．最初にコミュニケーションの手段を確認する．理学療法の目的や内容を説明し，合意形成を得る過程で認知機能に問題が疑われれば認知機能の評価を行う．

(1) 上位運動ニューロン障害，下位運動ニューロン障害

下位運動ニューロン障害である筋力低下，筋萎縮，上位運動ニューロン障害である病的反射，深部腱反射の亢進，痙縮などの有無とその分布，広がりを評価する（**表3**）．

ハンドヘルドダイナモメータ (hand held dynamometer：HHD，等尺性筋力測定器)

筋力テストでは，徒手筋力テストの他にも握力計やハンドヘルドダイナモメータなどを用いて定量的に筋力を評価する．

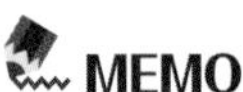

MEMO

ALS 早期の呼吸障害は，睡眠時にみられることが多い．睡眠時間が短い，細切れになる，熟睡できない，頭痛がする，日中眠気があって疲れやすい，集中できないなど，睡眠障害による症状がみられたときは呼吸障害を疑う．

(2) 呼吸障害，嚥下障害

a．自覚症状

呼吸障害の臨床症状として，労作時の息切れ，背臥位での呼吸困難（起座呼吸），夜間不眠，起床時の頭痛，発声量の低下，発声時間の短縮などがみられていないか確認する．これらの自覚がないとしても，多呼吸，奇異呼吸，呼吸補助筋の収縮，注意の低下，発汗，体重減少などがある場合も呼吸障害を疑う．

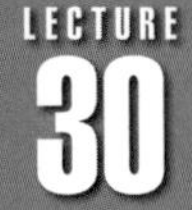

表 2　ALS の障害像に合わせた理学療法評価

コミュニケーションの手段	口頭で可能 補助具など使用で可能 困難	構音障害の有無 透明文字盤，機器
認知機能低下の疑い	有無	有の場合，認知機能評価 改訂長谷川式知能評価スケール（HDS-R） Mini-Mental State Examination（MMSE）
心身機能・身体構造	筋力	徒手筋力テスト（MMT；特に頸部屈曲の筋力は予後にも影響する），握力，ハンドヘルドダイナモメータ（HHD）
	関節可動域	関節可動域テスト（ROMT）
	反射	深部腱反射，病的反射
	呼吸機能	SpO_2 FVC，%FVC，CPF，MIC，MIP，MEP（背臥位，座位） 嚥下機能（情報収集）
	その他	痙縮，疼痛，異常感覚，抑うつの有無など
活動	ADL	基本的日常生活能力（バーセルインデックス） 機能的自立度評価法（FIM） 手段的日常生活活動（IADL）
	起居移動動作能力	移動手段，段差昇降，補装具の有無，足のすくみの有無
	家屋構造	段差の有無・高さ，トイレ・浴室の構造，寝具
参加	社会的役割	家事・就労の有無・内容，在宅勤務の可能性
	通勤・通院手段	公共交通機関，歩行距離，階段昇降の必要性など
その他	重症度 QOL 家族構成 身体障害者手帳 介護保険	ALSFRS-R 健康関連 QOL（SF-36®），ALSAQ-40 など キーパーソン，介護者の有無 障害者医療費助成 障害者総合支援法：重度訪問介護，吸引器の給付 介護サービス，介護ベッドなどのレンタルの有無

FVC：努力性肺活量，CPF：cough peak flow（咳嗽時の最大呼気流量），MIC：最大強制吸気量，MIP：最大吸気圧，MEP：最大呼気圧，ALSFRS-R：ALS 機能評価スケール改訂版，SF-36®：MOS 36-Item Short-Form Health Survey，ALSAQ-40：ALS assessment questionnaire.

表 3　上位・下位運動ニューロン障害の評価

	a. 脳神経領域	b. 頸部・上肢領域	c. 体幹領域（胸髄領域）	d. 腰部・下肢領域
上位運動ニューロン障害： ● 病的反射 ● 深部腱反射の亢進 ● 痙縮	下顎反射：亢進 口尖らし反射：亢進 偽性球麻痺症状 強制泣き・笑い	上肢腱反射：亢進 ホフマン反射：亢進 上肢筋緊張：痙縮 萎縮筋の腱反射：残存	腹壁皮膚反射：消失 体幹部腱反射：亢進	下肢腱反射：亢進 下肢筋緊張：痙縮 バビンスキー反射：陽性 萎縮筋の腱反射：残存
下位運動ニューロン障害： 右記の部位の ● 筋力低下 ● 筋萎縮 →麻痺による状態	顎，顔面，舌，咽・喉頭 →球麻痺→嚥下障害，構音障害	頸部，上肢帯，上腕 →首垂れ，腕下がり，上肢挙上困難	胸腹部，背部 →息切れ，呼吸苦，会話中の息切れ，声が小さく聞き取りにくい	腰帯，大腿，下腿，足 →垂れ足，つまずきやすい，立ち上がり困難，歩行困難

b. 呼吸機能

自覚症状がない場合でも，定期的な呼吸機能評価を行う．肺活量または努力性肺活量（FVC），CPF（咳嗽時の最大呼気流量），最大吸気圧（MIP）および最大呼気圧（MEP），最大強制吸気量（MIC）を臥位と座位で評価する．

MEMO
頸部屈筋の徒手筋力テストの結果は予後にも影響することから確認する．
▶ Lecture 29・図 4 参照.

MEMO
- 肺活量（vital capacity：VC）
%VC は，年齢や性別から算出された予測肺活量（基準値）に対しての実測肺活量の比率.
- 努力性肺活量（forced vital capacity：FVC）

- **CPF（cough peak flow；咳嗽時の最大呼気流量）**
最大吸気位からの随意的な咳嗽を全力で行い，ピークフローメータで最大の呼気の速さを計測する．これにより自己排痰の可否を判定する．上気道炎などで喀痰の量が増えたときの有効な咳嗽力の目安は，CPF>270 L/分，常時咳嗽困難となる目安は，CPF<160 L/分.

- 最大吸気圧（maximal inspiratory pressure：MIP または PImax）
- 最大呼気圧（maximal expiratory pressure：MEP または PEmax）
気道が保たれていればそれぞれ吸気筋，呼気筋の筋力の指標となる.

- **最大強制吸気量（maximum insufflation capacity：MIC）**
フェイスマスクをつけたバッグバルブマスク（図 2）で肺内に空気を送気後，声門を閉じて 3～5 秒程度息ため（air stacking）をした後，呼出された空気の量を流量計で計測する．MIC が肺活量よりもどれだけ多いかが，肺のコンプライアンスの高さを示している．息ためができない場合は，一方向弁バルブ付きバックバルブマスク（LIC；図 3）を使用した他動的な最大強制吸気量を計測する.

LIC（lung insufflation capacity；息ため機能を有する機器を用いた最大強制吸気流量）

肺のコンプライアンス
▶ Lecture 29 参照.

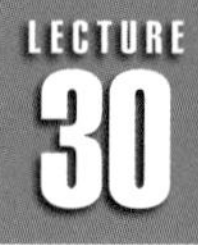

MEMO
救急蘇生バッグ，バッグバルブマスク
鼻・口腔にマスクから他動的に換気するための医療機器.

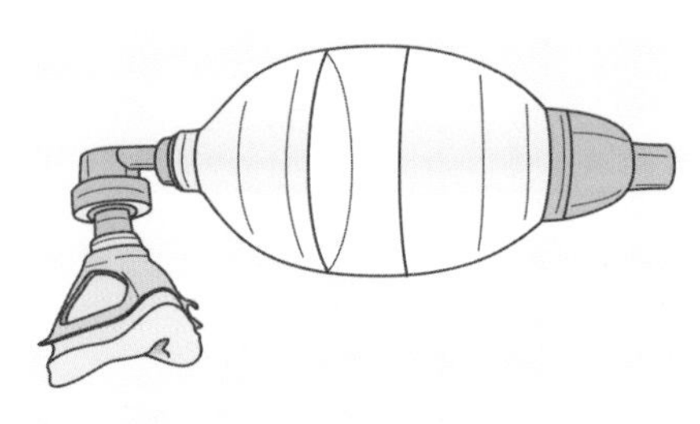

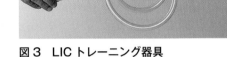

図２　バッグバルブマスク
気道内に送気後，声門を閉じて3〜5秒後に呼出した呼気の量を計測する.

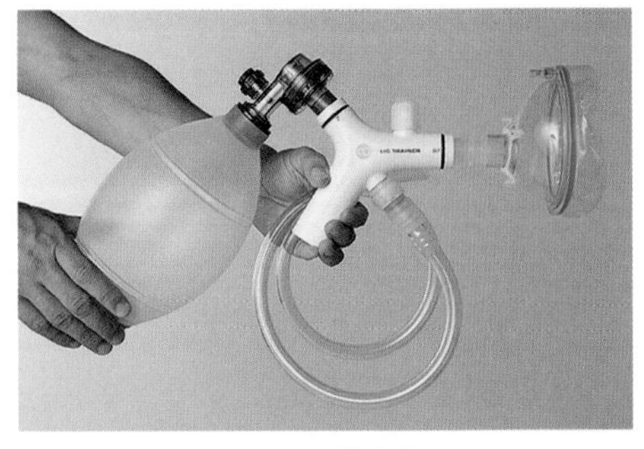

図３　LICトレーニング器具
LICトレーナー®（カーターテクノロジーズ）.

%FVC（予測努力性肺活量に対する実測FVCの割合）

QOL（quality of life；生活の質）

MEMO
- SF-36®（MOS 36-Item Short-Form Health Survey）
健康関連QOL（health related QOL：HRQOL）を測定する尺度.
- SEIQoL（Schedule for the Evaluation of Individual Quality of Life）
半構造化面接法によって，患者が自分にとって大切と考えている生活の領域を５つ引き出し，その内容を定義し，名づけてもらう. それぞれの生活領域がどの程度うまくいっているのか，満足しているのかを視覚アナログスケールにより評価する. さらに５つの領域が患者の生活においてどのような重みで意識されているのか，判断分析法という多変量解析を利用して計測する. 重みづけすることで，一元的なQOL（SEIQoL-index スコア）が算出できる.
- ALSAQ-40（ALS assessment questionnaire）
ALSに特異的な尺度であり，起居移動動作能力に関する10項目，ADL（activities of daily living；日常生活活動）に関する10項目，嚥下やコミュニケーションに関する10項目，感情に関する10項目の計40項目から成る.

MEMO
四肢の関節拘縮は不動や痙縮によるもので，肩関節，膝関節，足関節の伸展拘縮が多い. 四肢の随意運動が困難となっても，母指や示指，距骨下関節の随意運動が最後まで残存することがある. ナースコールやコミュニケーションの手段に使用できる可能性があるため，随意運動が残存している手指や足部の関節可動域を維持するよう介入する.

- **努力性肺活量（FVC）**：ALSの呼吸障害は拘束性換気障害であり，%FVCが80%を下回ってくる. FVCは生命予後と強く相関することが知られており，FVCの低下率も予後と相関する. 座位と比べて背臥位の肺活量が7%以上低下している場合，横隔膜の筋力低下を示唆しており，夜間低換気の可能性がある[4]. また，CPFやMIP，MEP，MIC，SpO_2なども指標になる.

c. 嚥下機能

ALSでは，呼吸筋麻痺と球麻痺は時間的に近接して生じるといわれている. ALSにおける球麻痺の特徴は，上位運動ニューロン障害と下位運動ニューロン障害が混合して生じることである. そのため，随意的嚥下反射の遅延ないし消失，輪状咽頭筋の筋トーヌスの亢進が生じ，食塊を移送し食道へ送り込む協調運動が破綻することで嚥下障害が生じる. 誤嚥による上気道の閉塞や肺実質の障害が起こると呼吸障害が悪化する. 嚥下障害による低栄養によって呼吸障害が悪化する可能性も指摘されているため，呼吸機能と併せて嚥下機能に関する情報を医師，言語聴覚士から収集する.

(3) その他の評価

重症度，関節症状，疼痛の有無，QOL（生活の質）などを確認する. QOLの尺度には，SF-36®，SEIQoL，ALSAQ-40などがある.

その他，生活環境や社会的サービスの利用状況を確認する.

a. 生活環境

自宅の環境や改修の有無を確認する. 勤務先の環境についても確認し，動線となっている部分の段差や手すり，机の配置などを確認する.

b. 社会的サービス

すでに受けている社会的なサービスについて確認する. ALSはさまざまな助成やサービスが受けられる（Lecture 29・**Step up** 参照）. 給付されたものやレンタルしているものも確認する.

5. 理学療法の実際

残存機能の維持を図りつつ，補装具や機器を検討・導入し，ADLや社会活動の維持・改善を図っていく. ALSでは症状・重症度に合わせて理学療法を行う（**表4**）[5].

1) 関節可動域の低下

病初期では，上位運動ニューロン障害の痙縮があれば，リラクセーションを図りながら持続的ストレッチを加える. 下位運動ニューロン障害が優位であれば，麻痺筋の伸張痛や関節の脱臼に留意し，愛護的にストレッチを加える.

ストレッチは痛みの緩和にもつながり，痙縮を伴う場合は特に重要である. 車椅子座位保持のためには股関節と膝関節，呼吸機能のためには肩関節と胸郭の関節可動域

表 4 重症度に基づく症状の進行に応じた対応

重症度分類（厚生労働省：神経変性疾患領域における基盤的調査研究班による）	1：家事・就労はおおむね可能	2：家事・就労は困難だが，日常生活（身の回りのこと）はおおむね自立	3：自力で食事，排泄，移動のいずれか1つ以上ができず，日常生活に介助を要する	4：呼吸困難・痰の喀出困難あるいは嚥下障害がある	5：気管切開，非経口的栄養摂取（経管栄養，中心静脈栄養など），人工呼吸器使用
	ADL，IADL 自立	ADL 自立	ADL 要介助	ADL 要介助〜全介助	ADL 全介助
全経過で実施	評価・関節可動域訓練・ストレッチ（呼吸筋も含む）・ポジショニング・MIC*維持・心理的サポート				
呼吸	呼吸筋維持強化訓練 咳練習 リラクセーション	呼吸筋維持強化訓練 咳練習 エアスタック リラクセーション 咳介助 体位排痰・スクイージング	呼吸筋維持強化訓練（行わないこともある） 咳練習 エアスタック リラクセーション 咳介助 体位排痰・スクイージング	呼吸筋維持強化訓練は行わない 咳練習 エアスタック リラクセーション 咳介助 体位排痰・スクイージング	呼吸筋維持強化訓練は行わない 自発呼吸練習 呼吸介助 体位排痰・スクイージング MI-E**の活用
摂食・嚥下障害	発話練習 食形態アドバイス	発話練習 食事姿勢・食形態・流涎対策の情報提供	発話練習 食事姿勢/介助方法・食形態・流涎処理方法アドバイス	発話練習（行わないこともある） 食事姿勢/介助方法・食形態・流涎処理方法アドバイス	口腔・顔面筋のストレッチ
コミュニケーション障害	拡大・代替コミュニケーション手段の情報提供	拡大・代替コミュニケーション手段の情報提供・導入・検討	拡大・代替コミュニケーション手段の情報提供・導入・検討	拡大・代替コミュニケーション手段の導入	拡大・代替コミュニケーション手段の調整
上肢機能障害	筋力維持訓練（軽負荷） 上肢装具・日常生活用具の紹介 IADL/ADL アドバイス 就労・住環境調整アドバイス	筋力維持訓練（軽負荷） 上肢装具・日常生活用具・福祉機器の紹介・選定 ADL 訓練 家屋評価 住環境調整アドバイス	上肢装具・日常生活用具・福祉機器の紹介・選定・導入支援 ADL 訓練 家屋評価 住環境調整アドバイス	上肢装具・日常生活用具・福祉機器の紹介・選定・導入支援 基本動作・ADL 訓練 住環境調整アドバイス	ミュニケーション機器の選定・適合・導入支援
体幹・下肢機能障害	筋力維持訓練（軽負荷） 起居動作・歩行練習 転倒予防アドバイス 補装具・歩行補助具の情報提供・選定・適合	筋力維持訓練（軽負荷） 起居動作・歩行練習 転倒予防アドバイス 補装具・歩行補助具の情報提供・選定・適合	起居動作・歩行練習 転倒予防アドバイス 補装具・歩行補助具・車椅子の情報提供・選定・適合	介助下基本動作練習 車椅子の選定・適合・シーティング	離床援助
家族・介護者支援（緩和ケアアプローチ）	福祉サービス情報提供 就労・住環境調整アドバイス	福祉サービス情報提供 サービス利用・内容のアドバイス 住環境調整アドバイス 介助方法指導	介護者へのケア サービス内容のアドバイス 福祉サービス・住環境調整アドバイス 介助方法指導 地域連携	介護者へのケア 福祉サービス・住環境調整アドバイス 介助方法指導 地域連携	介護者へのケア 介護者の休養サポート（レスパイト入院） 福祉サービス・住環境調整アドバイス 地域連携

*MIC（maximum insufflation capacity）：最大強制吸気量.
**MI-E（mechanical insufflation-exsufflation）：機械による咳介助.
（早乙女貴子：Jpn J Rehabil Med 2018；55〈7〉：539-44[5]）

の維持が必要である．さまざまな肢位を保持することによる重力を利用したストレッチを取り入れ，家族や介助者へ指導する．

2）筋力低下

ALS に生じる筋力低下は，運動ニューロンの変性による主症状の一つである．一方で，ADL の低下による廃用症候群が生じる可能性もあり，廃用症候群の予防を図ることも重要である．下位運動ニューロン障害である筋萎縮や筋攣縮の有無を定期的に評価し，下位運動ニューロン障害のある筋への抵抗運動を避け，残存筋の筋力ト

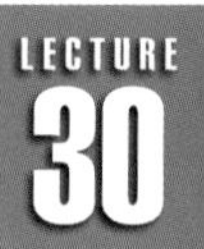

ここがポイント！
ALS 患者における筋力トレーニングは，軽度ないし中等度の筋力低下に対しては有効であるといわれているが，確立されたエビデンスはない[6]．「筋萎縮性側索硬化症診療ガイドライン」では，筋力増強，筋の持久力維持運動，有酸素運動は導入時の筋力や運動強度に配慮すれば効果が期待されており，運動療法が推奨されている[6]．しかし，過剰な筋力トレーニングは筋力低下を悪化させる可能性があり，負荷量や中止の見極めが重要である．

MEMO
HAL® (hybrid assistive limb)
HAL® は装着して随意運動を支援するサイボーグ型ロボットである．ALS を含む運動単位が障害される 8 疾患に対する医療機器として承認され，診療報酬が認められた．

MEMO
ファウラー位
背臥位で下肢を水平にしたまま上半身を 45 度程度上げた半座位．外科医であるファウラー (Fowler GR) にちなんで名づけられた．

MEMO
シルベスター (Silvester) 法
両手を組み，肩関節の屈伸運動と深呼吸を行う方法．屈曲で吸気，伸展で呼気をすることで大きな換気量が得られる．

MEMO
ハフィング (huffing)
ゆっくり深く息を吸った状態から，咳を行わずに一気に息を吐き出す方法．

MEMO
呼吸筋の筋力強化
ALS における報告では，1997 年の厚生省特定疾患研究班の報告があり，最大吸気圧の30%ないし吸気筋器具による 15%の負荷で 1 日 1〜2 回実施したことで最大吸気圧の改善が得られている[7]．

肺活量を増やすトレーニング (lung volume recruitment training：LVRT)

レーニングを行い，負荷量，回数などを調整する．運動後の筋痛，翌日まで残る疲労感，動作耐久性の低下などに十分注意して行っていく．

過負荷にならないよう継続的に筋力を維持し，廃用症候群を防止するには，ADL の維持によって活動性を保つことも有効である．補装具や補助具の導入を含めた ADL の自立度の維持を図り，座位時間や立位時間を保つよう指導する．

3) 活動性の低下

筋力低下に伴って，ADL 低下による廃用症候群が生じやすい．臥床しがちになるため，移動動作能力の維持，車椅子やリクライニング機能付き車椅子，ティルトテーブルなどを用いて座位・立位時間の維持を図り，廃用症候群を防止する．

下垂足，尖足に対しては，背屈補助を目的とした軽量の短下肢装具や足関節サポーター，歩行補助具などで対応する．進行が速いと補装具などを入手するまでに進行してしまい，使える期間が短くなるため，既製品の装具を利用して早めに対応するか，レンタルを利用する．歩行補助具についても，レンタルを利用するなどの配慮が必要である．ロボットによる補助を用いることも試みられている．

筋力低下が進行したとしても，介助によって車椅子やリクライニング機能付き車椅子に移乗し車椅子座位をとる，ベッドのリクライニングを上げたファウラー位をとる時間をもつなどして完全な臥床を避け，可能な活動を可及的に継続して生活することが非常に重要である．病状の進行に伴い，頸部や体幹の支持性を含めた筋力低下への対応が必要になる．頸椎カラーや補装具に加え，車椅子の頸部や体幹の支持ができるバックレストやヘッドレスト，バックレストのリクライニング機能，人工呼吸器や吸引器を搭載できるものなど，個々の状態に合わせた車椅子のオプションを選定する．

4) 呼吸機能障害

ガイドラインでは，ALS に対する呼吸理学療法における科学的根拠が不足しているものの，実施を推奨している[6]．呼吸不全症状が出現する前から呼吸理学療法を開始する．

ALS の呼吸障害は，神経細胞の脱落に起因する呼吸筋麻痺と肺のコンプライアンスの低下による呼吸仕事量の増加によるものである．排痰による肺炎や無気肺などの合併症の予防，胸郭の柔軟性や肺の弾性の維持，残存呼吸筋の筋力維持・強化を目的とした呼吸理学療法を行う．

病初期には，頸部補助筋のリラクセーションおよびストレッチ，腹式呼吸，横隔膜筋力維持のために腹部に砂嚢を乗せて行う腹式呼吸，シルベスター法などを用いた深呼吸，息ため，ハフィング，咳嗽練習などを行う．

(1) 呼吸筋の筋力強化

呼吸筋力の強化としてスレッショルド®IMT (**図 4a**)，トリフローⅡ®，スレッショルド®PEP (**図 4b**)，インセンティブ・スパイロメトリーなどの簡易的な器具を用いて，吸気筋と呼気筋の筋力トレーニングを行う．

いずれの呼吸筋トレーニングも四肢の筋力トレーニングと同様，疲労に注意が必要である．球麻痺症状によって痰の喀出困難がみられた場合は，呼吸筋のトレーニングは行わず，気道のクリアランスを保つための排痰の介助や咳嗽の強化・介助を行う．

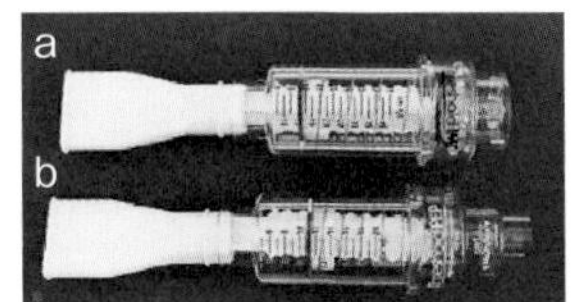

図 4 スレッショルド (非能動型呼吸運動訓練装置)
a：スレッショルド®IMT (チェスト)，b：スレッショルド®PEP (チェスト).

(2) 肺活量を増やすトレーニング (LVRT)

肺のコンプライアンスを維持する目的で LVRT を実施する．LVRT はバルブアンドバッグシステムなどを用いて他動的に最大吸気位まで加圧するなどの方法で行われる．バッグバルブマスクによって強制的に3～5回程度，被験者が最大に耐えうる息ため（air stacking）まで加圧し，呼気量を測定しながら有効な咳が行えるようにトレーニングする．嚥下障害が進行し，息ためが困難な場合は，1方向弁の付いたLICを使用する．

ALSでは，MICやLICの強制吸気量と肺活量の差を維持・拡大し続けることが重要であり，その差が大きいほど生命予後が良好となる．その差を1,000 mL以上保つ必要がある（**図5**）[8]．

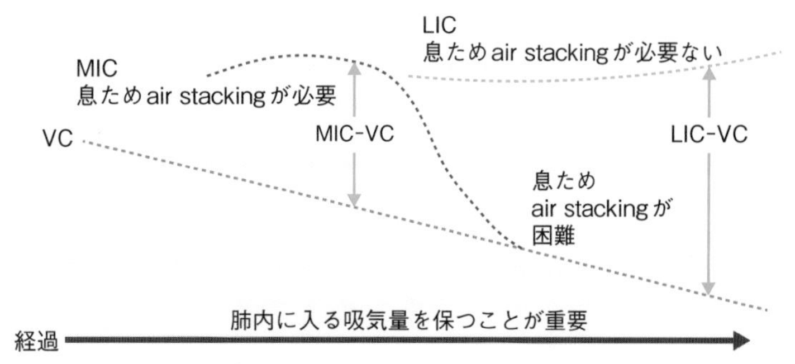

図5 神経筋疾患の呼吸理学療法の戦略
（寄本恵輔：難病と在宅ケア 2019：24〈10〉：58-64[8]）
VC：肺活量，MIC：最大強制吸気量，LIC：lung insufflation capacity.

(3) 気道のクリアランス

球麻痺症状が悪化すると誤嚥し，さらに咳嗽力が低下することで肺炎や無気肺，低酸素血症に至るため，気道のクリアランスを保つことは重要である．排痰は，末梢気道における移動，末梢気道から咽頭までの移動（咳嗽による），咽頭から喀出といったプロセスを経る．排痰の介入は，末梢気道における喀痰の移動と，末梢気道から咽頭までの移動である咳嗽の強化に分けられる．

a. 喀痰の移動

喀痰移動の介入方法には，体位ドレナージ，体位変換，用手排痰補助，軽打法，胸部介助法などがある．

b. 咳嗽の強化

CPF（咳嗽時の最大呼気流量）を咳嗽能力の指標として定期的に測定し，「CPF＜270 L/分」を目安に，低下がみられたら徒手または機器による咳嗽を介助する．咳嗽の強化には吸気介助，呼気介助，呼気・吸気介助がある．

呼気介助は，咳嗽に合わせて徒手で圧迫し，介助する．有効な咳ができない場合，吸気が不足している可能性があり，強制吸気を行うとより効果が高まる．

c. 機械による咳介助（MI-E）

機器によって気道に陽圧をかけて肺を膨らませた後，瞬時に陰圧にし，掃除機のように肺の空気を引っ張ることで痰を喉のほうへ移動させるものである（**図6**）．人工呼吸療法を行っている患者において保険適用が認められている．

5) コミュニケーション障害

球麻痺症状が進行すると構音障害も進行するため，コミュニケーションの手段を確保する必要がある．コミュニケーション手段の導入は，作業療法士を中心に進める（Step up 参照）．

6) 家族・介護者への支援

病初期から，福祉サービスの情報を提供しつつ，住環境を調整し介助方法を指導する．病状の進行に伴い，地域の難病支援センターと連携を図る．

6. 症例提示

1) 概要

50歳代，男性．下肢型ALS．

半年前，屋外で平地歩行中に転倒し，その数日後にも同様に転倒する．その後は慎重に歩行すれば転倒せずに歩行できたが，階段の上りで疲労を感じるようになる．運動不足を感じ，自宅で筋力トレーニングを開始したが腿上げがしづらくなり，周囲か

ここがポイント！
肺のコンプライアンスの維持
ALSでは拘束性換気障害によって肺が膨らみにくくなり，頻呼吸となる．肺活量が低下しても，肺胞の虚脱を防ぎ，最大強制吸気量（MIC）やLICの強制吸気量の維持・改善を図り，肺活量との差を維持・拡大することが重要である．

機械による咳介助（mechanical insufflation-exsufflation：MI-E）

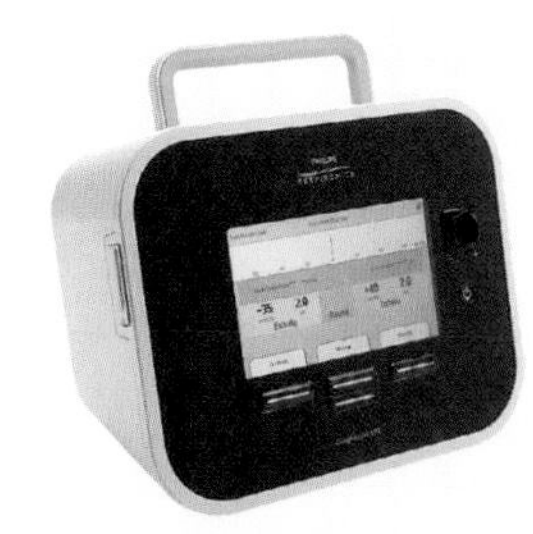

図6 機械による咳介助
カフアシスト®E70（フィリップス・ジャパン）

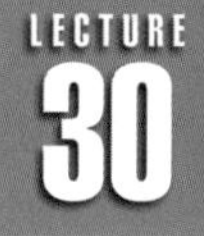

ら歩容の違和感を指摘され，症状出現から2か月後に整形外科を受診する．CTでは問題がなく経過観察となった．筋力トレーニングの回数がこなせなくなり，疲れやすく，疲労が翌日にまで及ぶようになる．症状出現から3か月後，電車での通勤が困難となり，家族に車で送迎してもらうようになる．症状出現から5か月後には歩行に杖が必要となり，社内の移動が困難となる．症状が進行していると考えられたため，整形外科から紹介されて神経内科を受診し，精査目的にて入院となる．

他部門からの情報を**表5**に示す．

2）理学療法評価

コミュニケーションは問題なく可能であり，問診の再現性もあり，認知機能も問題はない．理学療法評価の結果を**表6**に示す．両下肢の症状が主であり，右上肢は手の違和感を訴えている．嚥下機能は問題ない．

3）統合と解釈

国際生活機能分類（International Classification of Functioning, Disability and Health：ICF）

（1）国際生活機能分類（ICF）を用いた現状の把握

症例の問題点を抽出するため，ICFを用いて現状を把握した（**図7**）．

約半年前に症状がみられ，精査目的にて入院となり，ALSと診断された．理学療法での主な問題は歩行の不安定性と易疲労性である．反張膝で膝をロックして歩行し

表5　他部門からの情報

医師
● 針筋電図にて線維性収縮電位を認めたことと他の疾患の除外からALSと診断 ● 病名告知，治療薬，一般的な経過について説明後，患者は薬物療法を希望 ● 薬物療法を導入後に退院し，定期的に外来にて経過観察となる ● 嚥下と呼吸に問題はなく，呼吸機能検査を実施する予定 ● 退院に向けて介護認定，指定難病申請する予定
看護師
● 屋内平地歩行は転倒のリスクがあり，主に車椅子で移動 ● 理学療法士の歩行指導後に病棟内移動手段について検討する予定 ● 右手の使いづらさの訴えはあるが病棟ADLはおおむね自立 ● 入浴はシャワー浴で，浴室移動の際に見守りが必要 ● 退院に向けて難病支援センターと連携をとる予定
医療ソーシャルワーカー
● 仕事はシステムエンジニアで，通勤困難となってからは在宅勤務，オンライン会議にて対応 ● 妻（キーパーソン），長男（大学生）との3人暮らし ● 自らALSに関する情報収集をしており，利用できる介護・福祉サービスを紹介する予定 ● 自分の声を残したいという希望があり，自分の声を録音・登録できるアプリ（Step up参照）を紹介 ● 患者会や交流する場を紹介
作業療法士
● 右手に違和感があり，上肢の巧緻性を評価する予定 ● パソコンの操作やADLを確認し，退院後の自主練習と必要に応じて自助具の紹介を行う ● 上肢の障害の進行に合わせて，パソコンのスイッチなどの入力手段を紹介

表6　症例の理学療法評価

重症度	厚生労働省の重症度	2
	ALSFRS-R	40点 言語4，唾液分泌4，嚥下4，書字4，摂食動作（1）食事用具の使い方3，着衣，身の回りの動作3，寝床での動作3，歩行3，階段登り0，呼吸（1）呼吸困難4，（2）起座呼吸4，（3）呼吸不全4
筋力低下		両上肢4～5（左>右），両下肢2～4，頸部5
関節可動域		足関節背屈10度，他は特に問題なし
筋緊張		両下肢痙縮（右>左）
歩行障害		左T字杖歩行，膝ロッキングあり，歩行速度低下 突然足がすくむことあり
易疲労性		歩行耐久性の低下（連続200mで疲労する）
その他		階段昇降困難
ADL	食事	右手：箸，フォークを併用して自立
	排泄	洋式トイレ：自立
	入浴	シャワー浴：シャワーチェアを使用して洗体は自立 浴室の移動で見守りが必要
	更衣	座位で自立
	整容	座位あるいは壁のそばで立位をとって自立
起居移動動作	ベッド上動作	自立
	しゃがみ位からの起立	不可
	移乗動作	上肢の支持，手すりやアームレストなどにつかまって自立
	院内移動動作	病室内歩行：両側T字杖を使用して短距離は自立と判断 長距離は車椅子にて自立
住環境		持ち家，一戸建て，2階で生活→1階へ変更済み トイレ：洋式，浴槽：据え置きタイプ

ALSFRS-R：ALS機能評価スケール改訂版．

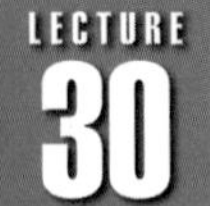

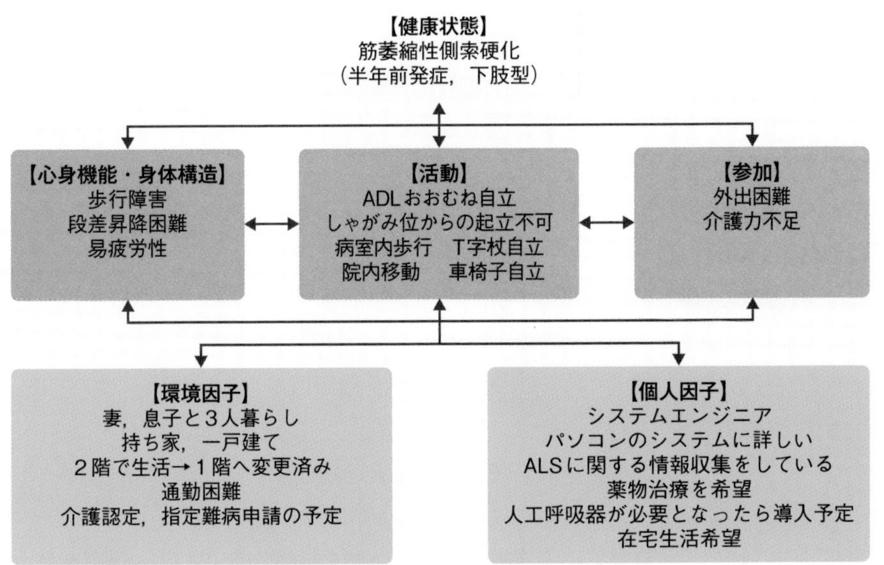

図7　初回評価における国際生活機能分類（ICF）の概要

ており，左T字杖を両側T字杖に変更し，歩行能力の維持を図る．有酸素運動を10分程度から開始し，運動耐容能の維持・改善を図る．併せて自主練習として全身のストレッチ，自重による筋力トレーニングを指導する．屋外移動は，妻の介護による車椅子での外出とし，公共交通機関か介護タクシーの利用を提案する．

自覚的呼吸困難は特になく，呼吸機能検査が予定されているので，深呼吸，胸郭のストレッチ，息ためなどを指導する．

(2) 現在の病態と想定される予後

下肢を中心に数か月単位で進行がみられる．今後の進行を見越して早めに呼吸トレーニングを開始する．外来にて自主練習と動作障害を確認し，必要に応じて日常生活用具・補装具のレンタル・給付，住宅改修などについて助言する．

退院後は定期的に外来にて，呼吸・嚥下機能の経過を追う予定である．

(3) 本人の希望

可能な限り歩ける状態を保ちたい．両手が使える間は仕事をしたい．自分の声を残しておきたい．

(4) 目標設定

a. 長期目標

自宅退院と復職を目指す．車椅子を介護保険でレンタルし，通院は家族の運転する車で送迎，長距離屋内移動は車椅子を利用する．自宅内歩行はT字杖と家具の伝い歩き，あるいは家具の配置を整理して車椅子移動とする．呼吸機能を維持する．

b. 短期目標

残存筋力の維持，入院中の廃用防止，両側T字杖歩行で歩行耐久性を，有酸素運動で運動耐容能の維持ないし向上に取り組む．自主練習として，呼吸トレーニング，ベッド上の関節可動域トレーニング，筋力トレーニングを習得してもらう．

4) 理学療法プログラム

入院中の廃用を防止し，退院を想定した移動手段の確立，呼吸トレーニングなど自主練習を指導する．残存能力の可及的維持，能力低下を先送りするため近医クリニックへ申し送り，理学療法を継続してもらう．

MEMO

自重による筋力トレーニング

残存筋力にもよるが，手すりにつかまった立位の状態で，ハーフスクワット（主な対象筋は，大腿四頭筋，大殿筋）や，つま先立ちになるカーフレイズ（主な対象筋は，下腿三頭筋）などを行う．

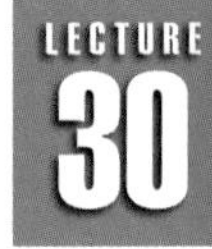

ロフストランドクラッチ
(Lofstrand crutch)

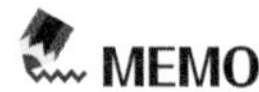
クロストレーナー
クロスカントリーのような動きで有酸素運動ができるトレーニングマシン.

(1) 歩行練習

左T字杖では転倒の危険性が出てきたため，両側T字杖で屋内歩行練習を行う．右下肢の痙縮に対しては，プラスチック製短下肢装具を試す．右手の違和感を訴えており，筋力低下などがみられるようであればロフストランドクラッチを試す．

(2) 関節可動域トレーニング

ベッド上臥位およびつかまり立ちで行えるストレッチを指導する．

(3) 起居移動動作トレーニング

ベッド上動作，起立動作，車椅子駆動を確認し動作を指導する．自宅内車椅子移動を想定して，ハンドリムの駆動だけでなく，下肢による移動，家具や壁を手で押すことで進む練習も行う．

(4) 有酸素運動

クロストレーナーによる上下肢を使った有酸素運動を行う．

(5) 筋力トレーニング

残存筋力に対して，自重による筋力トレーニングを指導する．また，近医クリニックにて機器を用いた筋力トレーニングが可能であり，負荷量を設定しトレーニングを導入する．負荷量について説明し，トレーニングしながら過負荷の目安も伝える．

(6) 呼吸トレーニング

頸部補助筋のリラクセーションとストレッチ，腹部に砂嚢を乗せて行う腹式呼吸，シルベスター法などを用いた深呼吸，息ため，ハフィング，咳嗽練習を実施する．

(7) 住環境の確認

今後のALSの進行を予測し，車椅子，リクライニング機能付き車椅子の導入も視野に入れて住環境の調査・確認を行う．

(8) その他

職業がシステムエンジニアであり，パソコンを用いて可能な限り就労を続ける．進行に合わせて入力の方法を変更する．システムエンジニアとしてプログラミングの速さも重要であり，仕事の進行に支障が出るならばキャリアチェンジも視野に入れておく．自分で情報収集しており，ALSの患者会にも参加する意思を示していることから，時期をみながら対応していく．ADLやコミュニケーションについては，進行に伴って作業療法士と相談しながら自助具やコミュニケーション機器を検討する．

■引用文献

1) Rowland LP：How amyotrophic lateral sclerosis got its name：the clinical-pathologic genius of Jean-Martin Charcot. Arch Neurol 2001；58 (3)：512-5.
2) 林 秀明：ALSの呼吸筋麻痺と呼吸器装着―最近の考え方―「今までのALS観」から「新しいALS観」への進展．理学療法ジャーナル 2000；34 (1)：46-8.
3) ALS治療ガイドライン作成小委員会：ALS治療ガイドライン2002．日本神経学会；2002.
4) 日本リハビリテーション医学会監：神経筋疾患・脊髄損傷の呼吸リハビリテーションガイドライン．金原出版；2014.
5) 早乙女貴子：筋萎縮性側索硬化症（ALS）のリハビリテーション治療．Jpn J Rehabil Med 2018；55 (7)：539-44.
6) 日本神経学会監，筋萎縮性側索硬化症診療ガイドライン作成委員会編：筋萎縮性側索硬化症診療ガイドライン2013．南江堂；2013.
7) 小森哲夫ほか：筋萎縮性側索硬化症の呼吸障害に関する研究―至適呼吸理学療法プログラムの検討．厚生省特定疾患調査研究班 社会医学研究部門 特定疾患に関するQOL班．平成8年度研究報告書．1997．p.115-9.
8) 寄本恵輔：活動性を高めるための人工呼吸器設定と呼吸理学療法．難病と在宅ケア 2019；24 (10)：58-64.

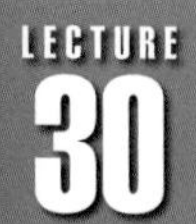

■参考文献

1) 日本神経学会監，筋萎縮性側索硬化症診療ガイドライン作成委員会編：筋萎縮性側索硬化症（ALS）診療ガイドライン2023.

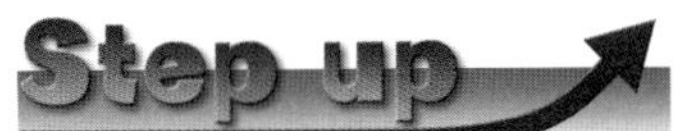

1．コミュニケーションの手段

ALSでは疾患の進行に伴い，球麻痺症状による構音障害や，呼吸不全による発声障害がみられ，コミュニケーション障害への対応が必要となる．書字が可能であれば筆談で対応し，口唇の動きが残っていれば動きを読み取ることやイエス・ノーサインで答えられる質問で聞き取るなどする．以下，コミュニケーションの手段について概説する．

1）透明文字盤

透明な素材に50音の平仮名，数字，単文などが書かれた文字盤を使用する（図1）．

聞き手は文字盤を患者の顔の正面で20 cmほど離して保持し，文字盤を挟んで患者と向かい合うように位置する．患者に伝えたい文字を見つめてもらい，その文字が正面にくるように文字盤を移動させ，聞き手と患者の視線が一致したと思われる文字などを読み上げる．一文字ずつ伝えたい文字を拾い，言葉を完成させる．

2）口文字（音読文字盤）

口の形や瞬きなど，可能な合図で伝えたい言葉を表現してそれを読み取るコミュニケーション手段である．患者の状態によって合図や意味する内容が異なる．

最初に，患者が伝えたい文字の母音「あいうえお」の口の形を作り，読み手がそれを読み取る．次に読み手が50音表を横に読み上げる．「あ」の口の形であれば，「あーかーさーたーなーはーまーやーらー」と少し伸ばしながら読み上げて，伝えたい言葉まで来たら，患者は合図をし，読み手に知らせる．これを繰り返して単語にし，つなぎ合わせる．

3）専用の機器，ソフトウェア

意思伝達装置としては，専用の機器だけでなく，パソコンやタブレットにソフトウェアを組み込んだ機器がある．マウスやキーボードの代わりとなる入力装置や機器を固定する台なども検討する．

（1）専用の機器

平仮名などの文字を指で押して選択することで文章の作成や表示ができ，読み上げる機能も備わっている（ボイスキャリーペチャラ〈パシフィックサプライ〉）．完全閉じ込め状態（TLS；Lecture 29参照）の患者において，脳波や脳の血液量などの生体信号を利用して「はい・いいえ」を判定するもの（新心語り〈ダブル技研〉，マクトス〈テクノスジャパン〉，Cyin® 福祉用〈サイバーダイン〉）もある．

（2）パソコンやタブレットにソフトウェアを組み込んだ機器

市販のパソコンやタブレットに，入力支援ソフトウェアを組み込むことで意思伝達装置として使用するものである（トーキングエイドTM for iPad〈ユープラス〉，指伝話〈オフィス結アジア〉，伝の心〈テクノツール〉，miyasuku EyeConSW〈ユニコーン〉，OriHime eye＋Switch〈オリイ研究所〉など）．

キーボードやマウスの使用が難しい場合は，特殊なセンサーを有する入力装置も併用する．この入力装置と入力

a

わ	ら	や	ま	は	な	た	さ	か	あ
を	り	ゆ	み	ひ	に	ち	し	き	い
ん	る	よ	む	ふ	ぬ	つ	す	く	う
トイレ	れ	ゃ	め	へ	ね	て	せ	け	え
吸引	ろ	ゅ	も	ほ	の	と	そ	こ	お
左	右	ょ	°	゛	コール	足	頭	タオル	ベッド
0	9	8	7	6	5	4	3	2	1

b

? い あ う え お　き か く け こ　し さ す せ そ　゛°（っ）
ち た つ て と　に な ぬ ね の　ひ は ふ へ ほ　み ま む め も
○ や ゆ よ　り ら る れ ろ　を わ ん ー　×

c

吸 引	体 交	コール
トイレ	苦しい	痛 い
頭	手	足
暑 い	寒 い	ちょうどいい
上下左右	ベッド	車イス
まちがえ	50音へ	ありがとう

図1　文字盤の例
a：50音，b：クロス式（スマートフォンのフリック入力を模したタイプ），c：単文．
東京都立神経病院リハビリテーション科ホームページより，透明文字盤のPDFファイルがダウンロードできる．
（https://www.byouin.metro.tokyo.lg.jp/tmnh/medical/central/rehabilitation/work/tool/mojiban.html）

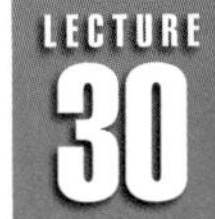

支援ソフトウェアを利用することで文字の入力が行える．インターネットの環境が整えば，入力支援ソフトウェアを経由し他のソフトウェアやSNS，電子書籍，音楽配信の利用なども可能となる．

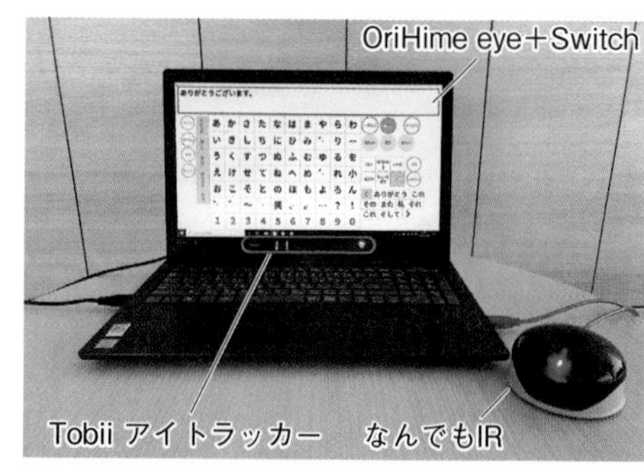

図2　意思伝達装置
OriHime eye+Switch（オリィ研究所），Tobii アイトラッカー（トビー・テクノロジー），なんでもIR（テクノツール）．

a．入力装置

入力装置にはさまざまな仕組みのスイッチや視線検出式装置などがある．

- **接点式入力装置**：スイッチを押すことで反応する．
- **帯電式入力装置**：指や頬，顎などの可動部でセンサーに触れることで反応する．
- **筋電式入力装置**：眉間や頬，目の周囲などに電極を貼り，筋の活動電位に反応する．
- **光電式入力装置**：光電タッチや光ファイバーなどを用いて，光を遮断したり，反射する距離を変えたりすることで信号入力できる．例えば，瞬きをする，指や顎などの可動部をセンサー面に近づけることで反応する．
- **呼気式（吸気式）入力装置**：呼気や吸気にセンサーが反応する．
- **空圧式入力装置**：わずかな筋力で押しても反応するスイッチ．
- **圧電式入力装置**：小さなひずみや振動などの動きで入力できるスイッチ．

b．入力支援ソフトウェア

モニターに50音の文字や数字，記号が表示され，縦や横にスキャンしていくので，該当箇所でセンサー入力し文字を選択する．

c．視線検出式入力装置（Tobii アイトラッカー〈トビーテクノロジー〉）

画面上のアイコンや文字盤を見続けることで，眼球の角膜上の光の反射点と瞳孔の位置を計測し入力する．

2．環境制御機能

環境制御装置とは，身の回りの機器を制御するための装置であり，家電製品の操作，照明の消灯や点灯などをわずかに動く部分を用いて自ら操作する．特に赤外線リモコンで操作できる機器は，学習リモコン（赤外線の操作信号を1台にまとめたリモコン；なんでもIR〈テクノツール〉）を介して複数の機器操作がパソコンで可能となる．メディアプレーヤーやテレビを操作し，番組の選択，音楽や動画の視聴，音量の調節，エアコンの温度設定，風力や風向の調整，運転，停止などがパソコンで操作できる．

3．意思伝達装置導入の例

意思伝達装置（OriHime eye+Switch）をベースに，視線入力装置（Tobii アイトラッカー），学習リモコン（なんでもIR）を介した環境制御機能を活用した例を図2に示す．対象者の姿勢を調整後に視線入力装置をパソコン画面の近くに置き，ソフトウェア内で視線調整を行う．画面上の文字を見続けることで文字入力が行える．あらかじめスマートフォン（iOSのみ対応）にて，無料のアプリ（コエステーション）を用いて自分の声を録音しておけば，自分の声で読み上げることもできる．パソコン上でリモコンの画面を立ち上げてリモコン操作を行うと電化製品のリモコンの代わりもする．

4．意思伝達装置導入のタイミング

ALSである自分自身を受容するまでに時間を要すること，患者が意思伝達装置を必要と思う時期や，「重度障害者用意思伝達装置」の対象者の要件である「重度の両上下肢および音声・言語機能障害者（難病患者等については，音声・言語機能障害及び神経・筋疾患）」に該当する時期がケースごとに異なることから，導入へと至るプロセスも異なる．「重度障害者用意思伝達装置導入ガイドライン」によれば，ALSのように急速に進行する疾患の場合，音声・言語機能障害に該当することが確実な場合は早期支給を配慮することとなっている．

患者のコミュニケーションおよび生活に不自由な期間を生じさせないよう，早期から意思伝達装置導入の可能性を念頭におき，導入のタイミングが遅れないように対応する．

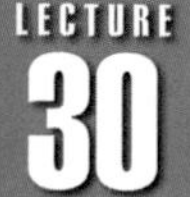

巻末資料

表 1　MDS-UPDRS

Part Ⅰ：日常生活における非運動症状		Part Ⅲ：運動症状の調査	
1.1	認知障害	3.1	言語
1.2	幻覚と精神症状	3.2	顔の表情
1.3	抑うつ気分	3.3	固縮
1.4	不安感	3.4	指タッピング
1.5	無関心（アパシー）	3.5	手の運動
1.6	ドパミン調節異常症候群の症状	3.6	手の回内・回外運動
1.7	睡眠の問題	3.7	爪先のタッピング
1.8	日中の眠気	3.8	下肢の敏捷性
1.9	痛みおよびその他の感覚異常	3.9	椅子からの立ち上がり
1.10	排尿の問題	3.10	歩行
1.11	便秘	3.11	歩行のすくみ
1.12	立ちくらみ	3.12	姿勢の安定性
1.13	疲労	3.13	姿勢
Part Ⅱ：日常生活で経験する運動症状の側面		3.14	運動の全般的な自発性（身体の動作緩慢）
2.1	会話	3.15	手の姿勢時振戦
2.2	唾液とよだれ	3.16	手の運動時振戦
2.3	咀嚼と嚥下	3.17	安静（静止）時振戦の振幅
2.4	摂食動作	3.18	安静（静止）時振戦の持続性
2.5	着替え	Part Ⅳ：運動合併症	
2.6	身の回りの清潔	4.1	ジスキネジア出現時間
2.7	書字	4.2	ジスキネジアの機能への影響
2.8	趣味，娯楽，その他の活動	4.3	off 状態で過ごす時間
2.9	寝返り	4.4	症状変動の機能への影響
2.10	振戦	4.5	運動症状変動の複雑さ
2.11	ベッド，車の座席，深い椅子からの立ち上がり	4.6	痛みを伴う off 状態ジストニア
2.12	歩行とバランス		
2.13	すくみ		

■質問票による回答.

（Goetz CG, Tilley BC, et al.：Movement Disorder Society-sponsored revision of the Unified Parkinson's Disease Rating Scale〈MDS-UPDRS〉：scale presentation and clinimetric testing results. Mov Disord 2007；22〈1〉：41-7）

Mini-BESTest-of DYNAMIC BALANCE：Balance Evaluation-Systems Test：

（Copyright 2009；Revised 2013）

予測的姿勢制御　　小計得点：　　/6 点

1. 坐位から立位

教示：「胸の前で腕を組んでください．なるべく手を使わないようにしてください．立つときに足の後面で椅子に寄りかからないようにしてください．では，立ち上がってください」

(2) 正常：自力で手を使わずに立ち上がり，立位を安定させる

(1) 中等度：手を使って 1 回で立ち上がる

(0) 重度：介助なしに立ち上がることができない，または手を使って数回試みる

2. つま先立ち

教示：「足を肩幅に開いてください．手は腰においてください．できるだけ高く踵を上げて爪先立ちをしてください．これから 3 秒数えます．この格好を少なくとも 3 秒保ってください．まっすぐ前を向いてください．では，踵を上げてください」

(2) 正常：3 秒間最大の高さで安定している

(1) 中等度：踵を上げるが，全可動域ではない（手を保持しているときよりも小さい），または 3 秒の間，明らかな不安定さがある

(0) 重度：<3 秒

3. 片足立ち

教示：「まっすぐ前を向いて，手は腰においてください．片足を後ろに折り曲げてください．上げたほうの足をもう一方の足に触れさせてはいけません．できるだけ長く片足で立っていてください．まっすぐ前を向いてください．では，片足を上げてください」

左：試行 1：___秒　試行 2：___秒

(2) 正常：20 秒

(1) 中等度：<20 秒

(0) 重度：不能

右：試行 1：___秒　試行 2：___秒

(2) 正常：20 秒

(1) 中等度：<20 秒

(0) 重度：不能

左右それぞれの得点をつけるには，長い時間の試行を用いる．小計得点と総得点を算出するには，得点の低いほう（悪いほう）の側（左または右）を用いる

反応的姿勢制御 小計得点：　　/6点

4. 代償的な修正ステップ―前方
教示：「足を肩幅に開いて立ち，手は身体の脇においてください．前方の限界を超えて，私の手に寄りかかって体を傾けてください．私が手を離したら，転ばないように，足を踏み出すなど必要なことを何でもしてください」
(2) 正常：1歩の大きなステップで，自力で回復する（2歩目のアライメント調整のステップはあっても良い）
(1) 中等度：平衡を回復するために1歩より多く踏み出す
(0) 重度：足が出ないか，支えないと転ぶか，自然に転ぶ

5. 代償的な修正ステップ―後方
教示：「足を肩幅に開いて立ち，手は脇におろしてください．後方の限界を超えて，私の手に寄りかかって体を傾けてください．私が手を離したら，転ばないように，足を踏み出すなど必要なことを何でもしてください」
(2) 正常：1歩の大きなステップで，自力で回復する（2歩目のアライメント調整のステップはあっても良い）
(1) 中等度：平衡を回復するために1歩より多く踏み出す
(0) 重度：足が出ないか，支えないと転ぶか，自然に転ぶ

6. 代償的な修正ステップ―側方
教示：「足を閉じて立ち，手は脇におろしてください．側方の限界を超えて，私の手に寄りかかってください．私が手を離したら，転ばないように，足を踏み出してください」
左：
(2) 正常：1歩で自力で回復する（交差，側方ステップ可）
(1) 中等度：回復するのに何歩か必要
(0) 重度：転ぶ，または踏み出せない
右：
(2) 正常：1歩で自力で回復する（交差，側方ステップ可）
(1) 中等度：回復するのに何歩か必要
(0) 重度：転ぶ，または踏み出せない
課題6の得点をつけるには，左右のうち悪いほうを用いる．

感覚機能 小計得点：　　/6点

7. 静止立位（足を揃えて）；開眼，固い地面
教示：「手は腰においておいてください．両足は触れそうなくらいに揃え，まっすぐ前を見てください．私がやめと言うまでできるだけ安定した状態でいてください」
時間：__________秒
(2) 正常：30秒
(1) 中等度：<30秒
(0) 重度：不能

8. 静止立位（足を揃えて）；閉眼，フォーム
教示：「フォームの上に乗ってください．手は腰においておいてください．両足は触れそうなくらいに揃え，まっすぐ前を見てください．私がやめと言うまでできるだけ安定した状態でいてください．目を閉じてからの時間を計ります」
時間：__________秒
(2) 正常：30秒
(1) 中等度：<30秒
(0) 重度：不能

9. 斜面台―閉眼
教示：「斜面台に立ち，爪先を上に向けてください．足は肩幅に開き，手は身体の脇に下ろしてください．目を閉じてからの時間を計ります」
時間：__________秒
(2) 正常：30秒自力で立ち，重力に対して垂直に保てる
(1) 中等度：自力で立つが30秒未満である，<u>または</u>斜面に対し垂直になる
(0) 重度：不能

動的歩行 小計得点：　　/10点

10. 歩行速度の変化
教示：「普通の速度で歩き始めて，私が「速く」と言ったらできるだけ速く歩いてください．私が「ゆっくり」と言ったら，とてもゆっくり歩いてください」
(2) 正常：バランスを崩さずにはっきりと歩行速度を変えられる
(1) 中等度：歩行速度を変えることができない，または不安定
(0) 重度：はっきりと速度を変えられず，<u>かつ</u>不安定な徴候もある

11. 頭を水平回旋させながらの歩行
教示：「普通の速度で歩き始めて，私が「右」と言ったら，顔を右に向けて右を見てください．「左」と言ったら，顔を左に向けて左を見てください．なるべくまっすぐ歩くようにしてください」
(2) 正常：歩行速度を変えず，良好なバランスを保ちながら頭部を回旋する
(1) 中等度：歩行速度を落として頭部を回旋する
(0) 重度：バランスを崩しながら頭部を回旋する

12. 歩行時ピボットターン
教示：「普通の速度で歩き始めてください．私が「ターンして止まってください」と言ったら，できるだけ速く反対方向に向きを変えて止まってください．ターン後，両足は揃えてください」
(2) 正常：バランス良く，素早く（≦3 ステップ）足を揃えながらターンする
(1) 軽度：バランス良く，ゆっくり（≧4 ステップ）足を揃えながらターンする
(0) 重度：速度にかかわらず，バランスを崩すことなしに足を揃えながらのターンができない

13. 障害物またぎ
教示：「普通の速度で歩き始めてください．箱のところに来たら，避けずにまたぎ越えて歩き続けてください」
(2) 正常：最小限の速度変化で，良好なバランスを保ちながら箱を越えられる
(1) 中等度：靴箱を越えるが箱に触れる，または歩行を遅くして慎重なふるまいをみせる
(0) 重度：箱を越えられない，または箱をよけて通る

14. TUG 二重課題
TUG の教示：「「始め」と言ったら，椅子から立ち上がり，普通の速度で床のテープのところまで歩いて，向きを変え，戻ってきて椅子に座ってください」
TUG 二重課題の教示：「____から始めて 3 ずつ引いていってください．「始め」と言ったら椅子から立ち上がり，普通の速度で床のテープまで歩いて，向きを変え，戻ってきて椅子に座ってください．その間ずっと数字を逆に数え続けてください」
TUG：_______秒；TUG 二重課題：_______秒
(2) 正常：二重課題なしの TUG と比較して，数字を逆唱しながらの座位，立位，歩行に明らかな変化がない
(1) 中等度：二重課題なしの TUG と比較して，二重課題がカウントまたは歩行（>10%）に影響する
(0) 重度：歩いているとカウントが止まる，またはカウントしていると歩行が止まる
課題 14 の得点をつける際，二重課題なしの TUG とありの TUG とで被験者の歩行速度が 10% より遅くなれば，得点をひとつ減点する

総得点：　　　　/28 点

Mini-BESTest　教示

被験者の条件：被験者は平らな靴か，または靴と靴下を脱いで実施する．
道具：Temper® のフォーム（T-foam™ ともよばれ，厚さ 4 インチ（約 10 cm），中密度，固さ T41），肘掛けや車輪のない椅子，斜面台，ストップウォッチ，高さ 9 インチ（約 23 cm）の箱，3 メートルの距離を（椅子から）測ってテープで床に印をつけたもの．
得点：テストは各 0〜2 点の 14 課題からなる 28 点満点である．
“0” は最も低い，“2” は最も高い機能レベルを示す．
各項目で補助具を使用する場合は一つ減点とする．
なんらかの身体介助を要する場合はその項目は「0」となる．
課題 3（片足立ち）と課題 6（代償的ステップ—側方）は，片側の得点（悪いほうの得点）のみを含める．
課題 3（片足立ち）は，片側につき 2 回試行して良いほうの記録を得点に選択する．
課題 14（二重課題 TUG）は，二重課題なしの TUG とありの TUG とで被験者の歩行が 10% より遅くなれば，得点をひとつ減点する．

1. 座位から立位	開始動作と，手を椅子の肘掛けにおいたか，腿の上においたか，腕を前に突き出したか，などを記録する
2. つま先立ち	この課題は 2 回試行する．最も良い試行の得点をつける（被験者が最大の高さまで踵を上げていないと思ったら，検者の手で支えながら踵を上げさせる）．被験者が 4〜12 フィート（約 1.2〜3.7 m）先の動かない目標を見るよう留意する
3. 片足立ち	2 回試みて時間を記録する．被験者が姿勢を保持できる秒数を記録し，最大 20 秒とする．被験者が手を腰から動かしたときや，足をおろしたときに計測を止める．被験者が 4〜12 フィート（約 1.2〜3.7 m）先の目標を見るよう留意する．反対側を繰り返す
4. 代償的な修正ステップ—前方	被験者の前方に立ち，両肩に手をおいて，前方へむかって押してもらう．（一歩踏み出せる空間があるように留意すること）．肩と殿部が爪先より前方にくるまで，体を傾けてもらう．この検査は，ステップを誘発しなければならない 注意：被験者を受け止める準備をしておくこと
5. 代償的な修正ステップ—後方	被験者の後方に立ち，両側の肩甲骨に手を置いて，後ろに寄りかかるように指示する（後ろに一歩踏み出せる空間があるように留意すること）．肩と殿部が踵より後方にくるまで寄りかからせる．被験者の体重を手に感じたら，突然検者の支えを離す．この検査は，ステップを誘発しなければならない 注意：被験者を受け止める準備をしておくこと
6. 代償的な修正ステップ—側方	被験者の側方に立ち，骨盤の横に手を添え，身体をまっすぐにして，手に寄りかかるよう指示する．骨盤の中心線が右足（または左足）を越えるまで寄りかからせてから，突然支えを離す 注意：被験者を受け止める準備をしておくこと
7. 静止立位（足を揃えて）；開眼，固い地面	被験者が足を揃えて立位を保持できた時間を最大 30 秒まで記録する．被験者が 4〜12 フィート先の目標を見るよう留意する

8. 静止立位（足を揃えて）；閉眼，フォーム	厚さ 4 インチ（約 10 cm）の中密度，Tempur® 素材のフォームを使用する．フォームに乗る際には被験者を介助する
9. 斜面台―閉眼	斜面台に乗るときには被験者を介助する．被験者が目を閉じたら，計測を開始して時間を記録する．過度の動揺があるかどうか記録する
10. 歩行速度の変化	被験者を普通の速度で 3～5 歩，歩かせてから，「速く」と指示し，3～5 歩早足で歩いた後に一旦「ゆっくり」と指示する．ゆっくりと 3～5 歩歩かせてから止める
11. 頭を水平回旋させながらの歩行	被験者が普通の速度に達してから，3～5 歩ごとに “右，左” の号令を与える．どちらかの方向に問題がある場合は得点につける．もし被験者が頸部に著明な可動域制限を有する場合は，頭部と体幹が一緒に動いても良いものとする
12. 歩行時ピボットターン	ピボットターンをやってみせる．被験者が普通の速度で歩き始めたら，「ターンして止まってください」と指示する．ターンしてから被験者が安定するまでの歩数を数える．足の間隔が広かったり，歩数が余計に必要だったり，体幹の動きがあれば不安定性とする
13. 障害物またぎ	箱（高さ 9 インチまたは 23 cm）を，被験者が歩き始める位置から 10 フィート（約 3 m）離れた所におく．この道具を作るには 2 つの靴箱を貼つけたものを使うと良い
14. TUG 二重課題	二重課題の影響を判定するのに TUG の時間を用いる．被験者には 3 m の距離を歩いてもらう TUG：被験者を椅子の背もたれに寄りかかって座らせる．「始め」と言ってから戻ってきて椅子に座るまでの時間を計る．被験者の両側の殿部が椅子の座面につき，背中が椅子の背もたれに寄りかかったところで計測を止める．椅子は頑丈で肘掛けのないものとする TUG 二重課題：座っている間に，被験者がどれだけ速く正確に 100 から 90 までの数字から，3 ずつの引き算ができるかどうか判定する．それから，異なる数字から始めて数えるように指示し，被験者がいくつか数字を言ったあとで，TUG 課題開始の合図をする．「始め」と言ってから，座った姿勢に戻るまでの時間を計る．通常の TUG に比べて速度が遅く（>10%）なる，かつ／または新たな不安定性の徴候があれば，数のカウントや歩行に影響したとして得点をつける

本日本語版 Mini-BESTest は，原著者の許可を得て，Guillemin's Guideline に従い作成された．

（作成者：大高恵莉，森田光生，大高洋平）

図 1　日本語版 Mini-BESTest

（Mini-BESTest of Dynamic balance：Balance Evaluation Systems Test. Available from URL：http://www.bestest.us/files/8613/9440/9152/MiniBESTest_Jpn.pdf）

表2 NFOG-Q (New Freezing of Gait Questionnaire)

Part Ⅰ—すくみ足の有無（最近1か月）

1. 最近1か月で“すくみ足”がありましたか？

ビデオなし

歩き始め，方向転換，狭いところや人混みの中を歩くときに，一時的に足が床にくっついて離れない感じのすくみがありましたか？すくみ足はときどき脚の震えや小刻みなすり足を伴います

ビデオによる追加説明

すくみ足のいろんな場面をビデオで確認しましょう．確認後にいくつか質問がありますので，どのくらいの時間すくみ足が持続するかよく見てください（検査者はビデオ内の時間を指さす）

0. 私は，最近1か月ですくみ足を感じず，経験しませんでした
1. 私は，最近1か月ですくみ足を感じ，経験しました

1（すくみ足がある）と答えた場合，part ⅡとⅢに進んでください．part ⅡとⅢの合計が最終的なNFOGの点数になります

Part Ⅱ すくみ足の重症度

2. どのくらいの頻度ですくみ足を経験しますか？
   0. 1週間に1度未満
   1. あまりない（1週間に1度程度）
   2. たびたび（1日に1度程度）
   3. かなり多い（1日に1度以上）

3. どのくらいの頻度で方向転換時にすくみ足を経験しますか？
   0. ない
   1. ごくまれ（1か月に1度程度）
   2. あまりない（1週間に1度程度）
   3. たびたび（1日に1度程度）
   4. かなり多い（1日に1度以上）

1以上を回答した場合は#4に進み，0を回答した場合は#5に進んでください

4. 方向転換時のすくみ足は最長でどのくらい持続しますか？
   1. とても短い（1秒）
   2. 短い（2〜5秒）
   3. 長い（5〜30秒）
   4. とても長い（30秒以上の間歩行できない）

5. どのくらいの頻度で歩き始めにすくみ足を経験しますか？
   0. ない
   1. ごくまれ（1か月に1度程度）
   2. あまりない（1週間に1度程度）
   3. たびたび（1日に1度程度）
   4. かなり多い（1日に1度以上）

1以上を回答した場合は#6に進み，0を回答した場合は#7に進んでください

6. 歩き始めのすくみ足は最長でどのくらい持続しますか？
   1. とても短い（1秒）
   2. 短い（2〜5秒）
   3. 長い（5〜30秒）
   4. とても長い（30秒以上の間歩行できない）

Part Ⅲ—すくみ足の日常生活への影響

7. すくみ足はあなたの日常生活にどのように支障をきたしていますか？
   0. 全くない
   1. 少し
   2. 中等度
   3. かなり

8. すくみ足で不安感や転倒の恐怖心を感じましたか？
   0. 全くない
   1. 少し
   2. 中等度
   3. かなり

9. すくみ足があなたの日常生活活動に影響していますか？
   （すくみ足の日常生活活動への影響のみであり，疾患全般の影響ではない）
   0. 全くなく，健常に生活している
   1. 軽度で，わずかだけ日常生活に制限がある
   2. 中等度で，かなり（半分くらい）日常生活に制限がある
   3. 重度で，ほとんどの日常生活に制限がある

（Nieuwdoer A, Rochester L, et al.：Reliability of the new freezing of gait questionnaire agreement between patients with Parkinson's disease and their carers. Gait & Posture 2009；30（4）：459-63）

表 3　SCIM（脊髄損傷自立度評価法）日本語版　(Version Ⅲ, Sept 14, 2002)

患者氏名：　ID：　評価者氏名：

（各項目のスコアを，日付の下にある四角の中に記入してください．この用紙は 6 回の評価まで使うことができます）

セルフケア　日付 / / / / / /

(1) 食事（切る，容器を開ける，飲み物を注ぐ，食べ物を口に運ぶ，飲み物の入ったコップをもつ）
- 0. 静脈栄養または胃ろうが必要である．あるいは経口摂取において全介助を要する
- 1. 食べたり飲んだりすること．または補助器具の装着に部分介助を要する
- 2. 食べることは自立，補助器具を必要とするか，または食べ物を切ったり注いだりすること．容器の開封にのみ介助を要する
- 3. 食べることも飲むことも自立．介助や補助器具を必要としない

(2) 入浴（頭と体を石鹸でこすって洗い，乾かす，蛇口の開け閉め）　A ―上半身，B ―下半身

A. 0. 全介助を要する
- 1. 部分介助を要する
- 2. 補助器具，または特定の環境（例えば，手すりや椅子）が整っていれば，自立して体を洗う
- 3. 自立して体を洗う．（通常，健常者なら用いることのない）補助器具や特定の環境設定は不要

B. 0. 全介助を要する
- 1. 部分介助を要する
- 2. 補助器具，または特定の環境が整っていれば，自立して体を洗う
- 3. 自立して体を洗う．補助器具や特定の環境設定は不要

(3) 更衣（衣服，靴，常用している装具の着脱）A ―上半身，B ―下半身

A. 0. 全介助を要する
- 1. ボタン，ファスナー，ひものない衣服で部分介助を要する
- 2. ボタン，ファスナー，ひものない衣服であれば自立．補助器具と特定の環境設定，またはそのどちらかが必要
- 3. ボタン，ファスナー，ひものない衣服であれば自立．補助器具も特定の環境設定も不要．ボタン，ファスナー，ひもの扱いにだけ介助，補助器具，または特定の環境設定が必要
- 4. （衣服の種類を問わず）自立して着がえる．補助器具も特定の環境設定も不要

B. 0. 全介助を要する
- 1. ボタン，ファスナー，ひものない衣服で部分介助を要する
- 2. ボタン，ファスナー，ひものない衣服であれば自立．補助器具と特定の環境設定，またはそのどちらかが必要
- 3. ボタン，ファスナー，ひものない衣服であれば自立．補助器具も特定の環境設定も不要．ボタン，ファスナー，ひもの扱いにだけ介助，補助器具，または特定の環境設定が必要
- 4. （衣服の種類を問わず）自立して着がえる．補助器具も特定の環境設定も不要

(4) 整容（手洗い，洗顔，歯磨き，整髪，髭剃り，化粧）
- 0. 全介助を要する
- 1. 部分介助を要する
- 2. 補助器具があれば自立して整容動作をおこなう
- 3. 補助器具を用いずに自立して整容動作をおこなう

小計（0～20）

呼吸と排泄管理

(5) 呼吸
- 0. 気管チューブと持続的補助換気または間欠的補助換気が必要
- 2. 気管チューブを装用して自発呼吸．酸素を必要としたり，咳嗽時または気管チューブの管理に多大な介助を必要とする
- 4. 気管チューブを装用して自発呼吸．咳嗽時または気管チューブの管理に少ししか介助を必要としない
- 6. 気管チューブなしで自発呼吸，酸素，咳嗽時の多大な介助，マスク（例：終末呼気陽圧 PEEP），または間欠的補助換気（BiPAP）[1] を必要とする
- 8. 気管チューブなしで自発呼吸，介助または咳嗽刺激を少ししか必要としない
- 10. 介助も器具もなしで自発呼吸

(6) 排尿管理
- 0. 留置カテーテル
- 3. 残尿量＞100 cc，不定期導尿または介助による間欠的導尿
- 6. 残尿量＜100 cc または間欠的自己導尿，集尿器[2] をあてがう際の介助は必要
- 9. 間欠的自己導尿．集尿器を使用する．器具をあてがう際の介助は不要
- 11. 間欠的自己導尿．導尿と導尿の間には失禁なし．集尿器は使用しない
- 13. 残尿量＜100 cc．集尿器のみ必要．集尿器の取扱いには介助不要
- 15. 残尿量＜100 cc．失禁なし．集尿器を使用しない

(7) 排便管理
- 0. 排便が不規則またはごく低頻度（3 日に 1 回未満）
- 5. 規則的ながら，（座薬を挿入するなどに）介助を要する．失敗はまれ（月 2 回未満）
- 8. 規則的な排便で，介助を要しない．失敗はまれ（月 2 回未満）
- 10. 規則的な排便で，介助を要しない．失敗はなし

(8) トイレの使用（会陰部の清潔，使用前後での衣服の扱い，ナプキンまたはおむつの使用）
- 0. 全介助を要する
- 1. 部分介助を要する．自分でお尻を拭けない
- 2. 部分介助を要する．自立してお尻を拭ける
- 4. 自立してトイレを使用するも，補助器具または特別な環境（例：手すり）が整っている必要あり
- 5. 自立してトイレを使用．補助器具も特別な環境が整っている必要もない

（小計 0～40）

移動（室内とトイレ）

(9) ベッド上での姿勢変換と褥瘡予防動作
- 0. ベッド上で上半身の向きを変えること，下半身の向きを変えること，起き上がること，および車椅子上でのプッシュアップのすべての動作に介助が必要．補助器具の要否は問わないが，電動器具は用いない

2. 介助なくできる動作が1つある[3]
4. 介助なくできる動作が2つまたは3つある
6. ベッド上動作と除圧動作はすべて自立しておこなう

(10) 移乗：ベッド-車椅子（車椅子のブレーキ操作，フットレストの跳ね上げ，アームレストの脱着，乗り移り，足の持ち上げ）
0. 全介助を要する
1. 部分介助，監視，および補助器具(例：スライディングボード)のすべて，もしくは，そのいずれかが必要
2. 自立（または車椅子を必要としない）

(11) 移乗：車椅子-トイレ，浴槽（トイレ用車椅子[4]を使用している場合は，それへの／からの乗り移り，通常の車椅子を使用している場合は，車椅子のブレーキ操作，フットレストの跳ね上げ，アームレストの脱着，乗り移り，足の持ち上げ）
0. 全介助を要する
1. 部分介助，監視，および補助器具（例：手すり）のすべて，もしくは，そのいずれかが必要
2. 自立（または車椅子を必要としない）

移動（屋内と屋外，平らな所で）

(12) 屋内の移動
0. 全介助を要する
1. 電動車椅子を必要とするか，または手動車椅子を操作するのに部分介助を要する
2. 手動車椅子で自立して移動する
3. 歩行時に監視を必要とする（器具の要否は問わない）
4. 歩行器または松葉杖で歩行（大振り・小振り歩行）
5. 松葉杖またはT字杖2本で歩行（交互歩行）
6. T字杖1本で歩行
7. 下肢装具のみを必要とする
8. 歩行補助具なしで歩行

(13) まとまった距離の移動（10～100 m）
0. 全介助を要する
1. 電動車椅子を必要とするか，または手動車椅子を操作するのに部分介助を要する
2. 手動車椅子で自立して移動する
3. 歩行時に監視を必要とする（器具の要否は問わない）
4. 歩行器または松葉杖で歩行（大振り・小振り歩行）
5. 松葉杖またはT字杖2本で歩行（交互歩行）
6. T字杖1本で歩行
7. 下肢装具のみを必要とする
8. 歩行補助具なしで歩行

(14) 屋外の移動（100 m以上）
0. 全介助を要する
1. 電動車椅子を必要とするか，または手動車椅子を操作するのに部分介助を要する
2. 手動車椅子で自立して移動する
3. 歩行時に監視を必要とする（器具の要否は問わない）
4. 歩行器または松葉杖で歩行（大振り・小振り歩行）
5. 松葉杖またはT字杖2本で歩行（交互歩行）
6. T字杖1本で歩行
7. 下肢装具のみを必要とする
8. 歩行補助具なしで歩行

(15) 階段昇降
0. 階段の上り下り不能
1. 人に支えられるか，またはその監視下で少なくとも3段は上り下りできる
2. 手すりにつかまったり，松葉杖やT字杖を用いて少なくとも3段は上り下りできる
3. 支えも監視もなしで少なくとも3段は上り下りできる

(16) 移乗：車椅子-車（車に近づく，車椅子のブレーキ操作，アームレストおよびフットレストの取り外し，車への／からの乗り移り，車椅子の積み降ろし）
0. 全介助を要する
1. 部分介助，監視，および補助器具のすべて，もしくはいずれかを必要とする
2. 自立して移乗する．補助器具を必要としない（または車椅子を必要としない）

(17) 移乗：床-車椅子
0. 全介助を要する
1. 補助器具の有無に関わりなく，自立して移乗する（または車椅子を必要としない）

小計（0～40）

SCIM 合計スコア（0～100）

訳者注：
1　夜間のみBiPAPを使用している場合も，6点とする．
2　原著ではexternal drainage instrument，体外からあてるさまざまな採尿器・集尿器のことを指す．例えば，コンドーム型集尿器，しびんなどが含まれる．尿道や膀胱に挿入するカテーテルは含まれない．
3　ベッド柵やひもなどを使ってもよい．
4　原著ではtoilet wheelchair，便器や浴槽に移乗することなく，乗車したまま洋式便器が使用でき，シャワー浴にも使える車椅子のこと，介助型と自走型がある．わが国ではトイレ兼用シャワーキャリー（介助型）が用いられることがある．

SCIM（Version Ⅲ）日本語版　問川博之・黒川真希子・出田良輔・里宇明元訳

（問川博之，黒川真希子ほか：脊髄損傷者のための新しいADL評価尺度—SCIM．臨床リハ 2006；15〈10〉：952-7）

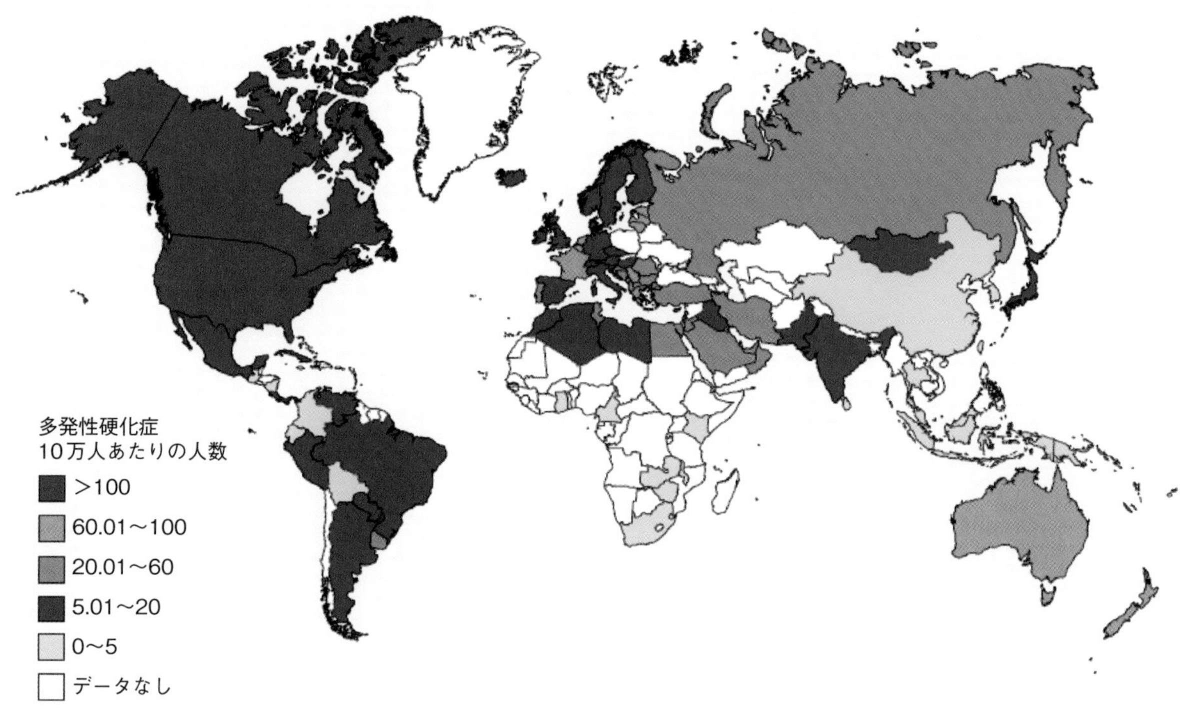

図２　世界の多発性硬化症有病率の違い（2013）

（Atlas of MS 2013 -MS International Federation. https://www.msif.org/about-us/who-we-are-and-what-we-do/advocacy/atlas/atlas-of-ms-faqs）

多発性硬化症の有病率は，国ごとに大きく異なる．多発性硬化症の世界有病率の中央値は人口10万人あたり33人であり，最も低いのはサハラ砂漠以南のアフリカで同2.1人，次いで東アジアでは同2.2人，最も高いのは北米で同140人，次いでヨーロッパで同108人と，国によってかなり開きがある．多発性硬化症は，高緯度ほど有病率が高くなることが知られている．この国による有病率の違いは，同一国内においても高緯度になるほど多発性硬化症の有病率が高くなることから，人種差を規定する遺伝的背景だけでは説明がつかない．

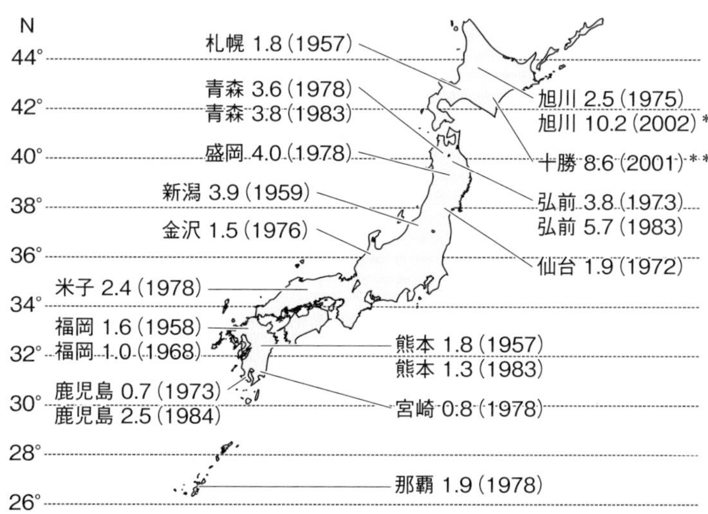

図３　日本における多発性硬化症有病率の違い

多発性硬化症は，高緯度ほど有病率が高く，日本では民族がほぼ均一であるが，北緯37度以北で有病率が高くなることが知られている．

（吉良潤一：多発性硬化症の臨床疫学—環境要因と遺伝要因．日本臨牀 2003；61〈8〉：1300-10．*小副川 学，吉良潤一：多発性硬化症の疫学—最近の全国臨床疫学調査からみえてくるもの．医学のあゆみ 2006；219〈2〉：129-34．**Houzen H, Niino M, et al.：Increasing prevalence and incidence of multiple sclerosis in northern Japan. Mult Scler 2008；14〈7〉：887-92）

北海道十勝地区における人口10万人あたりの有病率が8.6人（2001年）と示されているが，その後13.1人（2006年），16.2人（2011年）と経時的に増加していることもわかっている[1]．

（文献1：藤井ちひろ，栗山長門：多発性硬化症の疫学．医学のあゆみ 2015；255〈5〉：353-6）

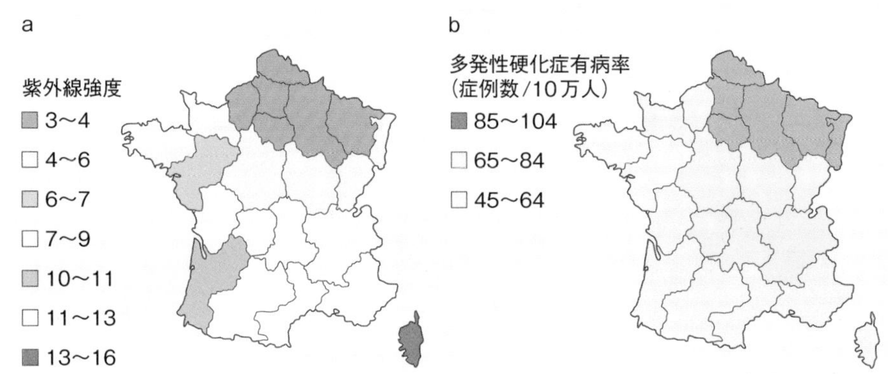

図4　夏季紫外線強度と多発性硬化症有病率の関係
a：フランス国内地域別の夏季紫外線強度.
b：フランス国内地域別の農家における多発性硬化症有病率.
(Handel AE, Giovannoni G, et al.：Environmental factors and their timing in adult-onset multiple sclerosis. Nat Rev Neurol 2010；6〈3〉：156-66)

日照時間，すなわち紫外線への曝露は，ビタミンDの産生と関係している．フランスでは，紫外線の強度と多発性硬化症の有病率は逆の関係を呈した．多発性硬化症の発症は，日照時間の短い地域で多い．イギリスの調査で4，5月生まれでは有意に多発性硬化症の発症率が高く，10，11月生まれでは有意に低いことがわかっている．このことから，妊娠中や小児期の日照の少なさによる母体のビタミンD濃度の低下が，多発性硬化症発症を促進する要因となっている可能性が指摘されている．

表4　多発性硬化症(MS)の環境因子

因子		備考
緯度	高緯度 特に生後〜思春期まで住んでいる場所が高緯度だとリスクが高い	紫外線照射時間の少なさがビタミンD濃度を低下させ，多発性硬化症発症のリスクに関係している可能性がある
血清ビタミンD濃度	低い	妊娠期間が日光照射時間の短い時期と重なったことで，母体のビタミンD濃度低下が，胎児における多発性硬化症発症リスクを形成する可能性がある
誕生月 (イギリスの調査，南半球はこの逆になる)	北半球では4・5月生まれはリスクが高い	
	北半球では10・11月生まれはリスクが低い	
EBウイルス(EBV)	EBV持続感染を示すバイオマーカー(抗EBV核内抗原抗体)陽性	EBV未感染の若年成人を対象とした縦断的研究で，多発性硬化症を発症した全例はEBV感染後に多発性硬化症を発症している
	EBV感染による伝染性単核球症の既往	
喫煙	喫煙者は多発性硬化症発症のリスクが高い 25年以上の喫煙歴のある女性は多発性硬化症発症のリスクが1.7倍	多発性硬化症発症のリスク因子
	喫煙しているRRMS→有意にSPMSへ移行	多発性硬化症を進行させる危険因子

(日本神経学会監：多発性硬化症・視神経脊髄炎診療ガイドライン2017，Atlas of MS 2013 -MS International Federation. https://www.msif.org/about-us/who-we-are-and-what-we-do/advocacy/atlas/atlas-of-ms-faqs/)
RRMS：再発寛解型多発性硬化症，SPMS：二次性進行型多発性硬化症.

表 5a　Kurtzke 総合障害度（Expanded Disability Status Scale of Kurtzke : EDSS）の評価基準

EDSS	0	1.0	1.5	2.0	2.5	3.0	3.5	4.0	4.5	5.0	5.5	6.0	6.5	7.0	7.5	8.0	8.5	9.0	9.5	10
状態	歩行可能（補助なし歩行）											補助具歩行		車イス生活			ベッド生活			Death（MSのため）
神経学的所見	正常	ごく軽い徴候		軽度障害		中等度障害		比較的高度障害		高度障害										
ADL 歩行可動域（約）						補助なし・休まず：>500 m		500 m	300 m	200 m	100 m	補助具必要：100 m（片側）	100 m（両側）							
ADL 終日の十分な活動								できる：自分でできる	できる：最小限の補助が必要	できる：特別な設備が必要	できない									
ADL 車イスへの乗降														一人でできる（補助あっても5 m以上歩けず）	助け必要なときあり（2，3歩以上歩けず）					
ADL 一日の大半																ベッド外	ベッド内	体の自由がきかずベッドで寝たきり		
ADL 身の回りのこと / 意思伝達・飲食																身の回りのこと：多くの事ができる	身の回りのこと：ある程度できる	意思伝達・飲食：できる	意思伝達・飲食：できない	

EDSS と FS 組合わせ

EDSS	0	1.0	1.5	2.0	2.5	3.0		3.5			4.0		4.5		5.0		5.5		6.0	6.5	7.0	7.5	8.0	8.5	9.0	9.5	10
FS0	8コ	7コ	6コ	7コ	6コ	7コ	4〜5コ	5〜6コ	6コ	3コ	7コ	8コ組合わせ	7コ	8コ組合わせ	7コ	8コ組合わせ	7コ	8コ組合わせ									
FS1	*	1コ*	2コ*	（FS0 と共通）	（FS0 と共通）	（FS0 と共通）	（FS0 と共通）	（FS0 と共通）	（FS0 と共通）	（FS0 と共通）	（FS0 と共通）	（FS0 と共通）	（FS0 と共通）	（FS0 と共通）	（FS0 と共通）	（FS0 と共通）	（FS0 と共通）	（FS0 と共通）									
FS2				1コ	2コ		3〜4コ	1〜2コ		5コ		（3.5超↑）		（4.0超↑）		（4.0超↑）		（4.0超↑）									
FS3						1コ		1コ	2コ										↓3コ以上組合わせ	↓3コ以上組合わせ							
FS4											1コ		1コ								**↓2コ以上組合わせ	↓2コ以上組合わせ	↓数コ組合わせ	↓数コ組合わせ	↓ほとんど組合わせ	↓ほとんどすべて組合わせ	
FS5															1コ		1コ										
FS6																											

*ほかに精神機能は 1（FS）でもよい　**非常に稀であるが錐体路機能 5（FS）のみ

EDSS 評価上の留意点

- EDSS は，多発性硬化症により障害された患者個々の最大機能を，神経学的検査成績をもとに評価する.
- EDSS 評価に先立って，機能別障害度（FS）を次頁の表により評価する.
- EDSS の各グレードに該当する FS グレードの一般的な組合せは中段の表に示す．歩行障害がない（あっても>500 m 歩行可能）段階の EDSS は，FS グレード組合せによって規定される.
- FS および EDSS の各グレードにぴったりのカテゴリーがない場合は，一番近い適当なグレードを採用する.

表 5b　機能別障害度（functional system：FS）の評価基準

FS	錐体路機能	小脳機能	脳幹機能	感覚機能	膀胱直腸機能	視覚機能	精神機能	その他
0	◎ 正常	◎ 正常	◎ 正常	◎ 正常	◎ 正常	◎ 正常	◎ 正常	◎ なし
1	① 異常所見あるが障害なし	① 異常所見あるが障害なし	① 異常所見のみ	① 1～2肢 振動覚または描字覚の低下	① 軽度の遅延・切迫・尿閉	① 暗点があり，矯正視力 0.7 以上	① 情動の変化のみ	① あり
2	② ごく軽い障害	② 軽度の失調	② 中等度の眼振 軽度の他の脳幹機能障害	② 1～2肢 軽度の触・痛・位置覚の低下 中等度の振動覚の低下 3～4肢 振動覚のみ低下	② 中等度の遅延・切迫・尿閉 稀な尿失禁	② 悪いほうの眼に暗点あり，矯正視力 0.7～0.3	③ 軽度の知能低下	
3	③ 軽度～中等度の対麻痺・片麻痺 高度の単麻痺	③ 中等度の躯幹または四肢の失調	③ 高度の眼振 高度の外眼筋麻痺 中等度の他の脳幹機能障害	③ 1～2肢 中等度の触・痛・位置覚の低下 完全な振動覚の低下 3～4肢 軽度の触・痛覚の低下 中等度の固有覚の低下	③ 頻繁な失禁	③ 悪いほうの眼に大きな暗点 中等度の視野障害 矯正視力 0.3～0.2	③ 中等度の知能低下	
4	④ 高度の対麻痺・片麻痺 中等度の四肢麻痺 完全な単麻痺	④ 高度の四肢全部の失調	④ 高度の構音障害 高度の他の脳幹機能障害	④ 1～2肢 高度の触・痛覚の低下 固有覚の消失（単独or合併） 2肢以上 中等度の触・痛覚の低下 3肢以上 高度の固有覚の消失	④ ほとんど導尿を要するが，直腸機能は保たれている	④ 悪いほうの眼に高度視野障害 矯正視力 0.2～0.1 悪いほうの眼は［grade 3］で良眼の視力 0.3 以下	④ 高度の知能低下（中等度の慢性脳徴候）	
5	⑤ 完全な対麻痺・片麻痺 高度の四肢麻痺	⑤ 失調のための協調運動まったく不能	⑤ 嚥下または構音まったく不能	⑤ 1～2肢 全感覚の消失 顎以下 中等度の触・痛覚の低下 ほとんどの固有覚の消失	⑤ 膀胱機能消失	⑤ 悪いほうの眼の矯正視力 0.1 以下 悪いほうの眼は［grade 4］で良眼の視力 0.3 以下	⑤ 高度の認知症 高度の慢性脳徴候	
6	⑥ 完全な四肢麻痺			⑥ 顎以下 全感覚消失	⑥ 膀胱・直腸機能消失	⑥ 悪いほうの眼は［grade 5］で良眼の視力 0.3 以下		
v	不明	不明	不明	不明	不明	不明	不明	不明
X		小脳機能：脱力〔錐体路機能（grade 3）以上〕により判定困難な場合，grade とともにチェックする．				視覚機能：耳側蒼白がある場合，grade とともにチェックする．		

（Kurtzke JF：Rating neurogic impairment in multiple sclerosis：an expanded disability status scale〈EDSS〉. Neurology 1983；33〈11〉：1444-52）

表６　視神経脊髄炎スペクトラム（NMOSD）診断基準 2021（厚生労働省）

A）抗 AQP4 抗体陽性 NMOSD の診断基準
a. 主要臨床症候（①〜⑥）が１つ以上みられる b. 抗 AQP4 抗体の検査結果が陽性 c. 他の疾患を除外できる 主要臨床症候 ① 視神経炎（ON） ② 急性脊髄炎 ③ 最後野症候群（APS）：他で説明のつかないしゃっくりまたは嘔気および嘔吐の発作 ④ 急性脳幹症候群 ⑤ 症候性ナルコレプシー，または NMOSD に典型的な間脳の MRI 病変を伴う急性間脳症候群 ⑥ NMOSD に典型的な脳の MRI 病変を伴う症候性大脳症候群
B）抗 AQP4 抗体陰性・未測定の NMOSD の診断基準
a. 主要臨床症候（①〜⑥）が２つ以上みられる （ア）主要臨床症候の１つ以上は ON，縦長横断性脊髄炎（LETM）を伴う急性脊髄炎，または APS であること （イ）空間的多発性が証明されること（主要臨床症候が２種類以上あること） （ウ）MRI 追加必要条件（*）を適宜満たすこと b. 実施可能な最良の手法を用いた抗 AQP4 抗体検査結果が陰性であるか，抗 AQP4 抗体検査を実施不可能 c. 他の疾患を除外できる
*抗 AQP4 抗体陰性・未測定の NMOSD の MRI 追加必要条件 1. 急性 ON：(a) 脳 MRI の所見が正常であるか非特異的白質病変のみを認める，または (b) 視神経 MRI の T2 強調画像で高信号となるか，T1 強調ガドリニウム造影画像で造影される病変が，視神経長の 1/2 を超えるか視交叉におよぶ 2. 急性脊髄炎：3 椎体以上連続の髄内病変（LETM）または 3 椎体以上連続の脊髄萎縮の MRI 所見 3. APS：延髄背側/最後野の病変を伴う 4. 急性脳幹症候群：脳幹の上衣周囲に病変を認める

（日本神経学会監，「多発性硬化症・視神経脊髄炎スペクトラム障害診療ガイドライン」作成委員会編：多発性硬化症・視神経脊髄炎スペクトラム障害診療ガイドライン 2023．医学書院；2023）

表７　難病法の医療費助成による自己負担上限額（月額）　　（単位：円）

階層区分	階層区分の基準 （（　）内の数字は，夫婦２人世帯の場合における年収の目安）		自己負担上限額（外来＋入院）（患者負担割合：２割）		
			一般 軽症高額	高額かつ長期*	人工呼吸器等装着者
生活保護	—		0	0	0
低所得Ⅰ	市町村民税 非課税（世帯）	本人年収 〜80 万円	2,500	2,500	1,000
低所得Ⅱ		本人年収 80 万円超〜	5,000	5,000	
一般所得Ⅰ	市町村民税 課税以上 7.1 万円未満 （約 160 万円〜約 370 万円）		10,000	5,000	
一般所得Ⅱ	市町村民税 7.1 万円以上 25.1 万円未満 （約 370 万円〜約 810 万円）		20,000	10,000	
上位所得	市町村民税 25.1 万円以上 （約 810 万円〜）		30,000	20,000	
入院時の食費			全額自己負担		

*「高額かつ長期」とは，月ごとの医療費総額が５万円を超える月が年間６回以上ある者（例えば，医療保険の２割負担の場合，医療費の自己負担が１万円を超える月が年間６回以上）．

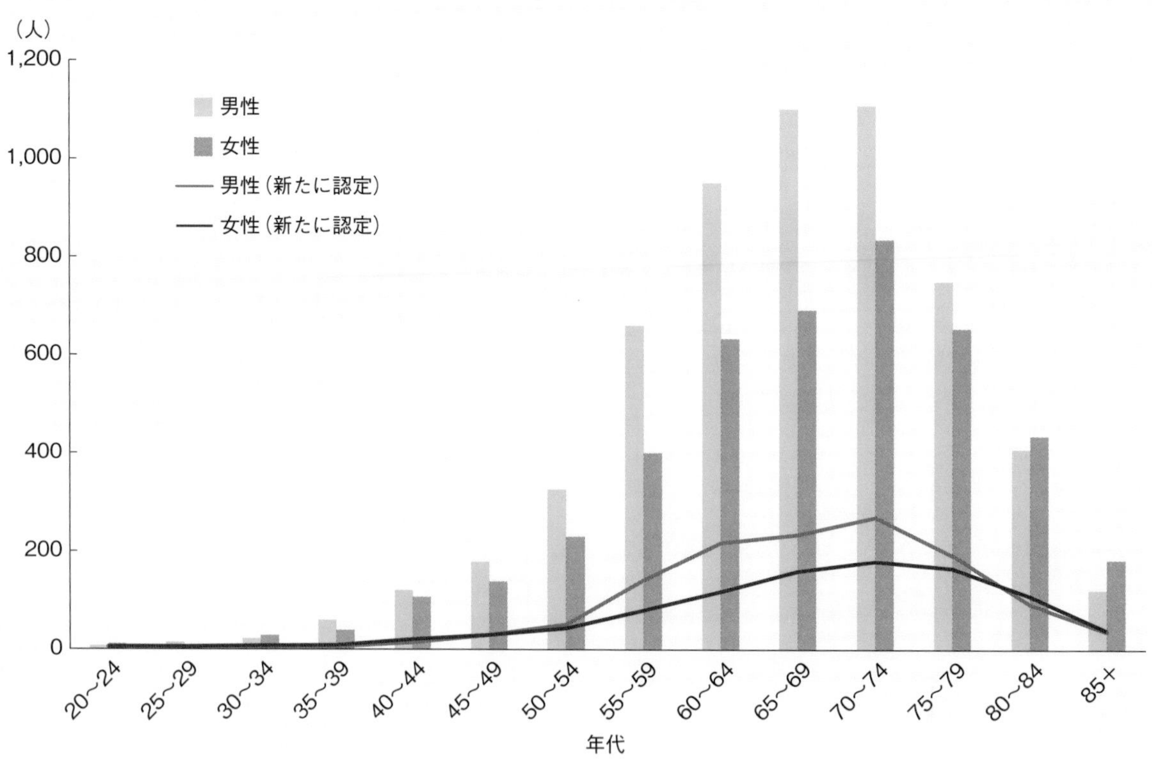

図5　年代別 ALS 医療受給者証所持数（2009 年度）
（Doi Y, Atsuta N, et al.：Prevalence and incidence of amyotrophic lateral sclerosis in Japan. J Epidemiol 2014；24〈6〉：494-9 をもとに作成）

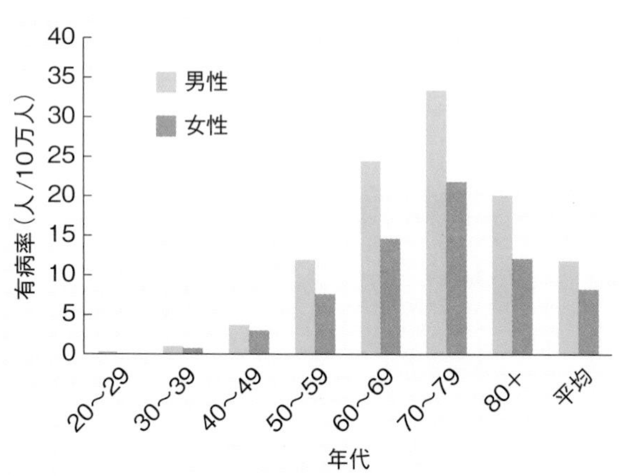

図6　ALS の年代別有病率（2009 年度）
（Doi Y, Atsuta N, et al.：Prevalence and incidence of amyotrophic lateral sclerosis in Japan. J Epidemiol 2014；24〈6〉：494-9 をもとに作成）

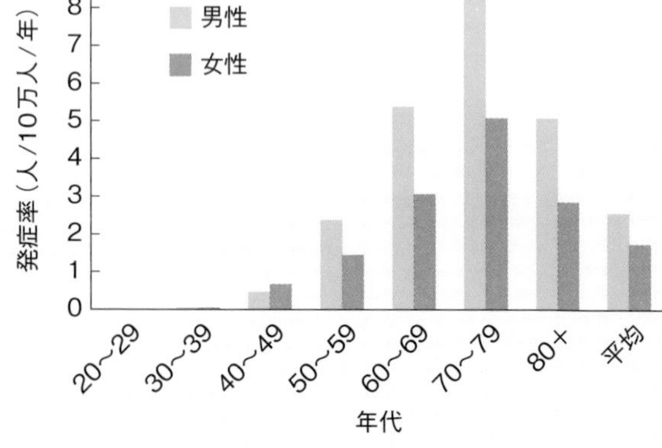

図7　ALS の年代別発症率（2009 年度）
（Doi Y, Atsuta N, et al.：Prevalence and incidence of amyotrophic lateral sclerosis in Japan. J Epidemiol 2014；24〈6〉：494-9 をもとに作成）

表８　ALSFRS-R（日本語版）

言語	着衣，身の回りの動作
4：会話は正常 3：会話障害が認められる 2：繰り返し聞くと意味がわかる 1：声以外の伝達手段と会話を併用 0：実用会話の喪失	4：正常に機能できる 3：努力して（あるいは効率が悪いが）独りで完全にできる 2：時折手助けまたは代わりの方法が必要 1：身の回りの動作に手助けが必要 0：全面的に他人に依存
唾液分泌	**寝床での動作**
4：正常 3：口内の唾液はわずかだが，明らかに過剰（夜間はよだれが垂れることがある） 2：中等度に過剰な唾液（わずかによだれが垂れることがある） 1：顕著に過剰なよだれ（よだれが垂れる） 0：著しいよだれ（絶えずティッシュやハンカチを必要とする）	4：正常 3：幾分遅く，ぎこちないが助けを必要としない 2：独りで寝返りをうったり，寝具を整えられるが非常に苦労する 1：寝返りを始めることはできるが，独りで寝返りをうったり，寝具を整えることができない 0：自分ではどうすることもできない
嚥下	**歩行**
4：正常な食事習慣 3：初期の摂食障害（時に食物を喉につまらせる） 2：食物の内容が変化（継続して食べられない） 1：補助的なチューブ栄養を必要とする 0：全面的に非経口性または腸管性栄養	4：正常 3：やや歩行が困難 2：補助歩行 1：歩行は不可能 0：脚を動かすことができない
書字	**階段登り**
4：正常 3：遅い，または書きなぐる（すべての単語が判読可能） 2：一部の単語が判読不可能 1：ペンは握れるが，字を書けない 0：ペンが握れない	4：正常 3：遅い 2：軽度の不安定または疲労 1：介助が必要 0：登れない
摂食動作（胃瘻設置の有無により（1），（2）のいずれか一方で評価する） **（1）食事用具の使い方（胃瘻設置なし）**	**呼吸（呼吸困難・起座呼吸・呼吸不全の３項目を評価）** **（1）呼吸困難**
4：正常 3：幾分遅く，ぎこちないが他人の助けを必要としない 2：フォークは使えるが，箸は使えない 1：食物は誰かに切ってもらわなくてはならないが，何とかフォークまたはスプーンで食べることができる 0：誰かに食べさせてもらわなくてはいけない **（2）指先の動作（胃瘻設置患者）** 4：正常 3：ぎこちないがすべての手先の作業ができる 2：ボタンやファスナーを止めるのにある程度手助けが必要 1：看護者にわずかに面倒をかける 0：まったく何もできない	4：なし 3：歩行中に起こる 2：日常動作（食事，入浴，着替え）のいずれかで起こる 1：座位または臥位いずれかで起こる 0：極めて困難で呼吸補助装置を考慮する **（2）起座呼吸** 4：なし 3：息切れのため夜間の睡眠がやや困難 2：眠るのに支えとする枕が必要 1：座位でないと眠れない 0：まったく眠ることができない **（3）呼吸不全** 4：なし 3：間欠的に呼吸補助装置（bipap）が必要 2：夜間に継続的に呼吸補助装置（bipap）が必要 1：1日中呼吸補助装置（bipap）が必要 0：挿管または気管切開による人工呼吸が必要

（大橋靖雄，田代邦雄ほか：筋萎縮性側索硬化症〈ALS〉患者の日常活動における機能評価尺度日本版改訂 ALS Functional Rating Scale の検討．脳と神経 2001；53〈4〉：349）

ALSFRS-R：The revised Amyotrophic Lateral Sclerosis Functional Rating Scale（ALS 機能評価スケール改訂版）．

TEST 試験

到達目標

- 各 Lecture で学んだ知識について，自分自身の理解度や到達度を知る．
- 各 Lecture で示された重要なポイントを整理する．
- 試験の結果をふまえて，各 Lecture の内容について再確認し，より深く理解する．

この試験の目的とするもの

これまで，講義をとおして，さまざまな中枢神経系疾患のリハビリテーションに必要な基礎知識（大脳基底核，小脳，脳幹の構造と機能，各疾患の原因や医学的管理法）や実際的な方法（評価の方法，トレーニングのポイント）を学習してきました．この知識を臨床場面で応用して活かすには，各 Lecture の内容について，単に覚えるだけでなく，深く理解することが重要になります．

この章は問題と解答から成ります．問題は，Ⅰ：国家試験と同様の５択の選択式問題，Ⅱ：かっこ内に適切な用語を書き込む穴埋め式問題，Ⅲ：質問に対して文章で解答する記述式問題から成ります．

試験問題は，各 Lecture で記述されている内容を理解しているかどうかを，自分自身で確認するためのものです．単に正解を答えられたかどうかを問うものではありません．正解であったとしても，それに関する周辺の知識まで広く知ることを目標に再確認してください．不正解であった場合は，それは自分が理解できていなかったことを知るチャンスだと思って，関連する Lecture をもう一度確認してください．

試験の結果はどうでしたか？

- □ 自分自身の理解している部分と理解が不十分な部分がわかった．
- □ 今後，取り組むべき課題が確認できた．
- □ さまざまな中枢神経障害に対する理学療法の概要がわかった．
- □ 臨床で応用するための基礎的な知識の習得度がわかった．

comment

中枢神経系疾患の理学療法は，中枢神経系疾患特有の方法だけでなく，他の分野の理学療法の知識を統合して理解する必要があります．関節可動域の問題については運動器疾患の理学療法の知識，体力低下や持久力低下については心疾患や高齢者に対する理学療法の知識というように，多くの理学療法分野の知識が役立ちます．そのような観点で，中枢神経系疾患の理学療法で得られた知識を再確認すると，他の分野との共通点と相違点がみえてくるでしょう．

問題

I　選択式問題

以下の問いについて，該当するものをそれぞれ２つ選びなさい．

問題 1

大脳基底核，小脳の構造と機能について，正しいものはどれか．

1. 大脳基底核は，尾状核，被殻，淡蒼球，黒質，視床下核から成る．
2. 大脳皮質から大脳基底核への入力は線条体からなされ，出力は淡蒼球外節と黒質緻密部を経て行われる．
3. 大脳基底核の運動ループには，抑制強化にはたらく直接路と脱抑制にはたらく間接路の２つのループが存在する．
4. 小脳は，機能的に前庭小脳，脊髄小脳，大脳小脳の３つの部分に区分される．
5. 前庭小脳は身体の平衡にはたらき，脊髄小脳は運動のプランニングにはたらく．

問題 2

大脳基底核，小脳の損傷により生じる疾患の説明として正しいものはどれか．

1. 線条体黒質変性症は，パーキンソン病と類似するが，初発症状が振戦であることが多い．
2. 小脳虫部の疾患では，起立時，座位時に体幹の動揺が出現する体幹運動失調が生じる．
3. 片側バリスムは，基底核にある直接路の作用の低下により生じる．
4. パーキンソン病は，ドパミン産生が減少することにより間接路の活性が低下するために生じる．
5. 感覚性運動失調では，ロンベルグ徴候が陽性となる．

問題 3

さまざまな疾患における説明として，誤っているものはどれか．

1. 脊髄損傷における中心部型では，下肢より上肢に痙性麻痺が生じやすい．
2. 脊髄損傷の随伴症状としては，呼吸障害，排尿・排便障害，自立神経機能障害がある．
3. 多発性硬化症では，脊髄に病巣がある場合，有痛性強直性痙攣が生じる場合がある．
4. 多発性硬化症におけるウートホフ現象とは，体温の低下に伴って筋力低下や歩行障害などの症状が悪化することである．
5. 進行性球麻痺は，上位運動ニューロン障害としての四肢の運動障害から発症する．

問題 4

さまざまな疾患に対するトレーニングについて誤っているのはどれか．

1. パーキンソン病患者に自主的な関節可動域練習，筋力強化，有酸素運動を行わせる場合には，off 期に行うことを推奨する．
2. パーキンソン病の特徴的な歩容のすべてを是正して歩行するような指示は，逆効果となる．
3. 脊髄損傷者に対する不適切なティルトアップは頸椎肩甲骨部の褥瘡の原因になる．
4. 多発性硬化症の寛解期には，身体疲労を確認しながら，負荷量を漸増していく．
5. 筋萎縮性側索硬化症（ALS）に対しては，廃用症候群の予防・改善とともに過用の防止を図ることが重要である．

Ⅱ 穴埋め式問題

かっこに入る適切な用語は何か答えなさい．

1）大脳基底核のループには（1.　　　　），（2.　　　　），（3.　　　　），（4.　　　　）がある．
2）網様体の機能には（5.　　　　），（6.　　　　），（7.　　　　），（8.　　　　），（9.　　　　）がある．
3）パーキンソン病患者の重症度分類として，（10.　　　　）が多く用いられ，標準的なパーキンソン病患者の評価スケールとしては（11.　　　　）が用いられる．
4）パーキンソン病における関節可動域制限は，（12.　　　　）や（13.　　　　），姿勢異常などにより，体幹と下肢の伸展制限の結果として生じる．
5）パーキンソン病患者における（14.　　　　）は，歩行リズムが不規則になり歩幅を調節することが困難になるために生じる．
6）小脳半球の損傷に伴って生じる症状として，（15.　　　　），（16.　　　　），（17.　　　　），（18.　　　　），（19.　　　　），（20.　　　　），（21.　　　　）がある．
7）運動失調に対するトレーニング方法として使用される弾性緊縛帯装着法は（22.　　　　）に使用することが多い．
8）脊髄損傷の受傷原因は，（23.　　　　），転落，転倒が多い．
9）脊髄損傷で運動に対する不全麻痺があり，歩行はできないが下肢筋力が3程度ある場合，改良フランケル分類の（24.　　　　）に相当する．
10）急性期の脊髄損傷者に対しては，（25.　　　　）が重要となるため，適切なポジショニングが必要となる．回復期における立位歩行トレーニングは，歩行の再獲得のためだけでなく，実用歩行が困難であっても（26.　　　　），排尿・排便の促進，下肢屈曲拘縮や骨萎縮の予防に重要となる．
11）多発性硬化症に対する障害度の評価には（27.　　　　）がよく用いられる．
12）多発性硬化症に対するトレーニングでは，減薬時に活動量を（28.　　　　）ようにする．
13）筋萎縮性側索硬化症（ALS）は重症化に伴って（29.　　　　）による換気障害が生じる．
14）ALS患者に対する筋力トレーニングは筋力に見合った（30.　　　　）の負荷量で行う．

Ⅲ 記述式問題

問いに従って答えなさい．

問題 1

パーキンソン病患者に対する歩行指導における外的手がかりの付与方法を具体的に説明せよ．

問題 2

運動失調患者に対する運動学習課題の提示方法を説明せよ．

問題 3

多発性硬化症で注意を要するリスクとその対策について説明せよ．

解答

I 選択式問題　　配点：1 問（完答）10 点　計 40 点

問題 1　1，4

1. 大脳基底核とは，大脳髄質（大脳半球の内部構造）にある神経核群であり，尾状核，被殻，淡蒼球，黒質，視床下核で構成されている（Lecture 16）.
2. 大脳基底核の入力部は線条体（尾状核，被殻，腹側線条体）で，出力は淡蒼球内節と黒質網様部である（Lecture 16）.
3. 運動ループの直接路が脱抑制，間接路が抑制強化にはたらく（Lecture 16）.
4. 前庭小脳は片葉小節葉，脊髄小脳は虫部とそれに隣接する前葉および後葉の半球中間部および室頂核と中位核（栓状核，球状核），大脳小脳は半球外側部と歯状核で構成される（Lecture 17）.
5. 前庭小脳は頭部と眼球運動の調節と身体の平衡，脊髄小脳は姿勢制御や四肢の運動にはたらき，大脳小脳は運動のプランニングにはたらく（Lecture 17）.

問題 2　2，5

1. 線条体黒質変性症で振戦を認める症例はパーキンソン病と比べて少なく，発症早期から転倒傾向が強い（Lecture 16）.
2. 片葉小節葉（前庭小脳）は平衡調節と頭部-眼球運動の位置の調整を行い，前葉の体部位局在では体幹を支配しているため，小脳虫部の損傷は体幹部でのバランス障害をきたしやすい（Lecture 17）.
3. 片側バリスムは，間接路を形成する視床下核が脳血管障害で損傷されたときに起こり，血管損傷を起こした半球の反対側で急速な四肢の不随意運動が生じる（Lecture 16）.
4. パーキンソン病は，黒質緻密部のドパミン細胞が変性・脱落し，ドパミンの線条体への投射が減少することにより，直接路の活性が低下，間接路の活性が高まることにより生じる（Lecture 19）.
5. 感覚性運動失調では，感覚障害を視覚的に代償しているために閉眼ではふらつきが増加する（Lecture 21）.

問題 3　4，5

1. 脊髄損傷における中心部型では，温痛覚障害と上肢優位の痙性麻痺が生じる（Lecture 23）.
2. 脊髄損傷では，横隔膜（C3～C5）や外肋間筋（T1～T12）の麻痺で呼吸障害，下腹神経（T11～L2），骨盤神経（S2～S4），陰部神経（S2～S4）の麻痺で排尿障害が生じる（Lecture 23）.
3. 多発性硬化症は，自動的・他動的な関節運動などの刺激により痛みやしびれを伴った有痛性強直性攣縮をきたすことがあり，理学療法が刺激となって誘発されることがある（Lecture 27）.
4. ウートホフ現象は，体温の上昇に伴って神経障害が悪化するが，体温の低下により改善する（Lecture 27）.
5. 進行性球麻痺は，下位運動ニューロン障害としての球麻痺症状から始まる（Lecture 29）.

問題 4　1，3

1. パーキンソン病患者に対する関節可動域練習，筋力強化，有酸素運動は二次的な機能障害を予防するために重要であるが，薬物療法の効果が生じている on 期に行うことが望ましい（Lecture 20）.
2. 「歩幅を増やしてください」などのように，動作への意識を集中させる方法で行う（Lecture 20）.
3. 不適切なティルトアップにより褥瘡が生じやすいのは，仙骨部や尾骨部である（Lecture 25）.
4. 急性増悪期は投薬治療を積極的に行っているため廃用の予防を目的とし，寛解期に入ってから疲労を避けながら負荷量を増加させる（Lecture 28）.
5. 筋萎縮性側索硬化症（ALS）で生じる筋力低下に対して，自分で筋力増強トレーニングを行おうとするが，筋の過用による損傷をまねく危険があることに留意する（Lecture 30）.

Ⅱ 穴埋め式問題　　配点：1問（完答）1点　計30点

1.	運動ループ	Lecture 16参照
2.	眼球運動ループ	Lecture 16参照
3.	前頭前野ループ	Lecture 16参照
4.	辺縁系ループ	Lecture 16参照
5.	呼吸のコントロール	Lecture 18参照
6.	心血管のコントロール	Lecture 18参照
7.	睡眠と覚醒	Lecture 18参照
8.	中枢パターン発生器	Lecture 18参照
9.	感覚系の調節	Lecture 18参照
10.	ホーン-ヤール（Hoehn-Yahr）の重症度分類	Lecture 19参照
11.	UPDRS（Unified Parkinson's Disease Rating Scale）	Lecture 20参照
12.	筋強剛（筋固縮）	Lecture 20参照
13.	無動	Lecture 20参照
14.	小刻み歩行	Lecture 19，20参照
15.	協働収縮不全（運動の分解）	Lecture 21参照
16.	振戦（企図振戦）	Lecture 21参照
17.	測定異常	Lecture 21参照
18.	反復拮抗運動不能	Lecture 21参照
19.	時間測定異常	Lecture 21参照
20.	筋緊張の低下	Lecture 21参照
21.	構音障害	Lecture 21参照
22.	近位関節や体幹	Lecture 22参照
23.	交通事故	Lecture 23参照
24.	C2	Lecture 23参照
25.	褥瘡予防	Lecture 25参照
26.	呼吸・循環機能の促進	Lecture 25参照
27.	Kurtzke総合障害度スケール（EDSS）	Lecture 28参照
28.	増やさない	Lecture 28参照
29.	呼吸筋の筋力低下	Lecture 29参照
30.	軽度から中等度	Lecture 30参照

Ⅲ 記述式問題　　配点：1問（完答）10点　計30点

問題1

以下の内容をおおむね記載できれば，正答とする．

視覚刺激による手がかりはステップする足に注意を引きつけるため，進行方向と垂直なストライプなどを用いたり，トレッドミル上で一定の間隔でテープを貼ったりする．聴覚刺激としては，メトロノームを用いてリズム刺激を与えることにより歩幅の変動性を減少させる．振動刺激やタッピングなどの体性感覚刺激を用いてもよい．

問題2

以下の内容をおおむね記載できれば，正答とする．

理学療法士は，患者に応じて処理可能な難易度に課題を設定し，患者の運動において生じるエラーをコントロールする．例えば，バランス課題では，支持基底面を「広いから狭い」，運動課題では動きを「遅いから速い」というように患者に応じた難易度に調整する．

問題 3

以下の内容をおおむね記載できれば，正答とする．

多発性硬化症で注意すべきリスクとして，疲労，過用，温度上昇，感染，転倒がある．多発性硬化症では，他疾患よりも疲労が強くみられる傾向にあり，過用性の筋力低下，筋損傷を起こすことがあるため，高負荷で長時間にわたる運動は避けるようにする．ウートホフ現象を考慮し，室温が高くならないことや着衣などに注意する必要がある．また，高用量の副腎皮質ステロイド薬，免疫抑制薬，疾患修飾薬などを投与されている場合，十分な感染対策としてマスクの着用や手洗いを徹底し，行動可能な範囲について医師に確認する．さらに，ステロイド薬の副作用としての骨粗鬆症，下肢の麻痺がみられる場合には転倒に注意する．

索引

記号・数字・欧文索引

和文索引

中山書店の出版物に関する情報は，小社サポートページを御覧ください．
https://www.nakayamashoten.jp/support.html

本書へのご意見をお聞かせください．
https://www.nakayamashoten.jp/questionnaire.html

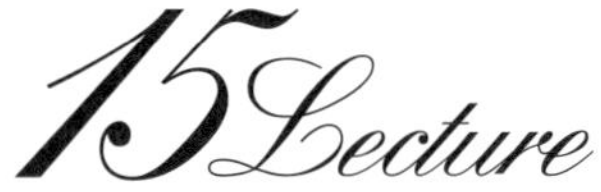

15レクチャーシリーズ

理学療法テキスト
神経障害理学療法学Ⅱ　第２版

2012年 3 月10日　初　版第 1 刷発行
2013年 4 月25日　　　　第 2 刷発行
2014年 3 月20日　　　　第 3 刷発行
2014年10月 1 日　　　　第 4 刷発行
2015年 3 月 5 日　　　　第 5 刷発行
2017年 2 月 1 日　　　　第 6 刷発行
2019年 3 月15日　　　　第 7 刷発行
2021年 3 月 1 日　第 2 版第 1 刷発行
2022年 2 月10日　　　　第 2 刷発行
2024年 2 月22日　　　　第 3 刷発行

総編集……………石川　朗

責任編集…………大畑光司

発行者……………平田　直

発行所……………株式会社　中山書店
〒112-0006　東京都文京区小日向4-2-6
TEL 03-3813-1100（代表）
https://www.nakayamashoten.jp/

装丁…………………藤岡雅史

印刷・製本………株式会社　真興社

ISBN978-4-521-74497-1
Published by Nakayama Shoten Co., Ltd.　　Printed in Japan
落丁・乱丁の場合はお取り替えいたします